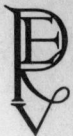

Zu diesem Buch

Jede dritte Frau in Deutschland macht im Laufe ihres Lebens eine Gebärmutterentfernung durch, und 150000mal jährlich wird diese Operation allein in den alten Bundesländern durchgeführt; der überwiegende Teil der Eingriffe geschieht aufgrund von Beschwerden oder Diagnosen, bei denen der Griff zum Skalpell fragwürdig erscheint.

Dieses Buch berät und informiert betroffene Frauen, zeigt aber auch grundsätzliche gesundheits- und frauenpolitische Aspekte dieser medizinischen Praxis auf.

Die Herausgeberinnen:

Barbara Ehret-Wagener, Dr. med., ist niedergelassene Frauenärztin und leitet die gynäkologische Abteilung einer Rehabilitationsklinik in Bad Salzuflen.

Irene Stratenwerth, Diplom-Pädagogin, ist seit 1982 freie Journalistin im Bereich Printmedien, Hörfunk und Fernsehen sowie Mitarbeiterin an verschiedenen Buchprojekten. Sie lebt in Hamburg.

Karin Richter, Studium der Volkswirtschaft, Soziologie und Journalistik, arbeitet seit 1982 als freie Fernsehjournalistin und Autorin mit den Schwerpunkten Gesundheit, Umwelt und Soziales. Sie lebt in Hamburg.

Barbara Ehret-Wagener
Irene Stratenwerth
Karin Richter (Hg.)

Gebärmutter –
das überflüssige Organ?

Sinn und Unsinn
von Unterleibsoperationen

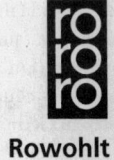

Rowohlt

rororo medizin und gesundheit
Lektorat Heike Wilhelmi

Originalausgabe
Veröffentlicht im Rowohlt Taschenbuch Verlag GmbH,
Reinbek bei Hamburg, Februar 1994
Copyright © 1994 by Rowohlt Taschenbuch Verlag GmbH,
Reinbek bei Hamburg
Umschlaggestaltung Nina Rothfos
Satz Sabon (Linotronic 500)
Gesamtherstellung Clausen & Bosse, Leck
Printed in Germany
1490-ISBN 3 499 19636 0

Inhalt

«Ihre Gebärmutter ist viel zu groß»
Ergebnisse einer Patientinnen-Befragung
von *Hannelore Davids*

Anhang

Vielleicht halten Sie dieses Buch in Händen, weil Sie selbst gerade vor der Entscheidung für oder gegen eine Unterleibsoperation stehen. Möglicherweise haben sie zum ersten Mal das Wort *Hysterektomie* gehört, den medizinischen Fachausdruck für die Gebärmutterentfernung. Vielleicht sind auch nicht Sie selbst betroffen, sondern Ihre Mutter, Freundin, Schwester oder Ehefrau, und Sie haben dazu noch viele Fragen.

Ist die Operation wirklich nötig? Welche Alternativen gibt es? Mit welchen Komplikationen muß gerechnet werden? Wie werde ich mich oder wird sie sich nach der Operation fühlen?

Fast immer, wenn eine Gebärmutterentfernung oder eine andere Unterleibsoperation vorgeschlagen wird, ist genug Zeit, all diese Fragen in Ruhe abzuklären. Viele Antworten und Hinweise dazu finden Sie in diesem Buch. Doch wir, die Autorinnen und Herausgeberinnen dieses Bandes, haben diesen Band auch erarbeitet, weil wir der Meinung sind, daß gerade bei Gebärmutteroperationen nicht nur medizinische Aspekte im Spiel sind. Wir meinen, daß die Betrachtung der psychologischen und politischen, der geschichtlichen und rechtlichen Aspekte dieser Operation notwendig ist, um wirklich zu verstehen, warum sie immer noch zu den bevorzugten Heilmethoden der Gynäkologen gehören. Und darum geht es in den Beiträgen in diesem Buch im einzelnen:

Irene Stratenwerth beschäftigt sich mit der Frage, warum in Deutschland jede dritte Frau in ihrem Leben eine Hysterektomie durchmacht und noch viel mehr Frauen mindestens einmal an der Gebärmutter operiert werden. Bedürfen wirklich so viele Frauen der Korrektur durch das Skalpell der gynäkologischen Operateure? Es geht um das Geld, das mit diesen Eingriffen verdient wird, um den Berufsstand, in dem Operieren und Karrieremachen noch immer eins sind, und um eine Entwicklung Frauenheilkunde, die versucht, den weiblichen Körper technisch und chemisch beherrschbar zu machen.

Die Frauenärztin *Dr. Barbara Ehret-Wagener* erzählt, wie sie von einer begeisterten Operateurin zur erklärten Kritikerin der viel zu häufigen Gebärmutterentfernungen wurde, nachdem sie immer mehr Patientinnen kennenlernte, denen es nach der Hysterektomie schlechter ging als vorher.

Renate Ries berichtet über die Geschichte der gynäkologischen Operationen und über die eines Organes, das schon seit Jahrtausenden Gegenstand wilder Spekulationen ist und bis heute als «Quelle von tausend Übeln» gesehen wird.

In einem Interview mit der Ärztin und Buchautorin *Dr. Ingrid Olbricht* geht es um die Bedeutung der Gebärmutter (und ihres möglichen Verlustes) für die Psyche einer Frau.

Dr. Barbara Ehret-Wagener erläutert in einem weiteren Beitrag die gesundheitlichen Fragen rund um eine Gebärmutteroperation. Sie stellt die häufigsten Indikationen und Krankheitsbilder vor, die zu gynäkologischen Eingriffen führen, und zeigt andere Behandlungsmöglichkeiten auf. Sie beschreibt die Operation und gibt Tips für die Tage, Wochen und Monate danach.

Karin Richter hat alle möglichen «Fundstücke» – Zitate von Frauen- und anderen Ärzten zum Thema Gebärmutterentfernung – zu einem fiktiven Beratungsgespräch in einer gynäkologischen Praxis zusammengestellt und gibt damit Einblick in die Untiefen frauenärztlichen Denkens.

Warum fällt es Frauen so schwer, erwachsene, kritische und selbstbewußte Patientinnen zu sein? Was «inszeniert» der Frauenarzt, um seine Patientinnen im Zustand der Unmündigkeit zu halten? Diese Fragen behandelt die Sexualwissenschaftlerin *Dr. Ulrike Körbitz* in ihrem Beitrag aus der Sicht der Psychoanalyse.

Karin Richter beschäftigt sich schließlich mit der rechtlichen Seite des Vertrages, der zwischen Arzt und Patientin vor einer Operation geschlossen wird: Welche Rechte hat die Patientin, und was kann sie tun, wenn sie sich durch Gebärmutterentfernung geschädigt fühlt?

Maria Krieger berichtet über den Aufbau der ersten Selbsthilfegruppe von Frauen nach gynäkologischen Operationen und über diejenigen Folgen von Hysterektomien, die nur bekannt werden, wenn Frauen öffentlich darüber zu sprechen beginnen.

Hannelore Davids schließlich faßt die Ergebnisse einer Patientinnen-

Befragung des Arbeitskreises Frauenselbsthilfe bei gynäkologischen Problemen zusammen.

Begleitend und ergänzend zu diesen Beiträgen finden Sie Berichte von Frauen, die eine Gebärmutterentfernung aus unterschiedlichen Gründen und mit unterschiedlichen Erfahrungen durchgemacht haben. Sie zeigen, wie wenig das konkrete Erleben von Frauen mit den stereotypen Aufklärungssätzen von Ärzten über diese Operation gemeinsam hat.

Dieses Buch entstand aus der Zusammenarbeit von betroffenen Frauen, Ärztinnen, Therapeutinnen und Journalistinnen. Allen gemeinsam ist das Anliegen, die große Zahl überflüssiger Operationen zu senken und ein Thema, das viele Frauen genauso betrifft wie Verhütung, Schwangerschaft oder Abtreibung, endlich ins öffentliche Bewußtsein zu heben. Darüber hinaus gibt es, wie sich beim Lesen der verschiedenen Beiträge leicht feststellen läßt, ganz unterschiedliche Herangehens- und Sichtweisen. Manche Fragen blieben unter den Autorinnen bis zuletzt umstritten: Schädigt eine Gebärmutterentfernung zwangsläufig das sexuelle Empfinden einer Frau? Ist es ein Akt der Selbstverstümmelung oder die Wahrnehmung des Selbstbestimmungsrechtes, wenn eine Frau sich ohne zwingende medizinische Notwendigkeit von ihrem Uterus trennt? Ist die Psychoanalyse ein geeignetes Instrument zur Untersuchung des Herrschaftsverhältnisses zwischen dem Gynäkologen und seiner Patientin?

Dieses Buch soll keine letztgültigen Wahrheiten verkünden, und es will keine neuen Denkverbote aufstellen. Es soll Frauen Informationen, Gedanken und Erfahrungen zugänglich machen, die ihnen ermöglichen, selbst zu entscheiden.

«Einen Teil von mir hatte ich weggegeben»

von Sieglinde Kaletsch

Als der Frauenarzt der 33jährigen Mutter von zwei Kindern eine Gebärmutterentfernung vorschlug, hatte sie keine Einwände. Erst Jahre nach der Operation wurde Sieglinde Kaletsch bewußt, was sie verloren hatte.

Ich bin jetzt 44 Jahre alt. Mit 33 Jahren ließ ich mir die Gebärmutter entfernen, man hat sie mir abgequatscht, mir ihr «*Un*nötigsein» erklärt. Ich habe es damals, 1978, geglaubt, hatte ich doch kurz davor in einer «Frauenzeitschrift» einige Interviews mit Frauen gelesen, die es schon hinter sich hatten, die davon sprachen, wie unkompliziert diese Operation sei, und wieviel besser sie sich jetzt fühlten. Hatte mir doch der Frauenarzt gesagt, daß «sie» zu groß sei, daß «sie» sich wohl nicht mehr so recht zurückgebildet hatte nach der letzten Geburt, die inzwischen drei Jahre zurücklag, und immer wieder die versteckte Anspielung: daraus könne etwas «Bösartiges» werden. Ich war sie ja auch manchmal leid und alles was mit ihr zusammenhing. Die Pille wollte ich nicht mehr nehmen, die Spirale machte mir auch Probleme, ich hatte oft Zwischenblutungen und Rückenschmerzen. «Sie wollen doch keine Kinder mehr?» hatte mich der Gynäkologe gefragt und angedeutet, daß sie früher oder später doch entfernt werden müsse.

Ich werde den Tag, an dem ich ins Krankenhaus fuhr, nie vergessen. Mein Mann brachte mich morgens, mit guten Wünschen, versteht sich, hin. Er hatte jetzt andere Sorgen, sollte er sich doch fast drei Wochen um sich und die beiden Töchter (3 und 12 Jahre) kümmern. Rückblickend erscheint mir das alles wie eine Flucht. Ich wollte einfach mal meine Ruhe, mich um nichts kümmern, nicht mehr zur Arbeit müssen, eine Arbeit, die ich mir das Jahr davor so gewünscht hatte, die aber jetzt einfach über meine Kräfte ging. Ich arbeitete nachts und am Wochenende in einem Krankenhaus im Labor, im Bereitschaftsdienst, also immer allein, mit meinen Zweifeln und Fragen, die ich manchmal hatte, meine Kolleginnen kamen immer erst am Morgen.

Wir hatten alles besprochen, meine große Tochter und ich – sie schien mir immer schon so verständig und erwachsen, mehr wie eine Freundin und nicht wie mein Kind. Sie war ebenso wie mein Mann über diesen «Eingriff» informiert. «Keine große Sache, in 14 Tagen bin ich wieder zu Hause!!»

Nachdem am Nachmittag alle Voruntersuchungen stattgefunden hatten und auch der Anästhesist meine Bedenken bezüglich einer «Panne» während der Narkose zerstreut hatte, saß ich also dann auf meinem Bett, putzmunter, was wollte ich eigentlich hier, hatte mich der stellvertretende Oberarzt nicht auch gefragt, warum die Gebärmutter entfernt werden sollte, warum fragt er *mich*, sieht er das denn nicht? Soll das etwa heißen, daß gar keine Notwendigkeit besteht? Wenn ich jetzt einfach meine Sachen wieder zusammenpacke und gehe??

Ich bin nicht gegangen, ich habe die fast dreistündige Operation überstanden, ich habe überstanden, daß ich erst am 18. Tag nach der OP wieder selbständig urinieren konnte, daß ich mehrere Wochen brauchte, um meinen Haushalt normal versorgen zu können, ich habe auch die Enttäuschung überstanden, den Groll über diesen geschönten Artikel in dieser Frauenzeitschrift und nicht an die Redaktion geschrieben, was ich anfangs vorgehabt hatte. Ich habe wieder da angefangen, wo ich vor der OP aufgehört hatte.

Die Rückenschmerzen waren geblieben, mein Mann und ich liebten uns wie «vorher», er hatte nichts zu beanstanden, hatte man doch einiges umgeformt, angehoben und neu gebildet, und wir brauchten uns wegen der Verhütung keine Sorgen mehr zu machen: so praktisch war das! Meine Tochter bekam ihre erste Mensis, und ich hatte aufgehört zu menstruieren. Ich hatte etwas von meinem «Frau-Sein» verloren, weggegeben hatte ich einen Teil von mir.

Dabei hatte ich mir meine Gebärmutter immer wie eine Höhle vorgestellt, warm, in der man sich geborgen fühlt. Hatte sie nicht zwei in ihr wachsenden Kindern Schutz gegeben, und ich hatte sie mir so einfach wegnehmen lassen!

Erst Jahre später ist mir der Verlust so richtig bewußt geworden. Äußerlich hatte ich mich nicht verändert, meine «alte» Energie war wieder da, ich arbeitete wieder, eine Arbeit, die mir Spaß machte und die ich ohne Streß bewältigen konnte.

Etwa drei Jahre nach der OP bekamen einige mir bekannte oder befreundete Frauen ein zweites oder auch drittes Kind. Frauen, die nicht jünger waren als ich, manche sogar älter. Alles fing wieder von vorne an: meine Zweifel, mein Ärger über die vorschnelle Entscheidung damals, und wieder stand ich ohnmächtig vor der Endgültigkeit, vor dem «Nichtmehrrückgängigmachenkönnen»! Ich träumte nachts, ich sei schwanger, hätte gerade ein Kind geboren, und alles so echt, daß ich morgens manchmal überlegen mußte, ob es nicht wahr war. Aber ich fand dann schließlich auch in dieser «Phase» zu meiner Wirklichkeit zurück. In einer ärztlichen Fachzeitschrift las ich, daß einigen jüngeren Gynäkologen inzwischen auch Bedenken gekommen waren, sie warnten eindringlich vor der Entfernung der Gebärmutter, besonders bei jüngeren Frauen, da man über die Spätfolgen noch nicht genügend weiß. Mir war auch inzwischen bekannt, daß ein Frauenarzt, um sich niederzulassen, eine bestimmte Anzahl von Gebärmutteroperationen durchgeführt haben muß und daß jüngere Frauen für diesen Zweck besser geeignet sind! Eine Ungeheuerlichkeit, über die ich nur schwer hinwegkomme.

Seit einigen Tagen weiß ich nun, daß ich «viel zu früh» – Zitat der Frauenärztin – in die Wechseljahre gekommen bin, meine Östrogenwerte einen für mein Alter auffälligen Niedrigwert haben und daß unbedingt, zur Verhinderung einer Osteoporose, eine dauerhafte Hormonbehandlung angezeigt sei.

Als vor einigen Monaten plötzliche Schweißausbrüche an der Tagesordnung waren, versuchte ich mir, nicht ohne Schwierigkeiten, Literatur über die Wechseljahre zu besorgen. Ich wohne nicht in ländlicher Gegend, sondern in einer Großstadt mit einer halben Million Einwohnern. Auch heute noch werden Leute rot, wenn man von den Wechseljahren spricht – nicht nur Männer oder insbesondere Verkäufer! Trotzdem konnte ich dann zwei Bücher bestellen, nicht ein einziges zu diesem Thema war vorrätig gewesen, und das in mehreren Buchläden.

In *allen* Büchern – es sind inzwischen mehr als zwei, die ich gelesen habe – wird der Beginn der Menopause oder des Klimakteriums mit dem Ausbleiben oder einer Unregelmäßigkeit der Monatsblutung eingeleitet. Daß es aber Frauen gibt, die den Beginn der Wechseljahre durch diese Merkmale nicht erkennen können, weil sie schon mit 33 Jahren (aus bekannten Gründen) aufgehört haben zu menstruieren, ist weder der Autorin noch dem Autor verschiedener Bücher zu diesem Thema eingefallen.

Ich bin inzwischen über Hormone, über ihre Wirkung vor, nach und während der Wechseljahre bestens informiert, und was habe ich davon?

Wieder muß ich alleine entscheiden, ob ich schon jetzt Hormone nehme, ein Eingriff in den natürlichen Ablauf der Funktion(en) eines Frauenkörpers, oder ob ich die Warnung – fast schon Drohung – des Arztes einfach ignoriere.

Eines ist mir auf jeden Fall klargeworden, nämlich daß *ich* darüber nachdenken muß, wie ich mich entscheide. Ob es möglicherweise die falsche Entscheidung ist, wird sich vielleicht zu spät herausstellen, wie damals vor elf Jahren.

Verschwiegene Operationen
Gebärmutterentfernung als vergessenes Thema der Frauen- und Gesundheitspolitik

von Irene Stratenwerth

Frauenärzte können weitgehend ungestört operieren. Denn anders als zu Themen wie Geburtshilfe, Fruchtbarkeitsmedizin oder Abtreibung fand die Diskussion über die Gebärmutterentfernung als Routineeingriff an Frauen in der Lebensmitte lange Zeit unter Ausschluß der Öffentlichkeit statt.

Die Journalistin und Filmautorin Irene Stratenwerth, die zusammen mit Karin Richter eine Fernsehdokumentation[1] über die Gebärmutterentfernung erstellte, untersucht in ihrem Beitrag die frauen- und gesundheitspolitischen Dimensionen dieses Themas: Wer an den überflüssigen Operationen verdient und davon profitiert, welche Medizin-Ideologie die Operateure stützt und warum das Thema Hysterektomie auch unter Frauen noch immer tabuisiert ist.

1 Karin Richter/Irene Stratenwerth: Die amputierte Frau. Eine Operation und ihre Folgen. Erstsendung auf N3 am 16.1.1991

Verena S. mag etwa Mitte vierzig sein. Sie strahlt Selbstbewußtsein und Lebensfreude aus, wie sie so sportlich-schlank, in Jeans und Ringel-Shirt, an ihrem Schreibtisch sitzt. Vor ihr sind ein paar Arbeitsunterlagen ausgebreitet, sie scheint im graphischen Bereich zu arbeiten. Verena S. gibt Auskunft über ihre Erfahrungen: «Aus Angst vor den Folgen der Operation habe ich mich viel zu lange mit Beschwerden herumgequält. Dann, nach dem Eingriff, ging es mir endlich wieder richtig gut – auch seelisch.»

Dieses Zitat und das Photo von Verena S. zieren das Titelblatt einer Broschüre des Berufsverbandes der Frauenärzte zum Thema Unterleibsoperationen («Welche es gibt, wann sie notwendig sind und wann ratsam»)[1]. Zwischen Informationen über Myome, Krebs und Gebärmuttersenkung taucht immer wieder das lächelnde Konterfei der zufriedenen Patientin auf. Kein kränkliches Wesen, sondern eine moderne, ganz offensichtlich emanzipierte Frau. Welche Frau um die 40 möchte nicht so sein wie Verena S.?

Die Informationsschrift wurde in den frauenärztlichen Praxen verteilt, nachdem sich Anfang der 90er Jahre eine ganze Reihe von Fernseh-, Hörfunk- und Zeitschriftenbeiträgen mit gynäkologischen Operationen beschäftigt hatten. Tenor all dieser Berichte: Es wird zuviel operiert, die zum Teil schwerwiegenden Operationsfolgen werden verschwiegen, und es wird im gynäkologischen Bereich besonders häufig gepfuscht. Vom Leid der betroffenen Frauen war die Rede und von den Frauenärzten, die damit ein lukratives Geschäft machten. Die Operationspraxis der Gynäkologen war zu einem öffentlichen Thema geworden. Dies war nicht zuletzt das Verdienst einer einzelnen, betroffenen Patientin, die Journalistinnen und ärztliche Standesvertreter so lange genervt hatte, bis ihr Anliegen ernstgenommen wurde.

---

1 Berufsverband der Frauenärzte (Hg.): Aus der Praxis. Ausgabe 14. München (ohne Datum)

Kein Stoff für eine Skandalgeschichte

Vor vier Jahren erhielt ich einen Anruf einer mir unbekannten Frau. «Sie sind doch Journalistin und arbeiten zu Frauenthemen», sagte sie und fuhr ohne Zögern fort: «Haben Sie sich schon einmal mit dem Thema Unterleibsoperationen beschäftigt?» Ich schaltete innerlich auf Abwehr. Doch die Frau redete entschlossen gegen meinen Widerstand an. Sie erzählte mir eine Geschichte: Es lag nun vierzehn Jahre zurück, daß ihr die Gebärmutter entfernt worden war. Damals habe ihr Frauenarzt, ein renommierter Gynäkologe in Hamburg, einen «lebensgefährlichen Tumor» im Uterus festgestellt. Jahrelang hätte sie mit der Angst gelebt, an Krebs zu sterben, und außerdem unter den unterschiedlichsten Operationsfolgen gelitten, dramatische Hormonmangelzustände und quälende Schmerzen durchgemacht. Jetzt habe sie, durch den Wechsel zu einer anderen Ärztin, erstmals Einblick in ihre Krankenunterlagen bekommen und erfahren: damals habe kein Krebsgeschwür ihre Gebärmutter vergrößert, sondern eine Schwangerschaft.

Der Schock über diese furchtbare Geschichte wirkte noch, als die Frau weitersprach und erzählte, was sie inzwischen über Gebärmutterentfernungen und überflüssige Operationen herausbekommen hatte. Als sie begann, Zahlen und Untersuchungen zu zitieren, war es endgültig zu spät, ihr höflich, aber bestimmt zu erklären, daß ich für die Beschäftigung mit diesem Thema in den nächsten Monaten überhaupt keine Zeit hätte.

Doch was so sehr nach einer Skandalgeschichte roch, endete zunächst in einem ermüdenden Gang durch die Instanzen und Institutionen. Für ein strafrechtliches Verfahren war der Fall längst verjährt, ein Zivilprozeß schleppt sich über die Jahre dahin. Der in der Hamburger Society hochangesehene Frauenarzt steht zwar inzwischen in mehreren Kunstfehlerprozessen vor Gericht, aber er praktiziert noch immer. Und dennoch haben dieser Einzelfall und sein Opfer, das sich mit seiner Opferrolle nicht abfinden wollte, eine kleine Lawine ins Rollen gebracht. Die Geschichte der Maria Krieger und der Frauen, mit denen sie die erste Selbsthilfegruppe für Frauen nach gynäkologischen Operationen gründete, wird in einem eigenen Beitrag in diesem Buch weitererzählt (siehe Seite 215 ff).

Für uns[1] aber begann die Beschäftigung mit einem Thema, das uns weniger ins Land der Skandale und Enthüllungen führte, als vielmehr Einblick in ein bislang unbekanntes Kapitel weiblicher Lebensgeschichte gewährte, das sehr viel alltäglicher war, als wir vermutet hätten. Sobald wir mit unseren Freundinnen, Bekannten, Kolleginnen oder Verwandten über dieses Thema sprachen, stießen wir auf gespitzte Ohren. Sie alle waren schon mehr oder weniger direkt mit gynäkologischen Operationen, mit der Entscheidung für oder gegen eine Gebärmutterentfernung konfrontiert gewesen, konnten eigene Erfahrungen beisteuern und hatten viele Fragen. Sprachen wir aber mit den Fachleuten, mit den gynäkologischen Chefärzten in den Universitätskliniken, mit Vertretern der Ärztekammern und anderen ärztlichen Interessensverbänden, wurde uns milde lächelnd bedeutet, daß unser Thema in der ärztlichen Diskussion seit mindestens zehn Jahren zu den Akten gelegt worden sei. Die Auskünfte aus der Zunft der Gynäkologen waren sich alle ähnlich: «Die Gebärmutterentfernung ist ein schwerer Eingriff, der sorgsam abzuwägen ist. Es wird lange nicht mehr soviel operiert wie früher, in unserem Haus schon gar nicht.»

Erst nach und nach wurden für uns die Konturen eines frauenärztlichen Alltags erkennbar, der sich bis dato hartnäckig einer öffentlichen und kritischen Bestandsaufnahme widersetzt hatte. So gibt es von seiten des Berufsverbandes der Frauenärzte, der Kassenärztlichen Vereinigung oder der Bundesärztekammer keinerlei Statistiken über die Häufigkeit gynäkologischer Operationen oder gar über deren Erfolg. Schließlich bekamen wir die Möglichkeit, Datenmaterial der *Infratest*-Gesundheitsforschung unter dieser Fragestellung auswerten zu lassen. Das Ergebnis sprach für sich: Jede dritte Frau (zum Zeitpunkt der Auswertung bezogen auf die alten Bundesländer) macht im Laufe ihres Lebens eine Gebärmutterentfernung durch. Und sogar 50 Prozent aller Frauen in der Bundesrepublik erleiden mindestens einmal in ihrem Leben irgendeinen operativen Eingriff an der Gebärmutter. Die Daten von *Infratest*[2] boten keinen Hinweis auf einen Rückgang der Opera-

---

1 Zusammen mit Karin Richter, bei der Vorbereitung des Fernsehfilms: Die amputierte Frau. Eine Operation und ihre Folgen. Erstsendung auf N3 am 16. 1. 1991
2 Infratest Gesundheitsforschung: Art und Häufigkeit von Hysterektomien in der

tionshäufigkeit seit Anfang der 80er Jahre. (Genaueres über die *Infra-test*-Daten siehe Seite 32.)

Ist die Frau an sich ein fehlerhaftes Wesen, das der Korrektur durch das Skalpell der Gynäkologen bedarf? Die Frage nach den Gründen und Hintergründen derart häufiger Operationen läßt sich nicht allein mit dem Hinweis auf ein lukratives Geschäft für die Gynäkologen beantworten. Sie führt mitten in die Beschäftigung mit dem Selbstverständnis der operierenden Ärzte und ihrer Patientinnen.

Die 70er Jahre – Aufbruchstimmung bei den Gynäkologen

War Maria Krieger Opfer eines unsäglichen, aber vereinzelten Kunstfehlers geworden? Erste Zweifel stellten sich ein, als wir die Fachpresse der Gynäkologen durchforsteten. Da fand sich zum Beispiel ein Aufsatz in der Zeitschrift *Geburtshilfe und Frauenheilkunde* aus dem Jahre 1975, ein Jahr bevor Maria Krieger operiert worden war. Unter dem Titel «Vaginale Hysterektomie zur Schwangerschaftsunterbrechung» vertraten dort zwei Wissenschaftler und Gynäkologen von der Uniklinik Münster die Ansicht, die Gebärmutterentfernung biete sich «am schwangeren Uterus bis zur 12. Woche als Methode der Wahl an, wenn gleichzeitig eine Sterilisation notwendig ist».[1] Der Anlaß dieser Veröffentlichung war offenbar die Reform des § 218, die Frauen erstmals erlaubte, eine Schwangerschaft aufgrund einer sogenannten sozialen Indikation abbrechen zu lassen. Der reformierte 218, der 1976 in Kraft trat, weckte bei den Professoren Begehrlichkeiten nach neuen Operationsanlässen. «In Anbetracht der neuen Gesetzessituation einer erweiterten Abortindikation» empfahlen sie, die Gebärmutterentfernung unter bestimmten Umständen bei einem Schwangerschaftsabbruch gleich mit zu erledigen. Stolz wiesen sie darauf hin, daß die Operation am

Bundesrepublik Deutschland. Unveröffentlichte Untersuchung im Auftag des NDR. München 1990

1 F. K. Beller / H. Wagner: Vaginale Hysterektomie zur Schwangerschaftsunterbrechung. In: *Geburtshilfe und Frauenheilkunde*, Nr. 35 / 1975

«schwangeren Uterus besonders leicht gelingt». Kein Wort darüber, was es für eine Frau bedeutet, wenn ihr in der Krisensituation einer unerwünschten oder aus medizinischen Gründen nicht austragbaren Schwangerschaft eine derart schwerwiegende Operation zugemutet wird.

Aber auch über die psychische Seite dieses Eingriffs meinten renommierte Frauenärzte, kompetent aussagen zu können. So verbreiteten die Gynäkologie-Professoren und Operateure Peter Stoll (Mannheim) und Hans Joachim Staemmler (Ludwigshafen) im Deutschen Ärzteblatt ihre Vorstellung über die weibliche Psyche. Sie erklärten, die Hysterektomie erwecke «bei einer aufgeklärten Frau das Gefühl der Befreiung durch den Ausschluß weiterer, unerwünschter Schwangerschaften, durch den Abschluß der häufig zur Unzeit einsetzenden Menstruation und durch die Ausräumung des Krebsrisikos. Überdies lassen sich im Klimakterium Patienten ohne Uterus wesentlich einfacher und komplikationsloser mit Östrogenen behandeln als andere Patientinnen.»[1] (Nur am Rande sei gefragt, ob das Unbewußte den Professoren hier einen Streich gespielt hat: Sprechen sie doch von den hysterektomierten Frauen als Patienten, von den ‹anderen› nicht hysterektomierten Frauen als Patientinnen!)

Diese Empfehlungen blieben keine graue Theorie. Stoll und Staemmler selbst präsentierten stolz eine Statistik, nach der in Mannheim und Ludwigshafen Ende der siebziger Jahre fünfmal so viele Frauen hysterektomiert wurden wie noch zehn Jahre zuvor. Diese Form von «Fließband-Operationen» war schließlich auch Standeskollegen nicht mehr geheuer. «Es wird verdammt viel hysterektomiert», räumte der Darmstädter Gynäkologe Prof. Hans Lau in der Medical Tribune[2] ein. Zuvor aber hatte eine Frauenärztin den Mut gehabt, den Operationswahn ihrer Kollegen öffentlich zu kritisieren. «Es wird zuviel operiert», stellte Dr. Barbara Ehret schlicht in einem Beitrag für die Zeitschrift für Sexualmedizin fest.[3] Sie hatte in der gynäkologischen Abteilung einer

1 Peter Stoll / Hans-Joachim Staemmler: Die Entfernung der Gebärmutter. Thesen zur Klärung einer umstrittenen Frage. In: Deutsches Ärzteblatt, Heft 45 / 1975
2 Hans Lau: Es wird verdammt viel hysterektomiert. In: Medical Tribune für Deutschland, Nr. 2 / 1981
3 Barbara Ehret: Es wird zuviel operiert. In: Zeitschrift für Sexualmedizin, Nr. 9 / 1980

Rehabilitationsklinik das Leid vieler Frauen nach einer überflüssigen Operation zu sehen bekommen (siehe dazu die Beiträge von Dr. Barbara Ehret-Wagener Seite 47 ff und 97 ff).

Fruchtbarkeitsmedizin und Gebärmutterentfernung

Hatte die Gynäkologie, weitgehend unbemerkt von der Frauenbewegung, damals zum letzten Angriff geblasen? Zum Versuch, den weiblichen Körper endgültig technisch und chemisch beherrschbar zu machen? Die Anti-Baby-Pille hatte sich durchgesetzt, Empfängnisverhütung und geplante Schwangerschaft schienen kein Problem mehr zu sein. (Inzwischen hat uns hier die Lebenserfahrung eines Besseren belehrt.) Lebensentwürfe und Lebensmöglichkeiten von Frauen veränderten sich durch veränderte ökonomische Bedingungen und ein verändertes Frauenbild. Man sprach vom «Pillenknick»: Die Geburtenrate sank dramatisch, das Arbeitsfeld der Gynäkologen und Geburtshelfer wurde dementsprechend eingeschränkt. Gleichzeitig erfuhr die Fruchtbarkeitsmedizin einen ungeheuren Aufschwung. 1978 wurde in England das erste *in vitro* (im Glas) gezeugte Kind geboren. Die Ärzte schienen auf dem besten Weg zu sein, die weiblichen Geschlechtsorgane in ihrer ganzen Unberechenbarkeit durch hormonelle Gaben und operative Eingriffe endgültig in den Griff zu bekommen. Die Frau war nicht mehr untrennbar mit ihren Geschlechtsorganen, mit den Vorgängen von Eisprung, Zeugung und Heranreifen des Embryos verbunden. Man näherte sich der Möglichkeit, einzelne dieser Funktionen aus ihrem Körper herauszunehmen und unter Laborbedingungen zu ersetzen. Neue Untersuchungsmethoden erlaubten es zudem, sich ein recht genaues Bild vom Fötus in der Gebärmutter zu machen, erstmals gingen Photos von ungeborenen Kindern um die Welt. Der Frauenleib war zum «öffentlichen Ort» (Barbara Duden)[1] geworden.

Im Vergleich zu den öffentlich beachteten und gefeierten Fortschrit-

---

1 Barbara Duden: Der Frauenleib als öffentlicher Ort. Vom Mißbrauch des Begriffes Leben. Zürich 1991 (Luchterhand)

ten der Fruchtbarkeitsmediziner war die Gebärmutterentfernung ein eher unscheinbarer Eingriff. Die Operationsmethoden, die angewendet wurden, waren schon zu Anfang des Jahrhunderts entwickelt worden. Doch zumindest sicherten die erweiterten Indikationen für eine Gebärmutterentfernung den Gynäkologen ein auf lange Sicht unerschöpfliches Tätigkeitsfeld.

Eine Medizin-Ideologie, nach der die auf natürlichem Wege zustande gekommene und technisch nicht überwachte Schwangerschaft allmählich zum unverantwortbaren Risiko wurde, konnte auch die «nach erfülltem Kinderwunsch» unnütze Gebärmutter nur als Unding sehen. Schließlich produzierte sie nichts als Unwägbarkeiten: «unerwünschte Schwangerschaften, zur Unzeit einsetzende Regelblutungen und Krebs».

Die Entwicklung ist inzwischen weiter vorangeschritten. Die In-vitro-Fertilisation ist, trotz immer noch bescheidener Erfolgsquoten, keine Zukunftstechnologie, sondern gehört zum Standardangebot des Gesundheitssystems.[1] Die Meldungen über neue «Erfolge» und Versuche der Fruchtbarkeitsmediziner überschlagen sich: Neunlingsschwangerschaft nach künstlicher Befruchtung! Eineiige Zwillinge im Abstand von anderhalb Jahren geboren![2] 60jährige wurde Mutter!

Die Jagd nach Erfolgen treibt Ärzte in schauerliche Experimente. Der «Fall Erlangen» machte Schlagzeilen: Nachdem eine junge, Anfang des vierten Monats schwangere Frau bei einem Autounfall tödliche Hirnverletzungen erlitt, versuchten die Ärzte der Erlanger Universität, sie künstlich am Leben zu erhalten. Ziel der Fruchtbarkeitsmediziner war es, diesen Zustand bis zum Ende der Schwangerschaft und der Geburt des Kindes aufrechtzuerhalten. Nachdem der Fötus nach kurzer Zeit abstarb, titelte eine Hamburger Boulevardzeitung: «Embryo tot, Mutter abgeschaltet.»

1 vgl. hierzu insbesondere: Renate Klein: Das Geschäft mit der Hoffnung. Berlin 1989 (Orlanda Frauenverlag)
2 In England wurden einer Frau im Abstand von anderthalb Jahren zwei Embryonen, die aus einem Ei entstanden waren, in die Gebärmutter eingepflanzt.

Nur gelegentlich wird bekannt, daß auch Frauen, die eine Gebärmutterentfernung durchmachen, direkt oder indirekt in die Forschungsarbeit der Zukunftsmediziner einbezogen werden. So berichtet die in Australien lebende Biologin und Frauenforscherin Renate D. Klein, daß Frauen vor Gebärmutterentfernungen häufig um Eispenden für In-vitro-Fertilisationen gebeten würden. In Mailand verfolgt Prof. Carlo Bulletti das Projekt, Embryonen möglichst lange außerhalb des Mutterleibes am Leben zu halten. Zu diesem Zweck pflanzt er befruchtete Eizellen in Gebärmuttergewebe ein, das bei Gebärmutterentfernungen gewonnen wurde. Seine Vision: Die Embryonen von Frauen, die abgetrieben haben, könnten so am Leben erhalten werden, bis sich passende «Leihmütter» für sie gefunden haben.

In einer Filmdokumentation für den Südwestfunk zeigte Gero von Boehm[1], daß am Projekt «Künstlicher Uterus» weltweit gearbeitet wird. Irgendwann einmal, so der Traum mancher Fruchtbarkeitstechnologen, wäre die Gebärmutter nicht erst nach «erfülltem Kinderwunsch» überflüssig. Sie wäre ersetzbar durch eine perfekt funktionierende Maschine, in der die Entwicklung des Embryos lückenlos überwacht werden könnte.

Respekt vor der Integrität des weiblichen Körpers, vor den weiblichen Geschlechtsorganen und ihrer Bedeutung für die Identität einer Frau? Die Kerze scheint von zwei Enden aus abzubrennen.

Tabu Hysterektomie

Verhütung, Schwangerschaft, Geburt und Abtreibung sind Themen, über die sich jede Frau problemlos informieren kann. Es gibt viele Bücher, es gibt Beratungsstellen, es gibt Schwestern, Kolleginnen, Freundinnen, die Erfahrungen mit diesen Lebensfragen gemacht haben und sich als Ratgeberinnen anbieten. Eine Frau, die etwas zum Thema Gebärmutterentfernung erfahren will, hat es dagegen schwer. Nachdem wir in einer großen Frauenzeitschrift einen Beitrag zum

1 Gero v. Boehm: KU 1 – das letzte Geheimnis. Filmdokumentation für den Südwestfunk. Erstsendung am 1.4.1991

Thema Hysterektomie und die Adresse der Selbsthilfegruppe veröffentlicht hatten, forderten 1800 Frauen Informationsmaterial an. «‹Totaloperation› – das gehörte in meiner Vorstellung zu all den muffigen Alt-Frauen-Geheimnissen, die mit rostbraun verfärbten Stoffbinden anfingen und mit ‹Unterleibsgeschichten› aufhörten», schreibt eine betroffene Frau (siehe Seite 92). Das Tabu, das über dem Thema Gebärmutterentfernung hängt, nährt sich aus verschiedenen Quellen.

Zum einen trifft diese Operation meist Frauen ab 40, kurz vor oder während der Wechseljahre, in einer Lebensphase, die vielen Frauen Angst macht und die oft mit einer gesellschaftlichen Entwertung einhergeht. «Unsere noch immer von den Wertvorstellungen der Männerwelt geprägte Gesellschaft geht nicht gütig um mit Frauen, wenn sie älter werden. Der heutige Jugendkult ist ein Bumerang, der vorwiegend die weibliche Hälfte der Bevölkerung trifft», schreibt Sylvia Schneider[1]. Frauen in der Lebensmitte können nicht erwarten, daß dem Wohlergehen ihrer Sexualorgane noch soviel Interesse entgegengebracht wird wie während ihrer fruchtbaren Lebensphase.

Darüber hinaus gibt es heimliche Gründe für eine Gebärmutterentfernung, die ebenfalls zur Tabuisierung beitragen. Die oben schon erwähnte Hysterektomie als Methode des Schwangerschaftsabbruches ist, so sagen es zumindest hartnäckige Gerüchte, in katholischen Regionen noch immer verbreitet, weil herrschende Verhältnisse und herrschende Moral es Frauen über das geltende Recht hinaus schwermachen, eine unerwünschte Schwangerschaft abzubrechen. (Es bleibt abzuwarten, ob das neue Abtreibungsrecht, das Frauen zwingt, den Schwangerschaftsabbruch selbst zu bezahlen, noch mehr dieser durch Gebärmutterentfernungen versteckten Schwangerschaftsabbrüche nach sich zieht.) Es gilt zudem als offenes Geheimnis, daß die Gebärmutterentfernung jenen Frauen einen Ausweg aus dem Verhütungsdilemma bietet, denen eine Empfängnisverhütung oder der kleinere Eingriff einer Sterilisation aus religiösen Gründen verwehrt bleibt. Prof. Albrecht Pfleiderer, Gynäkologe an der Universitätsklinik Freiburg,

1 Sylvia Schneider: Wechseljahre – die andere Fruchtbarkeit. München 1987 (Mosaik)

referierte während eines Bostoner Ärztekongresses die Ergebnisse einer Datenerhebung, die zeigten, daß die Hysterektomierate in bestimmten Gegenden, wie z. B. im Schwarzwald und im Emsland, besonders hoch war und folgerte: «Dies erklärt sich möglicherweise durch den Umstand, daß die Hysterektomie in dieser katholischen Region jahrelang eine akzeptierte Form der Empfängnisverhütung war.»[1] Die Entfernung einer für krank erklärten Gebärmutter als Mittel der Empfängnisverhütung scheint ein bislang ungeschriebenes Kapitel in der düsteren Geschichte der Leiden zu sein, die Frauen sich zufügen lassen, um mit der herrschenden Moral (über)leben zu können.

«Aus gutartig könnte bösartig werden»

Obwohl die Gebärmutterentfernung von Frauenärzten über lange Zeit als «saubere Lösung» von Unterleibsproblemen gepriesen wurde, haftet dem Thema Hysterektomie für viele Frauen etwas zutiefst Bedrohliches an. Möglicherweise liegt dies auch daran, daß kaum eine andere Operation (mit Ausnahme der Brustamputation) so direkt in Verbindung gebracht wird mit einer Krankheit, die Angst macht: mit Krebs.

Tatsächlich aber werden weniger als zehn Prozent aller Hysterektomien aufgrund der Diagnose Krebs durchgeführt. Das *Infratest*-Institut ermittelte unter den von bundesdeutschen Krankenhäusern angegebenen Indikationen für Hysterektomien nur zu fünf Prozent bösartige Neubildungen und vier Prozent carcinoma in situ (eine Krebsvorstufe)[2].

Sehr viel mehr Frauen *glauben* allerdings, ihre Gebärmutterentfernung habe irgend etwas mit Krebs zu tun gehabt. «Gefahr der Verschlimmerung» oder «aus gutartig könnte bösartig werden» und ähnliche dunkle Andeutungen geben Frauen häufig als ärztliche Begründungen für die Notwendigkeit einer Hysterektomie an. Solche diffusen

1 A. Pfleiderer: Hysterektomy in Germany. Unveröffentlichtes Referat. Freiburg 1988
2 Infratest Gesundheitsforschung, a. a. O.

Andeutungen, mit denen Frauen zur Operation gedrängt werden, fanden ihre fachliche Legitimation in den schon zitierten Operationsempfehlungen aus den 70er Jahren. Der «Ausräumung des Krebsrisikos» durch die Gebärmutterentfernung, so wandten andere Vertreter der Fachrichtung ein, steht aber das Risiko der Operation selbst gegenüber. Denn noch immer sind, wie bei jeder Operation, tödliche Komplikationen nicht ganz auszuschließen. Nach neueren Untersuchungen ist davon auszugehen, daß 0,2 bis 0,35 Prozent der Hysterektomien mit dem Tod der Patientin enden[1]

Der früher gefürchtete Gebärmutterhalskrebs kann heute durch Früherkennungsuntersuchungen lange vor einer lebensbedrohlichen Entwicklung erkannt und entfernt werden (siehe Seite 106 ff). Durch den selteneren, langsam wachsenden und im höheren Alter auftretenden Gebärmutterkörperkrebs sind Frauen, statistisch gesehen, nicht stärker bedroht als durch die unvorhergesehenen Folgen einer Hysterektomie. Schon 1984 hatten Heidenreich u. a.[2] errechnet, daß, rein statistisch gesehen, die Lebenserwartung einer Frau durch eine Hysterektomie (und damit die Ausschaltung des Risikos, an Gebärmutterkrebs zu erkranken) im Durchschnitt nur um zwei Monate steigt. Nicht von der Statistik erfaßbar sind die individuellen Möglichkeiten einer Frau, das Krebsrisiko durch ihre Lebensweise, die Wahrnehmung der Krebsvorsorgeuntersuchung etc. noch erheblich zu mindern. So gibt es auch in der medizinischen Fachwelt schon seit Beginn der 80er Jahre Widerspruch gegen Operationsindikationen ohne krankhaften Befund. Sterilisationswunsch und Krebsprophylaxe, so befanden zum Beispiel Heidenreich u. a.[3], seien angesichts der Risiken der Operation «nicht als ausreichende Indikation zur Hysterektomie» anzusehen. Prof. Albrecht Pfleiderer berichtet seinem Bostoner Publikum darüber, daß diese «weichen» Indikationen «Rechts- und Versicherungsprobleme»

1 G. Stark: Qualitätssicherung in der operativen Gynäkologie. In: *Gynäkologie und Geburtshilfe*, Nr. 3/1987
E. Strobel: Komplikationen bei und nach Hysterektomien. In: *Fortschritte der Medizin*, Nr. 35–36/1992.
2 W. Heidenreich u. a.: Erweitere Indikationsstellung zur Hysterektomie. In: *Fortschritte der Medizin*, Nr. 35/1984
3 a. a. O.

mit sich bringen könnten und deshalb «aus den Büchern gestrichen wurden»[1].

Über die einzelnen Risiken und möglichen Komplikationen der Operation wird an anderer Stelle in diesem Buch berichtet. Daß auch von Schulmedizinern nicht mehr bestritten werden kann, daß man über die Bedeutung der Gebärmutter für die Gesundheit einer Frau noch lange nicht alles weiß, zeigt ein Bericht aus der *Medical Tribune* vom 12.2.1993. Dort wurde noch einmal zusammengefaßt, was wissenschaftliche Studien in den letzten Jahren erbracht hatten: Nach einer Londoner Untersuchung kamen Frauen, die vor der Menopause hysterektomiert worden waren, durchschnittlich vier Jahre früher ins Klimakterium als andere, auch wenn die Eierstöcke erhalten blieben. In einer Kieler Studie hatte sich herausgestellt, daß 39 Prozent der Patientinnen unter 42 Jahren nach einer einfachen Hysterektomie (ohne Eierstockentfernung) über Wechseljahrbeschwerden klagten und eine verminderte Hormonproduktion der Eierstöcke nachweisbar war.

Außerdem wurde auf ältere Untersuchungen hingewiesen, die gezeigt hatten, daß das Risiko «koronarer Herzkrankheiten» (Erkrankungen an den Herzkranzgefäßen) bei Frauen, die vor der Menopause hysterektomiert wurden, um das 2,7fache steige. «Produziert womöglich die Gebärmutter Substanzen, die kardiovaskulär protektiv [die Herzkranzgefäße schützend, d. Hg.] wirken?» fragt die *Medical Tribune*. Der schlichte Medizinerglaube vom «überflüssigen Organ» ist auch mit einer rein schulmedizinischen Betrachtungsweise nicht mehr vereinbar.

Moderate Töne, aber gleichbleibende Zahlen

In der Diskussion um Nutzen und Risiken der Gebärmutterentfernung sind seit Ende der 70er Jahre deutlich moderatere Töne angeschlagen worden. Die meisten Ärzte wissen heute, daß es nicht mehr den Regeln der ärztlichen Kunst entspricht, Frauen deutlich vor der Menopause

1 Pfleiderer, a. a. O.

und ohne eindeutige medizinische Indikation zu hysterektomieren. Eigentlich müßte sich dies in einem spürbaren Rückgang der Operationshäufigkeit niederschlagen.

Dafür aber gibt es in dem vorliegenden, eher spärlichen Zahlenmaterial keinerlei Anzeichen. Anfang der 80er Jahre nannte *Tempo Medical*[1] die Zahl von rund 100 000 Hysterektomien pro Jahr für die Bundesrepublik. Andere Schätzungen gingen von bis zu 200 000 im Jahr aus.

Die *Infratest*-Befragung[2] in bundesdeutschen Akutkrankenhäusern in den Jahren 1987 bis 1989 ermittelte die bislang einzige Zahl, die auf repräsentativer Basis erhoben wurde: Hiernach werden Jahr für Jahr 146 000 Gebärmutterentfernungen (in den alten Bundesländern) vorgenommen.

Die Gesundheitsstatistiker ermittelten eine jährliche Hysterektomierate von 0,7 Prozent für Frauen ab 25. Bei einer unveränderten Operationshäufigkeit über die nächsten 45 Jahre hinweg wären schließlich 31 Prozent der 70jährigen Frauen hysterektomiert.

Datenmaterial, das aus Bevölkerungsbefragungen seit Anfang der 80er Jahre gewonnen wurde, kommt zu ähnlichen Ergebnissen. Zwischen 20 und 40 Prozent der Frauen im Alter ab 50 Jahren haben sich die Gebärmutter entfernen lassen[3].

Infratest führte eine solche Befragung in den Jahren von 1984 bis 1986 durch. Damals gaben 28 Prozent der Frauen über 50 an, daß ihnen die Gebärmutter entfernt worden sei.

Zusammen lassen diese Erhebungen nur eine Interpretation zu: Es wird weiterhin so häufig operiert, daß rund ein Drittel aller Frauen im Laufe ihres Lebens mit einer Hysterektomie rechnen müssen. Dabei scheint sich das Operationsalter allmählich nach oben zu verschieben: Immerhin 27 Prozent der Operationen erleiden laut *Infratest* Frauen über 50, 17 Prozent sogar Frauen über 60.

Eine Datenerhebung über die Operationshäufigkeit u. a. in den USA und der Schweiz, die vom Gesundheits- und Sozialdepartement des

1 L. Ludwig: Wird in der Bundesrepublik zu viel operiert? In: *Tempo Medical*, Nr. 21/1981
2 Infratest Gesundheitsforschung, a. a. O.
3 vgl. Pfleiderer, a. a. O.

Schweizer Kantons Tessin durchgeführt wurde[1], zeigt ebenfalls keinerlei Rückgang der Hysterektomierate seit Beginn der 80er Jahre, bei einer ähnlichen Operationshäufigkeit wie in Deutschland.

Ein spürbarer Rückgang hätte denn auch schmerzhafte Folgen für die Frauenärzteschaft haben müssen. Schon 1981 hatte Prof. Hans Lau festgestellt: «Wenn sich in der Bundesrepublik von Mitte der 60er bis zur Mitte der 70er Jahre die Zahl der Frauenärzte verdreifachte und die Zahl von in gynäkologischen Fachabteilungen vorgehaltenen Klinikbetten um 20 000 zunahm bei gleichzeitiger Reduzierung der Entbindungszahl um die Hälfte, liegen Vermutungen über die ‹Motivation› zur Hysterektomie nahe.»[2] Hätten die Frauenärzte durch einen Rückgang der Hysterektomierate ernsthafte Probleme bekommen, ihre gynäkologischen Fachabteilungen aufrechtzuerhalten und die Operationssäle auszulasten, man hätte davon gehört.

Die Tessiner Studie

Die ständig steigenden Kosten im Gesundheitswesen waren ursprünglich der Anlaß für eine Studie, die das Gesundheitsamt des Schweizer Kantons Tessin in Auftrag gab. Es ging um die Häufigkeit und die Notwendigkeit bestimmter Operationen und um die Frage, ob diese immer dann häufiger durchgeführt wurden, wenn mehr Ärzte und Krankenhausbetten zur Verfügung standen. Die eindeutigsten Ergebnisse fanden die Untersucher am Beispiel der Hysterektomie[3]:
- Es stellte sich heraus, daß die Rate der Gebärmutterentfernungen unter der weiblichen Gesamtbevölkerung doppelt so hoch lag wie bei den Ehefrauen von Ärzten. Bei diesen wurde die Notwendigkeit des Eingriffs offenbar sehr viel gründlicher abgewogen.
- Gynäkolog*innen* schienen dem Eingriff wesentlich skeptischer ge-

1 vgl.: G. Domenighetti u. a.: Effect of Information Campaign by the Mass Media on Hysterectomy Rates. In: *The Lancet*, Nr. 24/1988
2 H. Lau, a.a.O.
3 G. Domenighetti, a.a.O.

genüberzustehen als ihre männlichen Kollegen: Sie schlugen eine Gebärmutterentfernung nur halb so oft vor.

– Darüber hinaus fanden die Tessiner heraus, daß die Häufigkeit der Hysterektomien abhängig von der Zahl der in einer Region niedergelassenen Gynäkologen und der verfügbaren chirurgischen Betten war.

– Die Häufigkeit von Hysterektomien in verschiedenen westlichen Ländern wurde miteinander verglichen: Dabei zeigte sich, daß in Schweden z. B. nur etwa jede zehnte Frau hysterektomiert wird, während es in manchen Regionen der USA jede zweite bis dritte trifft.

– Der internationale Vergleich zeigte: Dort, wo die ärztliche Leistung «einzelfallorientiert» abgerechnet wird, d. h., wo operierende Chirurgen oder Gynäkologen an der einzelnen Operation verdienen, liegt die Hysterektomierate höher als in Ländern mit einem staatlichen Gesundheitswesen wie England und Schweden, wo Ärzte mit einem festen Gehalt für ihre Tätigkeit entlohnt werden.

Das Tessiner Gesundheitsamt hat inzwischen zwei Medienkampagnen durchgeführt, in denen die Bevölkerung zum Thema überflüssige Operationen (neben Hysterektomien betraf dies auch Blinddarm- und Mandelentfernungen) und die Rechte der Patientinnen aufgeklärt wurde. Daraufhin ging dort die Zahl der Hysterektomien um rund ein Drittel zurück.

Für deutsche Verhältnisse sind diese Ergebnisse besonders interessant. Denn nach Auskunft der Kassenärztlichen Vereinigung ist die Gynäkologie die Fachrichtung in der Bundesrepublik Deutschland mit den meisten sogenannten Belegbetten in Kliniken und gynäkologischen Abteilungen. Belegbetten werden von niedergelassenen Gynäkologen mit Patientinnen aus ihrer Praxis belegt; die Behandlung, meist ein operativer Eingriff, wird vom einweisenden Arzt durchgeführt und abgerechnet. Abgesehen von der «wirtschaftlichen Motivation», die manchen Gynäkologen immer wieder in den Operationssaal seiner Belegklinik treibt, ist es für diese Ärzte wichtig, auf eine stetige und umfangreiche Operationserfahrung verweisen zu können.

Für die Patientin bedeutet eine Operation durch ihren niedergelassenen Gynäkologen in der Belegklinik, daß der Eingriff quasi unter Ausschluß der Öffentlichkeit stattfindet. Zwischen Indikationsstellung und Operation wird sich kein zweiter Arzt mit ihrer Krankengeschichte beschäftigen.

An Krankenhäusern öffentlicher Träger hingegen schuf bislang die Ausbildungsordnung der Gynäkologen einen stetigen Bedarf an operationswilligen Patientinnen. Für die Anerkennung als Facharzt, und damit die Voraussetzung, sich in eigener Praxis niederzulassen, mußte ein Frauenarzt einen Operationskatalog mit unter anderem 40 selbständig durchgeführten Hysterektomien vorweisen. Kritisiert wurde diese Ausbildungsordnung, die von der Vorstellung ausging, daß nur ein guter Operateur ein guter Frauenarzt sein könne, seit langem. 1993 wurde eine Änderung dieser Richtlinien vom Berufsverband der Frauenärzte auf den Weg gebracht, die Landesärztekammern müssen diese jetzt in den einzelnen Bundesländern in Kraft setzen. Nach dieser Ausbildungsordnung gibt es für Frauenärzte, die sich in eigener Praxis niederlassen wollen, keine vorgeschriebenen Operationskataloge mehr, aber erhöhte Anforderungen in Fachgebieten wie z. B. Psychosomatik. Im Anschluß an diesen «kleinen Facharzt» können sich Gynäkologen in drei verschiedene Fachrichtungen spezialisieren: mit dem Schwerpunkt Geburtshilfe, Endokrinologie und Reproduktionsmedizin (Fruchtbarkeitsmedizin) oder operative Gynäkologie.

Wann und wie diese Änderung der Ausbildungsrichtlinien den Alltag in den Krankenhäusern verändern wird, bleibt abzuwarten. Noch ist die Situation in den meisten Klinikabteilungen geprägt vom Chefarztsystem, das heißt einer hierarchischen Struktur mit feudalistischen Zügen. Der Chefarzt ist zugleich Lehrherr, Vorgesetzter und zuweilen auch Doktorvater, zudem kann er Assistenz- und Oberärzte an seinen oft erheblichen Einkünften aus der Behandlung von Privatpatientinnen beteiligen. Im meist zeitlich befristeten Arbeitsverhältnissen müssen Ärzte und Ärztinnen in der Facharztausbildung bestimmte Ausbildungsabschnitte absolvieren, und so mancher sitzt nachts noch an seiner Doktorarbeit. Kritik an Operationsindikationen oder -methoden zu äußern, andere Sichtweisen und neue wissenschaftliche Erkenntnisse einzubringen erfordert in diesen Strukturen viel Zivilcourage und persönliche Risikobereitschaft. Gerade diejenigen, die als Frauenärztinnen und Frauenärzte eigentlich «ganz anders» arbeiten wollen, stehen oft vor der Alternative, sich während ihrer Ausbildungszeit einen Maulkorb zu verordnen oder die Ausbildung abzubrechen.

Indikationen und Etikettenschwindel

Die Tessiner Studie hat deutlich gemacht, daß die Häufigkeit von Hysterektomien in verschiedenen Ländern offenbar weniger vom Lebensstandard oder vom gesundheitlichen Zustand der weiblichen Bevölkerung bestimmt ist als von der Organisation des Gesundheitswesens. Dennoch gibt es für nahezu jede Gebärmutterentfernung, die heute in Deutschland durchgeführt wird, eine «medizinische Indikation». Womit begründen die einweisenden und operierenden Ärztinnen und Ärzte eine Notwendigkeit für den schwerwiegenden Eingriff?

Infratest ermittelte in seiner Krankenhausbefragung als Hauptindikationen für Hysterektomien:
- 49 Prozent Myome (gutartige Geschwülste in der Gebärmutter)
- 17 Prozent Gebärmuttervorfall (Prolaps) und -senkung[1]
- 10 Prozent starke Menstruationsstörungen
- 5 Prozent bösartige Neubildungen
- 4 Prozent Carcinoma in situ
- 2 Prozent Endometriose
- 13 Prozent sonstige Indikationen (z. B. Schwangerschaftskomplikationen, unspezifische Bauchschmerzen)

Andere Untersuchungen kommen zu ähnlichen Ergebnissen. In der Frauenklinik des Prof. Peter Stoll wurden die Krankengeschichten von 1343 Patientinnen gesichert, die vor dem 35. Lebensjahr hysterektomiert worden waren[2].

1 In der Infratest-Untersuchung wurde nur Prolaps als Indikation angegeben. Da dieses Krankheitsbild heute aber sehr selten ist und andere Untersuchungen jeweils rund 15 Prozent Senkungen angeben, ist davon auszugehen, daß es sich hier um einen Oberbegriff handelt.
2 P. Hohlweg-Majert / R. Weidmann: Hysterektomie bei jungen Frauen. In: *Fortschritte der Medizin*, Nr. 41/1983

Darunter war der Anteil derjenigen, die wegen der Diagnose Krebs operiert wurden, gegenüber den Infratest-Daten etwas erhöht (13,8 Prozent). Weitere häufige Indikationen aber waren Myome (33 Prozent), Senkungen der Gebärmutter (13,6 Prozent), Blutungsstörungen (11,4 Prozent) und «abgeschlossene Familienplanung» (! 11,8 Prozent).

Auf Sinn und Unsinn dieser Operationsindikationen geht Dr. Barbara Ehret-Wagener in diesem Buch ausführlich ein (siehe Seite 105 ff).

Im Grunde genommen, so scheint es bei einer näheren Betrachtung der zum Anlaß einer Gebärmutterentfernung genommenen «Krankheitsbilder», geben diese ziemlich genau die Beschwerden und Erscheinungen wieder, die Ausdruck der gesundheitlichen Situation sehr vieler Frauen im mittleren Lebensalter sind. «Viele Frauen, besonders zwischen 30 und 50 Jahren, beansprucht in Berufsleben und Familie, gestreßt, haben ständige Beschwerden und Schmerzen, starke Regelblutungen, Rückenschmerzen, Harninkontinenz...», so beschreibt es eine Zuschauerin in einem Brief an den NDR. Die Psychoanalytikerin Almuth Zintl-Wiegand, die die «weiblichen Beweggründe für eine Gebärmutterentfernung» untersucht hat (siehe Seite 39), stellte schon 1984 fest: «Es gibt bisher keine Antwort auf die Frage, warum manche Frauen den Weg zur Operation wählen und andere trotz ähnlicher Beschwerden und ähnlicher Ausgangsbedingungen bei konservativer Behandlung bleiben.»[1] Heidenreich u. a. haben die Krankenakten von Frauen, die Anfang der 60er Jahre und Ende der 70er Jahre in der Frauenklinik der TH Hannover hysterektomiert wurden, durchgesehen.[2] Dabei verglichen sie u. a. das Gewicht der herausoperierten Organe. Sie kamen zu dem Ergebnis, daß die herausoperierten Organe im zweiten Zeitraum (1978) weniger als halb so schwer waren als Anfang der 60er Jahre. Ein weiterer, deutlicher Hinweis darauf, daß mit der Ausweitung der Operationstätigkeit immer – im wahrsten Sinne des Wortes – «leichtere» Fälle unter das Skalpell kamen.

1 Almuth Zintl-Wiegand: Weibliche Beweggründe für eine Gebärmutterentfernung. In: *Psychotherapie und medizinische Psychologie*, Nr. 34/1984
2 W. Heidenreich u. a., a. a. O.

Weibliche Beweggründe

Warum lassen Frauen das alles mit sich machen? Über die Gründe, die Frauen dazu bewegen, sich von Operationen einen Ausweg aus vielfältigen Beschwerden und Problemen zu erhoffen, wird in diesem Buch von verschiedenen Autorinnen nachgedacht: Dr. Barbara Ehret-Wagener sieht die soziale und psychische Lage vieler Frauen in der Lebensmitte als Ursache für eine Flucht in die Krankheit und ins Krankenhaus (siehe Seite 47 ff). Dr. Ingrid Olbricht interpretiert die Bereitschaft vieler Frauen, sich einen Teil ihrer Geschlechtsorgane entfernen zu lassen, als «Symptom einer tiefgehenden Störung dem Frau-Sein gegenüber, keine Krankheit von Frauen, sondern eine Störung in unserer Kultur». Besonders Frauen, die Erfahrungen mit sexueller Traumatisierung und Vergewaltigung machen mußten, würden oft immer wieder operiert (siehe Seite 83 ff). Die Sexualwissenschaftlerin Dr. Ulrike Körbitz reflektiert in ihrem Beitrag die unbewußten Anteile in der Begegnung zwischen Frauenarzt und Patientin, die Frauen in die Rolle eines unmündigen Kindes regredieren lassen, das autoritätsgläubig die Ratschläge und Verordnungen des «väterlichen» Gynäkologen hinnimmt (siehe Seite 171 ff). Die betroffenen Frauen aus dem «Arbeitskreis Frauenselbsthilfe bei gynäkologischen Problemen» berichten immer wieder von Operationen, die Frauen mit falschen Diagnosen aufgezwungen oder ohne ihre Zustimmung bei kleineren Eingriffen im Operationssaal beschlossen wurden (siehe Seite 215 ff).

Die Fachpresse der Gynäkologen beschäftigt sich mit dem Thema «Operationsmotivation der Patientinnen», wenn überhaupt, von einer ganz anderen Seite. So wurde 1975 in der Zeitschrift *Geburtshilfe und Frauenheilkunde* eine Untersuchung über die Einstellung der Frauen zur prophylaktischen Hysterektomie veröffentlicht[1].

Der Untersucher hatte in der Universitätsklinik Erlangen Frauen kurz vor und nach der Hysterektomie nach ihrem Wissen über die Geschlechtsorgane befragt, Intelligenz, Schulbildung und ‹psychologische Faktoren› getestet und nach ihrer Einstellung zu einer rein vorsorglichen Gebärmutterentfernung befragt. Die Ergebnisse dieser Untersu-

---

1 J. M. Wenderlein: Einstellung der Frauen zur prophylaktischen Hysterektomie.
   In: *Geburtshilfe und Frauenheilkunde*, Nr. 35/1975

chung waren für den Forscher offensichtlich verwirrend: «Nur 35 Prozent der Frauen gaben an, daß der Uterus ab einem gewissen Lebensalter nicht mehr wichtig sei. Die übrigen hielten hingegen die Gebärmutter unabhängig vom Lebensalter immer für wichtig», stellte er fest, und weiter: «Erstaunlicherweise sind die besser informierten Frauen häufiger gegen die prophylaktische Hysterektomie.»

Darüber hinaus stellte sich heraus, daß Frauen, «die mit dem Partner über ihre Unterleibsbeschwerden sprechen können, eine prophylaktische Hysterektomie viel häufiger ablehnten» als andere. Auch dies erscheint dem Wissenschaftler «nur schwer zu erklären». «Warum Frauen mit überdurschnittlichem Intelligenzquotienten die prophylaktische Hysterektomie häufiger ablehnten, kann nur unbefriedigend interpretiert werden», bedauerte der Diplom-Psychologe Wenderlein abschließend. Immerhin hat er der Nachwelt ein Zeugnis weiblicher Weisheit erhalten: «Auf die Frage, ob es durch eine Gebärmutterentfernung zu einer Störung des Hormonhaushaltes käme, antworten 77 Prozent mit ja», berichtet er. Eine Erkenntnis, die erst Jahre später wissenschaftlich untermauert wurde.

Eine der wenigen ernsthaften Untersuchungen über die «weiblichen Beweggründe für eine Gebärmutterentfernung» wurde von Dr. Almuth Zintl-Wiegand, Psychoanalytikerin am Zentralinstitut für Seelische Gesundheit in Mannheim, durchgeführt, die 15 Frauen ein bis zehn Jahre nach der Operation psychoanalytisch befragt hatte. Dabei wählte sie nur Frauen aus, die nach der Operation erstmalig psychiatrische Hilfe in Anspruch genommen hatten. Mit zwei Ausnahmen waren alle diese Frauen mit «weichen Indikationen», d. h. ohne zwingende medizinische Notwendigkeit, operiert worden. Die Lebens- und Leidensgeschichten dieser Patientinnen, die von Zintl-Wiegand aufgearbeitet wurden, können hier nicht im einzelnen wiedergegeben werden. Zusammenfassend stellt Zintl-Wiegand «eine weibliche Identifikationsstörung» bei zwei Dritteln der Frauen fest. Insbesondere fiel ihr auf, daß die Frauen eine sehr karge, distanzierte Beziehung zur eigenen Mutter hatten und daß sie sich häufig zum Zeitpunkt von Ehekrisen und Trennungen operieren ließen. Ihr sexuelles Erleben beschrieben alle Frauen «bis auf eine etwas unsichere Ausnahme» als sehr unbefriedigend, was von Gefühllosigkeit bis zu Ekelgefühlen und offener Ablehnung von Sexualität reichte. «So wirkten sie, wenn sie über ihre jetzige Ehebeziehung sprachen, älter als den Jahren nach, ohne Pläne, ohne Kritik, großmütterlich. Sie hatten sich abgefunden.» Zintl-Wiegand deutet die Interpretation an, daß für diese Frauen die Operation zunächst ein Ausweg aus ihrer unbefriedigenden Lebenssituation war: «Die Aussicht auf eine Operation ganz gleich welcher Art wäre so als Angebot zur Strukturierung der nächsten Zeit zu verstehen, sie kann regressiven Bedürfnissen entgegenkommen, ein Aufschieben von unerträglichen Konfliktsituationen bedeuten, letztlich eine Ehesituation widerspiegeln und den Versuch einer Krisenbewältigung darstellen. Dieses ‹Krisenmanagement› würde sich zwischen der betroffenen Frau, dem Ehemann, evtl. der weiteren Familie und dem Gynäkologen entfalten, ein Interaktionsraum, der dringend der Erforschung bedarf.»[1]

Die Untersuchung von Zintl-Wiegand wurde auch in der gynäkologischen Fachwelt bekannt. Die Vorstellung, daß es eine spezielle Gruppe undankbarer Patientinnen gab, die nach der Hysterektomie psychiatrische Symptome zeigten, beunruhigte die Operateure. So wurden die Erkenntnisse von Zintl-Wiegand von Prof. Albrecht Pfleiderer umgemünzt in eine zynische Vorsichtsmaßregel: «Sehen Sie sich vor, diese Frauen ohne intensive präoperative Betreuung zu operieren. Sie erkennen sie an ihrer gestörten Weiblichkeit und an ihrer unvorteilhaften Sicht der Ehe.»[2]

Die Forderung nach weiteren Erforschungen des Interaktionsraums zwischen Gynäkologen und Patientin verhallte hingegen ungehört. «Die männlichen Beweggründe für viele Gebärmutterentfernungen» blieben bis heute unergründet. Während Frauen immer wieder zum Forschungsobjekt der unterschiedlichsten Untersuchungsansätze werden, bleiben Ärzte, wie uns ein Sexualwissenschaftler versicherte, «ein äußerst sperriges Untersuchungsobjekt». Sie verweigern einfach die Auskunft über sich selbst. So müssen die wenigen bislang vorliegenden Versuche, die verschiedenen Seiten der brisanten Beziehung zwischen Frauenarzt und Patientin auf wissenschaftlicher Grundlage zu analysieren, ohne Auskünfte von seiten der Gynäkologen auskommen. «Dabei wäre es so wichtig, daß der Arzt sich seine Gefühle bewußt macht –

1 Alle Zitate: Zintl-Wiegand, a. a. O.
2 Pfleiderer, a. a. O.

sonst werden sie nämlich unbewußt zum Schaden der Patientinnen wirksam, etwa in Form einer aggressiven Diagnostik und Therapie.»[1] Der Gynäkologe und Psychoanalytiker, der dies in einem Zeitschrifteninterview sagte, war nur unter Wahrung seiner Anonymität bereit, sich zu diesem Thema zu äußern.

Neue Techniken – neue Hoffnung?

Als einer der Hauptkritiker der viel zu häufigen Gebärmutterentfernung profilierte sich schon frühzeitig der Kieler Gynäkologe Prof. Kurt Semm. Unter Semm fanden die ersten Untersuchungen statt, die zeigten, daß Frauen nach einer Gebärmutterentfernung, auch wenn die Eierstöcke erhalten bleiben, oft unter einer verminderten Hormonproduktion leiden. «Eine Gebärmutterentfernung ist immer auch ein schwerer Eingriff in das sexuelle Erleben einer Frau»,[2] mit solchen Äußerungen stellte Semm sich gegen den Mainstream seiner Kollegen. Doch auch Prof. Semm verfolgte mit diesen Aussagen seine ganz eigenen Interessen.

Kurt Semm gilt als «Erfinder» der sogenannten laparaskopischen (oder pelviskopischen) Operationen, die in den letzten Jahren eine weite Verbreitung erfahren haben. Bei den sogenannten unblutigen Operationen werden drei bis vier etwa fingerdicke Rohre durch kleine Bauchschnitte in den Bauch eingeführt (siehe auch Seite 116 f). Durch diese Rohre (Trokare) werden sowohl eine Mini-Videokamera als auch die Operationsinstrumente in den Bauch eingeführt. Auf einem Bildschirm kann der Chirurg – allerdings in einem stark eingeschränkten Gesichtsfeld – die inneren Organe und seine Operationsinstrumente sehen. Prof. Semm hat sich besonders auf die Entfernung von Myomen und Zysten per laparoskopischer Operation spezialisiert. Heute führt er auch Gebärmutterentfernungen durch das Laparoskop durch, wo-

1 Tabu: Frauenärzte und ihr Problem mit dem Sex. In: *Cosmopolitan* 10/90
2 Zitiert nach: Karin Richter/Irene Stratenwerth: Die amputierte Frau – eine Operation und ihre Folgen. Filmdokumentation für den NDR, Erstsendung 16.1.1991

bei das Organ im Bauchraum in winzige Teile zerlegt wird. Die sogenannten sanften Operationsmethoden werden gerühmt, weil sie für die
Patientinnen weniger belastend sein sollen. Oft werden die Eingriffe
ambulant durchgeführt, die Patientinnen können nach der Operation
nach Hause gehen.

Wenn alles gutgeht. Denn mit der raschen Verbreitung der neuen
Methode häufen sich auch die Berichte über Komplikationen und
schwerwiegende Folgen. Erste Befragungen in Kliniken ergaben, daß
nachträgliche innere Blutungen fünfmal häufiger vorkommen als bei
konventionellen Operationen[1].

Die gefürchtetsten Komplikationen aber sind Verletzungen innerer
Organe (insbesondere Magen und Darm) oder von Blutgefäßen beim
Einführen der Trokare in den Bauchraum. Ein weiterer Schwachpunkt
der laparoskopischen Operation liegt bei der sehr schwierigen Sterilisation des Operationsgerätes. Inzwischen hat die Geräteindustrie mit der
Herstellung von Einweg-Operationsbesteck reagiert. Da diese Sets
aber teuer sind – Geräte für rund 1000 Mark landen nach jedem Eingriff im Klinikmüll –, erliegen, wie Insider berichten, so manche Operateure doch der Verführung, diese mehrfach zu verwenden[2]. Damit
steigt die Gefahr von Infektionen im Bauchraum.

In einem Rundbrief analysiert Prof. Dr. Volker Schumpelick, Chef
der chirurgischen Abteilung im Klinikum Aachen, im August 1993 die
Gründe für den ungeheuren Aufschwung der laparoskopischen Methode: «Alle Kliniken schafften sich entsprechendes Instrumentarium
an, laparoskopische Techniken bereicherten das chirurgische Repertoire (…) Allein die angeschaffte Hardware wie auch das Know-how
wecken Begehrlichkeiten nach neuen Tätigkeitsfeldern. Im Hintergrund drängt eine erfolgverwöhnte Medizinindustrie, die die Steige-
rungsraten der letzten drei Jahre nur zu gerne fortsetzen möchte. Viele
Chirurgen bewegt zudem die Sorge, etwas zu verpassen (…) Wer
möchte schon gestrig sein oder zu spät kommen?»[3] In Kiel hat sich vor
drei Jahren eine erste Selbsthilfegruppe für chronisch schmerzkranke

1 vgl: Kurt Langbein: Riskante Röhren. In: *Die Woche*, 22.4.93
2 a.a.O.
3 Volker Schumpelick: Laparoskopische Chirurgie – nihil nimis! Unveröffentlichtes Rundschreiben vom 10.8.1993

Frauen nach Bauchspiegelungen (Laparoskopien) gebildet. Über 70 Betroffene meldeten sich inzwischen bei der Gruppe. Verletzungen von Darm und Blutgefäßen bei einer laparoskopischen Operation oder Untersuchung waren für viele von ihnen der Beginn eines jahrzehntelangen Leidensweges mit zahlreichen Nachoperationen, chronischen Entzündungen und ständigen Schmerzen. (Anschrift der Selbsthilfegruppe siehe Adressenteil, Seite 245). Doch die Anwendung der High-Tech-Methode steht oft in keinem Verhältnis zum Anlaß. Dies zeigt eine Untersuchung der Universität Greifswald, die die *Ärzte-Zeitung* vorstellte[1].

Man hatte die Diagnosen von 312 Patientinnen, die in Greifswald wegen «unklarer Unterbauchbeschwerden» laparoskopisch untersucht worden waren, gesichtet. Bei rund 40 Prozent der Frauen fand sich kein auffälliger Befund. «Vor Anwendung der diagnostischen Laparoskopie zur Abklärung von unklaren Unterbauchbeschwerden sollten weniger aufwendige Diagnoseverfahren (...) stärker als bisher genutzt werden», folgern die Untersucher.

Es ist das alte Lied. Einmal mehr müssen Patientinnen auf der Hut sein, um nicht Opfer eines neuen, medizinisch-technischen Machbarkeitswahns zu werden. Die laparoskopische Operation und Untersuchung bietet im Einzelfall große Vorteile, aber die Frage nach der Notwendigkeit des Eingriffes stellt sich nicht anders als zuvor. Die sanfte Chirurgie senkt die Hemmschwelle für Operationen, doch sie ist im derzeitigen Stadium der Entwicklung und in der Hand ungeübter Operateure riskanter als konventionelle Operationsmethoden. Zur Klärung der Frage, ob oder warum Myome entfernt werden müssen, tragen die neuen Techniken nichts bei.

Gerade für Frauen können die Versprechungen, nach wenigen Tagen schon wieder fit und funktionsfähig zu sein, zur Falle werden, wenn ihre Unterleibsbeschwerden ihnen eigentlich signalisieren, daß sie nicht immer nur funktionieren können.

1 Die Laparoskopie ergibt häufig unauffällige Genitalbefunde. In: *Ärzte-Zeitung*, 21./22. Mai 93

Unerforschte Gebiete

«Es ist auch eine glatte Lüge, daß durch diese Operation das Geschlechtsleben (Orgasmus) beeinträchtigt würde. Ich weiß das aus eigener Erfahrung, wie auch einiger Bekannten», schrieb uns eine Zuschauerin nach Ausstrahlung unserer Fernsehdokumentation. Unter den vielen Zuschriften und Anfragen, die unsere Veröffentlichungen zum Thema Hysterektomie auslösten, war auch ein Teil sehr kritischer, zum Teil erboster Briefe von Frauen, die selbst eine Gebärmutterentfernung durchgemacht hatten.

Sie fühlten sich mit ihrer Entscheidung für diesen Eingriff und mit ihren positiven Erfahrungen nicht ernst genommen. Eine von ihnen haben wir gebeten, ihre Erfahrungen für dieses Buch aufzuschreiben (siehe Seite 59 f). Ihr Bericht zeigt ebenso wie all die anderen Aussagen von Frauen, die in diesem Buch dokumentiert sind: Es gibt nicht nur einen Leisten, über den sich die unterschiedlichen Erfahrungen von Frauen nach einer Hysterektomie schlagen lassen.

Diejenigen, die die Gebärmutterentfernung noch immer als ‹Routineeingriff› an Frauen in der Lebensmitte propagieren und praktizieren, haben sich um eine wissenschaftliche Aufarbeitung der Folgen bislang kaum bemüht. Die wenigen veröffentlichten Untersuchungen beschränken sich darauf, medizinische Komplikationen wie Verletzungen von Darm und Harnblase, Fisteln, Gerinnungs- oder Wundheilungsstörungen aufzuzählen. Viele andere mögliche Folgen und «Nachwehen» der Operation, die in diesem Buch beschrieben werden, haben die Wissenschaftler bislang noch nicht einmal bemerkt, weil ihre ‹Untersuchungsobjekte› meist kurz nach dem Eingriff aus ihrem Blickfeld verschwinden.

Besonders brisant und besonders unerforscht bleibt dabei das Thema Sexualität. Zum Thema «Sexualität nach Hysterektomie» liegen nur wenige Untersuchungen vor, und diese kommen zu sehr unterschiedlichen Ergebnissen. Solange es, wie die Ärztin Dr. Ingrid Olbricht feststellt, keine Forschung und keine fundierte Theorie über die weibliche Sexualität und über die Bedeutung der Gebärmutter für die Psyche einer Frau gibt (siehe Seite 83 ff), gibt es kaum Erklärungsmodelle für die ganz unterschiedlichen Erfahrungen, die Frauen nach einer Hysterektomie mit ihrer Sexualität machen.

Bis auf weiteres stehen Frauen vor der Entscheidung für oder gegen eine Gebärmutterentfernung, mit der Einschätzung der Risiken und Konsequenzen für ihr ganz persönliches Leben, also ziemlich allein da. Ein Erfahrungsaustausch unter Frauen über dieses Thema fand, wenn überhaupt, bislang weitgehend unter Ausschluß der Öffentlichkeit statt. Eine Forschung, die sich an den Bedürfnissen und Erfahrungen der Patientinnen orientiert, ist dringend notwendig, wenn Frauen die Möglichkeit gegeben werden soll, dem Gesundheitssystem als kritische Kundinnen gegenüberzustehen, sich über Operationen und Behandlungsalternativen zu informieren und schließlich selbst zu entscheiden. In anderen Bereichen der Frauenheilkunde, ganz besonders in der Geburtshilfe, ist dies längst durchgesetzt. Das Tabu, das über dem Thema Gebärmutterentfernung lastet, hat die Gynäkologen in diesem Bereich bislang ungestört operieren lassen.

Frauen, Alltag, Operationen
Erfahrungen
einer Frauenärztin

von Dr. Barbara Ehret-Wagener

Die Frauenärztin Dr. Barbara Ehret-Wagener hat ihre Erfahrungen als Operateurin während ihrer Ausbildungszeit gesammelt. Doch erst nach der Anerkennung als Fachärztin wurde sie mit der Realität der Frauen konfrontiert, denen dieser Eingriff nicht geholfen hatte. In der gynäkologischen Abteilung einer Rehabilitationsklinik, deren Leitung Dr. Ehret-Wagener übernahm, lernte sie das Leid von Frauen kennen, denen als Ausweg aus ihren Lebenskonflikten immer wieder nur Operationen angeboten worden waren.

Wie kein anderer Zweig der Medizin hat die moderne Frauenheilkunde das Leben der Frauen in der westlichen Welt verändert.

Ohne Zweifel hat sie zur Würde der Frau beigetragen: Die Emanzipation breiter Frauenschichten wurde erst möglich durch das gesicherte Überleben von Mutter und Kind während der Geburt und im Wochenbett. Von den Zwängen ungewollter Schwangerschaften befreite die hormonale Empfängnisverhütung und erwies sich als Voraussetzung für den Kampf um die Gleichstellung der Geschlechter. Die Fruchtbarkeitsmedizin ermöglicht Frauen ein Kind, die früher keine Chance gehabt hätten, schwanger zu werden.

In den Wechseljahren wird die Lebensqualität der Frau entscheidend geprägt durch den Erfolg der Früherkennungsuntersuchungen und die Möglichkeit des Hormonersatzes.

Auch die gynäkologischen Operationen haben einen hohen Standard und können, insbesondere bei Krebserkrankungen, lebensrettend sein.

Doch das alles hat auch seine Schattenseite. Beängstigend deutlich wird in der Frauenheilkunde die Schizophrenie unserer Gesellschaft, in der trotz aller Lippenbekenntnisse noch immer die männliche Hälfte der Menschheit die weibliche Hälfte dominiert. In den oberen Stockwerken der Gynäkologie beschließt ein Heer von männlichen Professoren, Hormonforschern und Reproduktionsmedizinern, was gut ist für die Frauen und für deren Organe, die ihnen in ihrem Wesen zutiefst fremd sein müssen.

Sie geben sich alle Mühe, womöglich alle Frauen für sich zu rekrutieren. Ihr Einflußbereich reicht von der Wiege bis zur Bahre, von der Kinder- und Teenager-Gynäkologie bis zur Postmenopausensprechstunde mit dem Ansinnen, die letzte Östrogenpalette mit ins Grab zu verordnen. So werden die Frauen mit Hilfe ausgefeilter Methoden beherrscht, durch die sie wieder eingefangen werden, bevor sie sich befreien konnten.

Doch sind Frauen wirklich nur Opfer dieser Entwicklungen? Könnten sie nicht mehr dazu tun, ihr Recht auf Selbstbestimmung zu realisieren? Viele fühlen zwar, daß sie ein Anrecht und die Fähigkeit haben, ihr Leben nach dem Prinzip von Versuch und Irrtum zu ordnen. Dazu gehört auch die Eigenregie über ihre biologischen Vorgänge. Doch allzu oft bleiben auch sie erstarrt im Vertrauen in den medizinischen Fortschritt, kritiklos bereit, alle Operationen und Verordnungen über sich ergehen zu lassen, und werden so Opfer und Mittäterinnen zugleich.

Entwicklungen in meiner Ausbildung als Frauenärztin

Im Nachdenken über meine eigene berufliche Entwicklung ist mir klargeworden, wie sehr Frauen, die sich das Ziel der Facharztanerkennung gesetzt haben, Solidarität mit der offiziellen Frauenheilkunde üben müssen, um eine Chance zu haben, die Ausbildungszeit zu überstehen.

Eine meiner ersten Erinnerungen in Sachen Frauenfeindlichkeit während meines Studiums prägte der Physiologieprofessor, der während einer Vorlesung sagte: «Meine Damen, denken Sie daran: Sie sind jetzt im gebärfähigen Alter. Wenn Sie das Studium beendet haben, werden Sie alte Erstgebärende sein. Sie leben gegen ihre natürliche Bestimmung, so wie es Nonnen und verknöcherte Lehrerinnen tun.»

Aber auch die Worte eines alten Anatomieprofessors sind mir unvergeßlich. Er erklärte uns die schwierigen anatomischen Verhältnisse der Unterleibsorgane, indem er sich mit ausgestreckten Armen, zwei Bällen in der Hand und einem Tuch über dem Kopf auf einen Schemel stellte mit der Bemerkung: «Ich bin die Gebärmutter.» Er sagte am Ende der Vorlesung: «Und kommen Sie später nicht auf die Idee, gesunde Gebärmütter zu entfernen, die den Kollegen in der Pathologie soviel unnötige Arbeit machen. Vergessen Sie nicht, die Gebärmutter gehört ebenso ins kleine Becken der Frau, wie ich in den Anatomiesaal gehöre.» Dabei machte er eine weit ausladende Bewegung, die den trichterförmigen, mit Studenten vollbesetzten Hörsaal umfaßte.

Meiner Entscheidung, Frauenärztin zu werden, lag ein vages Bedürfnis, kranken Frauen zu helfen und eine konkrete Freude an geburtshilflicher und operativer Tätigkeit zugrunde. Während des Medizinstudiums hatte sich in meiner Phantasie irgendwie das Bild des schwachen, hilfsbedürftigen Weibes eingeprägt.

Meine Ausbildungszeit zur Fachärztin für Frauenheilkunde verfestigte zunächst den Eindruck der kränkelnden, klagenden, leidenden Frau, die zu gynäkologischen Eingriffen eingewiesen, untersucht und ins Bett gepackt wurde.

Der Dienstleistungsbetrieb Krankenhaus funktionierte reibungslos und entfernte schnell und sauber jede Gebärmutter, die als entfernungsbedürftig eingestuft worden war. Wir Ausbildungsassistenten waren zufrieden, denn wir profitierten in zweifacher Hinsicht: Zum einen durften wir unter dem wachsamen Auge des Chefs oder der Oberärztin der wohl angesehensten Tätigkeit in der Medizin nachgehen. Zum anderen füllte sich durch jede Unterleibsoperation der Operationskatalog, der für die Facharztanerkennung erforderlich war. Um dies zu erreichen, wurde auch schon einmal eine Patientin, die nur zur Ausschabung oder zur Sterilisation gekommen war, zur Hysterektomie überredet.

Nicht die Spur eines Zweifels trübte unseren Operationseifer. Erst am Ende der Ausbildungszeit erwachte der eine oder die andere aus dem Dornröschenschlaf. Bei mir machte sich allmählich eine ganz ungewohnte Operationsunlust bemerkbar. Ein wenig langweilig wurde es, immer das gleiche Organ mit immer den gleichen Handgriffen zu entfernen. Und dann kam der Tag, an dem mich eine Frau, der ich gerade die Vorteile der Hysterektomie schilderte, fragte: «Sagen Sie, Frau Doktor, Ihre eigene Gebärmutter, würden Sie die einfach entfernen lassen?»

Von diesem Tag an wurde ich wirklich nachdenklich. Und ich begann zu überlegen, warum eine ganze Fachschaft es auf die Unterleibsorgane der Frau abgesehen hatte.

Glücklicherweise fiel das Ende meiner Facharztausbildung mit dem Erwachen aus dem Dornröschenschlaf zusammen. Wäre ich einige Jahre früher «erwacht», wäre es mir, wie so mancher meiner Kolleginnen, unmöglich gewesen, die Ausbildung zu beenden.

Das böse Erwachen

Da ich die operierten Patientinnen nach der Entlassung aus dem Krankenhaus bisher nie wiedergesehen hatte, hatte ich mir keine Gedanken über ihren Zustand danach gemacht. Ich war, wie die meisten meiner Kollegen und Kolleginnen, der Meinung, daß die Gebärmutterentfernung im großen und ganzen dem Wohle der Frau diente, auch wenn sie medizinisch nicht immer erforderlich war.

Als ich in der Rehabilitation dann die enttäuschten und an Leib und Seele niedergedrückten Frauen zu Gesicht bekam, die die Hysterektomie zum Teil schon viele Monate hinter sich hatten, war ich sehr betroffen. Da war selten etwas zu spüren von Zufriedenheit darüber, dieses blutende Organ endlich los zu sein und sich nun nicht mehr um Empfängnisverhütung und Gebärmutterkrebs kümmern zu müssen. Auch die so oft beschworene befreite Sexualität wollte sich bei diesen Frauen nicht einstellen. Im Gegenteil, viele von ihnen hatten seit Monaten keinen Geschlechtsverkehr mehr gehabt.

Geklagt wurde über eine Vielzahl von Beschwerden, die nach der Operation aufgetreten waren. Damit hatten die Frauen nicht gerechnet. Sie zeigten sich enttäuscht, daß die erwartete Besserung ihres gesundheitlichen Zustandes nicht eingetreten war. Sie waren verunsichert, weil sie die neuen Beschwerden nicht einordnen konnten und nicht darauf vorbereitet waren. In der Klinik hatten wir in der Überzeugung operiert, daß durch Hysterektomie und Beckenbodenplastik wenigstens die Harninkontinenz verschwinden würde. Auch dies erwies sich in vielen Fällen als Irrtum. Und oft kamen sehr unangenehme Reizzustände der Blase neu hinzu.

Viele Frauen waren so gut wie gar nicht informiert über ihre Unterleibsoperation. Sie wußten nicht einmal, unter welcher Diagnose welche Unterleibsorgane entfernt und welche belassen worden waren. Totaloperation war das Schlagwort für alles, was sich «da unten» abspielte.

Beschämt erinnerte ich mich an unsere sogenannten Aufklärungsgespräche, die zumeist am Abend vor der Operation stattfanden. Zu einem Zeitpunkt also, an dem die ängstliche Aufmerksamkeit der Frauen auf die Operation des folgenden Tages konzentriert war. In diesem Zustand unterschrieben sie alles. Mir wurde auch klar, daß die

Aufklärung eher dazu diente, die Klinik juristisch zu entlasten, denn zuverlässige, patientinnengerechte Informationen zu geben. Nur Frauen, die es nach der Operation noch wagten, Fragen zu stellen, erhielten Auskunft. Wir verließen uns eben auf den weiterbehandelnden Gynäkologen. Das bedeutete, wir ließen die Frauen in ihrer Ungewißheit und Uninformiertheit allein.

Im Krankenhaus hatten wir uns auch nie Gedanken über die Motive gemacht, die die Frauen an eine Hysterektomie denken ließen. Es war uns nicht klar gewesen, welche Wirkung nebenbei hingeworfene Ausdrücke der Kollegen hatten, die von «schweren Verknorpelungen», «Verwucherungen», «Verwachsungen», ja von «Zersetzungen» ihres Unterleibes sprachen. «Morsch» sei die Gebärmutter gewesen, «total verkrebst», «kurz vor dem Platzen». Eine Gebärmutter, die nichts mehr wert ist, bedeutet Wertverlust auch für die Trägerin. Aus dem Gefühl der Kränkung, der Entwertung heraus ließen sie sich operieren, nur um sich danach noch wertloser zu fühlen.

In den Kliniken, in denen ich ausgebildet wurde, hatten wir uns bemüht, Vielfachoperationen zu vermeiden. Um so erstaunter war ich, als wir in der Rehabilitationsklinik Frauen aufnahmen, die fünf-, zehn-, bis zu zwanzigmal unterleibsoperiert waren und innerlich längst auf die nächste Operation zusteuerten, denn die Schmerzen hatten mit jeder Operation zugenommen.

Bei der Beschäftigung mit diesen vieloperierten Patientinnen fiel auf, daß sie äußerst problematische Vorgeschichten hatten: sexuelle Traumatisierung als Kind, Alkoholmißbrauch des Vaters, Schläge und Demütigungen durch den Ehemann. Ein Großteil dieser Frauen war ständig überbelastet in ihrer Doppelfunktion in Haushalt und Beruf und nutzte die Ruhe im Krankenhaus als trügerische Ferien vom Ich.

So war es auch nur folgerichtig, daß viele unserer Patientinnen bereits vor dem 30. Lebensjahr hysterektomiert waren. Typisch für diese Frauen ist der Beginn einer Art Operationskarriere in sehr jungen Jahren. Fast jährlich werden irgendwelche gynäkologischen Eingriffe durchgeführt. Am Ende fehlten nicht nur die Gebärmutter, sondern fehlen auch beide Eierstöcke. Verfolgte man solche Krankengeschichten unter Zuhilfenahme der Krankenhausberichte und der feingeweblichen Befunde, fanden sich selten operationsbedürftige krankhafte Veränderungen. In diesen Fällen waren es körperliche Symptome, hervorgerufen durch langanhaltenden seelischen Druck, die die Unterleibs-operationen nach sich zogen.

In der Reihe unserer Patientinnen stehen auch hochgebildete, eman-zipierte Frauen, denen erst nach der Operation bewußt wurde, was mit ihnen geschah. Bei ihnen erleben wir oft eine Art Scham darüber, daß sie nicht mehr kritischen Widerstand leisteten gegenüber dem Opera-tionsansinnen. Sie haben plötzlich das Gefühl, leichtsinnig ein wesent-liches Organ «geopfert» zu haben, nur weil sie meinten, es nicht mehr zu brauchen.

Die Gebärmutter –
ein kraftvolles Organ

Eine fast 60jährige Patientin sagte mir einmal nach einer eigentlich recht gut überstandenen Operation: «Ich habe das Gefühl, als habe ich ein Schatzkästlein verloren.» Ähnliche Vergleiche anderer Frauen, die ihre Gebärmutter liebevoll als «kleiner Schrein» oder «Goldstück» oder «mein Sönnchen» oder «mein kleines Öfchen» bezeichnen, ma-chen deutlich, wie persönlich die Beziehung der Frau zu diesem Organ ist. (Ich habe noch nie gehört, daß ein Blinddarm oder eine Gallenblase mit ähnlichen Namen belegt wurde.) In der Medizin wird mit diesem Organ oft nicht so fürsorglich umgegangen: «Wozu brauchen Sie das Ding denn noch? Kinder wollen Sie doch nicht mehr, und Krebs kön-nen Sie dann auch nicht mehr bekommen», oder: «Sie fühlen sich wie neugeboren danach – und ihr Mann wird auch froh sein, wenn er sich nicht mehr um die Verhütung kümmern muß.» Eine aufs äußerste ge-kränkte Frau berichtete, ihr Gynäkologe habe gesagt, ein kaputtes Auto, das nicht mehr gebraucht wird, komme auch auf den Schrott-platz.

Welche Bedeutung hat die Gebärmutter denn nun eigentlich für die Frau? Ist sie wirklich nach Abschluß der Familienplanung nur noch ein überflüssiges, lästig blutendes Organ, das wie ein ausgedienter Blu-mentopf, der ein paar Sprünge hat, entsorgt werden sollte? Ist sie tat-sächlich, immer abgesehen von ihrer Funktion als Reproduktionsorgan, eine Art Unheilbringer, dessen man sich entledigen sollte? Oder hat die Frau recht, die sagt: «Meine Gebärmutter gehört zu mir. Und so, wie ich die Wiege meiner Kinder nicht einfach auf den Müll werfe, sondern sie für meine Enkel aufbewahre, auch wenn ich nicht genau weiß, ob sie sie gebrauchen werden, so bewahre und schütze ich mir meine Gebärmutter.»

Tatsache ist, daß die Gebärmutter im Zentrum eines Organsystems liegt, das die Frau vom Mann unterscheidet. Sie ist aufgrund ihrer kraftvollen Potenz ein von den Männern vielbeneidetes Organ. Diese Potenz ist dauerhafter Bestandteil der Gebärmutter, auch wenn sie nicht oder nicht mehr zur Entfaltung kommt. Ebenso ist die Gebärmutter ein Sexualorgan, das auslösender und zugleich empfangender Bestandteil weiblicher Sexualität ist. Als die Weiblichkeit von Jugend auf rhythmisch prägendes Organ, steht sie über das neurohormonale System in engem Verbund mit der weiblichen Psyche.

Dem Herzen als zentraler Kreislaufmuskel wird ganz selbstverständlich ein fast autonomes Seelenleben attestiert. Es singt und lacht, ist traurig und hat Heimweh, und es schmerzt. Jedes Kind weiß, daß ein Herzinfarkt Ausdruck von Streß ist, daß Freude zu Herzklopfen führt und daß das Herz sogar versagen kann, wenn die Not unerträglich wird.

Auch die Gebärmutter ist ein kompliziert aufgebautes Hohlmuskelorgan, das in besonderen Situationen als wesentliches Ausdrucksorgan dient. Auch sie kann lachen und weinen, kann auf Streß reagieren, langfristig trauern oder einfach auch nur Zufriedenheit signalisieren. Ihre Ausdrucksmittel sind jede Form von Blutungen, mit denen sie meisterliche Regulationsarbeit leistet, von der kleinen Schmierblutung bis hin zum Donnerwetter einer Sturzblutung, von der Dauerblutung, die wie ein Nieselregen ist, bis zum Einsparen der Blutung, wenn Sparmaßnahmen des Organismus angesagt sind.

Auch Schmerzen in vielfacher Ausprägung gehören zum Repertoire der Unterleibsorgane: Krämpfe, die sich in alle Himmelsrichtungen ausbreiten, Ziehen, Drücken, Stechen. Schmerzen, die am Tag oder in der Nacht auftreten, beim Verkehr oder danach, während der Arbeit oder an den Wochenenden.

Wenn man berücksichtigt, daß die Gebärmutter eine funktionelle Einheit mit der Scheide und dem äußeren Genitale bildet, gehören auch der Ausfluß in jedweder Form, Farbe und Menge zu ihrer Sprache. Auch den Juckreiz, der allzuoft fälschlicherweise einer immer wiederkehrenden Pilzinfektion zugeschrieben wird, ist häufig nichts anderes als ein Unzufriedensein der Genitalorgane.

Und so kommt es, daß Frauen, die in Bedrängnis kommen, unbewußt ihre Gebärmutter zur Hilfe nehmen, um sich auszudrücken.

Eine Patientin begann unaufhörlich zu bluten, als ihr Mann eine Freundin hatte. Sie erfuhr erst viel später von dem Verhältnis.

Eine andere hatte prompt immer dann Zwischenblutungen, wenn sie zur Scheidungsverhandlung mußte.

Blutungen können auch ein Schutz sein vor nicht gewünschtem Geschlechtsverkehr, ein Ausdruck der Angst vor Schwangerschaft und ein Zeichen der Freude bei Rückkehr eines Vermißten.

Bei sehr gestreßten Frauen dienen Blutungen auch als Druckentlastung, so daß andere Organe in Ruhe gelassen werden.

Die Gebärmutter kann auch an Mutter Statt furchtbar ärgerlich reagieren, sich aufblähen, Wasser einlagern, sogar Knoten bilden, wenn die Kinder, auch die schon erwachsenen Kinder, sich der Mutter gegenüber respekt- und rücksichtslos verhalten und sie selbst nicht wagt, sich zu wehren.

Im Grunde haben die Frauen wohl ein tiefes Wissen um den Wert ihrer Gebärmutter. Dieses Wissen ist nur scheinbar verlorengegangen in einer Kultur, in der die Gebärmutter im wesentlichen als manipulierbares Reproduktionsorgan in Ansehen steht. Erst nach der Hysterektomie merken viele Frauen, daß sie etwas Wesentliches verloren haben.

Das Frausein ist im Chromosomensatz einer jeden einzelnen Zelle verankert. Der zentrale Hormonhaushalt bleibt regulativ tätig, auch wenn die Eierstöcke nicht mehr vorhanden sind. Dennoch hat die Hysterektomie tiefgreifende Folgen für das seelische und körperliche Gleichgewicht einer Frau.

Wenn ihr durch den Verlust der Gebärmutter eine wesentliche Ausdrucksmöglichkeit verlorengeht, wird sie dann besonders betroffen sein, wenn sie gewohnt war, unbewußt mit ihrer Gebärmutter zu reagieren. Diejenigen unter unseren Patientinnen, aus deren Lebensgeschichte hervorgeht, daß ihre Unterleibsbeschwerden im Zusammenhang mit schweren Lebenskonflikten auftraten, «verkrafteten» die Operation sehr viel schlechter als Frauen, die eine tatsächlich operationsbedürftige Erkrankung der Gebärmutter hatten.

Die Frage ist, wie reagiert die Frau, nachdem die Gebärmutter nicht mehr zur Verfügung steht, um in verhältnismäßig harmloser Weise als Blitzableiter für Konflikte zu dienen? Natürlich werden durch die Hysterektomie die Konflikt- und Stresssituationen nicht gelöst. Andererseits bleibt auch die Fähigkeit der Frauen erhalten mit den verbliebenen Unterleibsorganen zu reagieren. Und genau dies passiert in vielen Fällen.

Nun sind es nicht mehr die Blutungen, sondern vielleicht Blasenbeschwerden oder Kreuzschmerzen, die der Frau zusetzen. Es sind keine schweren Regelschmerzen mehr, sondern Schmerzen beim Verkehr. Wo vorher oft nur gelegentliche Lustlosigkeit da war, kann es zur absoluten Verweigerung kommen. Kaum stillbarer Juckreiz ist eines der Symptome, die gelegentlich nach der Hysterektomie auftreten. Auch Symptomverschiebungen in andere Organe sind zu beobachten. Eine Patientin erzählte uns, sie habe schon auf dem Operationstisch, kaum aus der Narkose erwacht, heftige Magenschmerzen verspürt, die sie von Stund an nicht mehr verlassen hatten. Depressionen und traurige Verstimmtheiten, auch dies ist in vielen Fällen als eine Art Symptomverschiebung zu verstehen: in bestimmten Situationen ist die Gebärmutter ebenso wie die Tränendrüsen ein Organ zum Weinen. Weinen erleichtert. Wer nicht mehr weinen kann, leidet an Depressionen. Käme einer auf die Idee, die Tränendrüsen zu entfernen?

Im folgenden einige typische Beispiele von Patientinnen, die ich oft erst kennenlernte, nachdem sie einen langen Leidensweg hinter sich hatten:
● Wegen langanhaltender Regelblutungen sucht *Anna* den Gynäkologen auf. Dieser stellt als mögliche Ursache kleine Myome fest. Anna läßt sich hysterektomieren. Anna hat übersehen, daß die zehntägigen Blutungen für sie eine Art sexuelle Schonzeit bedeuteten, die sie bei Bedarf noch etwas ausdehnen konnte. Durch die Blutungsfreiheit nach der Hysterektomie hat sie diese «Schonzeit» nicht mehr, das sexuelle Gleichgewicht des Paares gerät aus dem Lot.
Anna hat nun ständigen Juckreiz, der als Pilzinfektion behandelt

wird. Zum Verkehr hat sie keine Lust mehr. Ihr Ehemann sagt, sie sei ja nun keine richtige Frau mehr. Anna wird depressiv.

● *Beate*, eine 34jährige wissenschaftlich arbeitende Soziologin und aktive Femenistin, hat in der Endphase ihrer Ehe sehr starke und unregelmäßige Blutungen. Sie hat ein Kind, und es besteht eine geringgradige Senkung der Gebärmutter. Nach der Scheidung spricht sie mit ihrem Gynäkologen und stellt zur Diskussion, ob es nicht sinnvoller sei, dieses lästige und blutende Organ entfernen zu lassen. Der Gynäkologe rät ihr eher ab und weist darauf hin, daß sie diesen Entschluß einmal bedauern könnte, falls sie noch einmal schwanger werden wolle. Beate sagt, daß sie sich nicht abhängig machen wolle von ihrer Biologie und läßt sich operieren. Ein halbes Jahr nach der Hysterektomie wird Beate depressiv. Sie kann nicht mehr arbeiten und hat alle Lebenslust verloren.

In der Psychotherapie wird ihr klar, daß sie sich aus einer Trotzreaktion heraus operieren ließ, die sowohl ihrem Ex-Ehemann als auch dem Gynäkologen galt. Sie hat das Gefühl, daß sie sich selbst eines für sie wichtigen Entwicklungsschrittes in Richtung Weiblichkeit beraubt hat.

● Die 28jährige Clara wird nach insgesamt fünf Unterbauchoperationen und drei Bauchspiegelungen, in denen kleine Zysten und Verwachsungen entfernt wurden und eine Lagekorrektur der Gebärmutter stattfand, schließlich hysterektomiert. Clara hatte, seit sie denken kann, Unterleibsschmerzen, die nach ihrer frühen Eheschließung mit 17 Jahren und nach einer Fehlgeburt zunahmen. Die Hoffnung, nach der Hysterektomie die Schmerzen los zu sein, wird enttäuscht. Im Gegenteil. Clara wird depressiv und fängt an zu trinken.

Im Gespräch mit der Psychologin erzählt Clara, daß sie von ihrem Stiefvater über Jahre sexuell mißbraucht wurde. Seit dieser Zeit hat sie die Schmerzen.

Jetzt erst wird ihr klar, daß sie unbewußt dazu beigetragen hat, die mißbrauchten Unterleibsorgane loszuwerden.

● *Doris* ist eine 45jährige, hochdotierte Managerin. Sie ist unverheiratet und kinderlos. Wegen klimakterischer Blutungsstörungen erfolgt im Krankenhaus eine Ausschabung. Die ihr vom Chefarzt mit den Worten «Sie brauchen Ihre Gebärmutter ja nicht mehr» und «In 14 Tagen können Sie wieder Tennis spielen» angetragene Hysterektomie lehnt sie ab.

Während der Ausschabung wird die Gebärmutter durchstoßen. Nach Aufwachen aus der Narkose werden ihr die Gefahren einer möglichen Nachblutung oder Infektion geschildert. Entnervt stimmt sie der Hysterektomie zu. Zwei Tage danach erleidet Doris eine Lungenembolie. In der Folge leidet sie unter Schlaflosigkeit, Panikattacken, Kopfschmerzen und Sebstmordgedanken.

So unterschiedlich diese Frauenschicksale auch sein mögen, sie haben eines gemeinsam: Das körperlich-seelische Gleichgewicht der Patientinnen wurde durch die Operation nicht wiederhergestellt, sondern es geriet noch mehr aus den Fugen. Nur mit viel Verständnis, ärztlicher und psychologischer Hilfe, Kraft und Selbstdisziplin konnten sie die erlittenen Verletzungen und den überflüssigen Verlust eines gesunden Organes verarbeiten und körperlich und seelisch gesunden.

«Ich verlasse diese Klinik nur ohne meine Gebärmutter»

von Brigitte Biermann

Die Ost-Berliner Journalistin Brigitte Biermann hat ihre Erfahrungen mit der Gynäkologie als DDR-Bürgerin gemacht. Anders als viele andere Frauen, die in diesem Buch zu Wort kommen, hat sie die Entfernung der Gebärmutter gegen den Rat eines Arztes durchgesetzt – und ist damit zufrieden.

Meine Lage war unsäglich: Kopf und Rumpf horizontal auf dem Untersuchungsstuhl, Arme hilflos auf dem Bauch gefaltet, die gespreizten Beine in den Schalen hängend. Dazwischen troff es rot auf den antiseptischen Boden. Der Chefarzt des Krankenhauses stand kurz vor meiner wunden Scham, die Unterarme lässig auf meine Knie gestützt, die Hände in den blutigen Handschuhen fuchtelten ungeniert durch die Luft: «Nein, ich operiere Sie nicht. Das ist noch nicht nötig.»

Mich packten Wut und Panik. «Ich verlasse diese Klinik nur ohne meine Gebärmutter», zischte ich ihn an. «Und ich lasse mich nicht erpressen», sprach der Halbgott in Weiß und ließ von mir ab.

Immer waren es Frauen, die sofort Verständnis hatten für meine Situation. Wenn mich auch die Gynäkologin unserer Betriebspoliklinik mit der Idee einer Hysterektomie zunächst sehr erschreckt hat. Ich war 39 und nicht ganz sicher, ob ich nicht doch noch ein zweites Kind wollte. Myome sind schließlich nicht bösartig. Ich wechselte die Ärztin eigentlich nur, um eine andere Meinung einzuholen. Frau Dr. B. versuchte es noch mal mit der mir seit langem verleideten Pille, um die Blutungsstärke zu reduzieren, gab, als das nicht half, blutstillende Spritzen. Viel mehr Möglichkeiten, Myome zu behandeln, blieben Ärzten in der DDR nicht.

Ich habe dieses Blut gehaßt, seit ich es an einem Nachmittag in meinem 12. Lebensjahr völlig unvorbereitet in meinem Slip fand. Vielleicht sperrte sich mein Bauch auch so, weil mein Kopf das Unweigerliche nicht akzeptieren wollte. Aber das ist mir sehr viel später klargeworden. Die eigentlich so weise Wunde Menstruation belästigte mich nie kürzer als fünf Tage und artete nach der Geburt meines Sohnes zu einem Horrortrip von jeweils fast zwei Wochen aus. Wegen einer Allergie gegen schmerzstillende Medikamente erlebte ich die Messer im Bauch pur, und die legten meine schwindende Energie tagelang völlig lahm. So wie sich die Myome in der Muskulatur meiner Gebärmutter breitmachten, nahmen Dauer und Heftigkeit der Blutungen kontinuierlich zu. Die Vorbereitungen zur Nacht glichen Christos Verpackungskünsten: eine Riesenbabywindel, darauf drei ziegelartig geschichtete Binden, darauf zwei Lagen Watte, Slip und Miederhöschen zum Festklemmen. Große Freude kam auf, war nach sechs Stunden Schlaf das Laken noch unbefleckt. Die Handtaschen, die ich tagsüber mit mir führte, die Koffer, mit denen ich meine häufigen Dienstreisen ins östliche Ausland antrat, mußten groß genug sein, um genügend Verpackung zu fassen. Spätestens alle zwei Stunden suchte ich hektisch eine Toilette auf.

Mir wird noch heute heiß, denke ich an jene Reise durch Polen, als «es» mich wieder mal überrascht hatte, viel zu früh. Mit Panik im Blick flehte ich die mich begleitenden Männer, Fotograf und Kraftfahrer, an, nach Apotheken und diesen Kiosken Ausschau zu halten, die «wata» führten. Eine mitleidige Apothekerin hatte Erbarmen und verkaufte mir von ihrem knappen Kontingent ein Päckchen «o.b.» – ein Witz für mich, aber das konnte ich sie nicht wissen lassen. In jeder Stadt die gleiche panische Suche, in jedem Hotel die gleiche Wäsche von Jeans und Slips, und meist habe ich Letztere dann doch weggeworfen.

Im Mai 1986 schlug Frau Dr. B. eine Kürettage vor, bevor sie sich zum letzten, endgültigen Eingriff entschloß. Artig und hoffnungslos legte ich mich ins Krankenhaus, um schon beim nächsten Zyklus das alte Lied zu singen. Der Eingriff war sinnlos gewesen.

Ich hatte endgültig genug. Genug von der Schweinerei, genug von den Schmerzen, genug von der Schwäche und der ewigen Müdigkeit. Ich war 42 und wollte wieder jung und dynamisch sein, im Job noch mal richtig loslegen. Frau Dr. B. und ich waren uns einig: Die Gebärmutter ist nichts weiter als ein Fruchtträger, und mehr als die eine wohlgeratene Frucht wollte ich nun mit Sicherheit nicht mehr darin hüten. Es war wie mit Zahnschmerzen: Man hat zwar irre Angst vorm Zahnarzt, aber nach drei schlaflosen Nächten mit rasenden Schmerzen sehnt man sich regelrecht nach der erlösenden Zange. Nach einem total verdorbenen, weil blutigen Urlaub schrieb mir Frau Dr. B. die Überweisung für das St.-Joseph-Krankenhaus, die beste Frauenklinik, die es für Normalsterbliche in Ostberlin gab.

Die Aufnahmeärztin hatte keine Mühe mit mir: Ihr Urteil, sofort operieren, nahm ich mit müder Freude auf, war ohne Umschweife bereit, am nächsten Tag einzurücken. Sie und ihre Kollegin waren es auch, die beim Chef mein Interesse vertreten haben.

Es mag abartig klingen, aber in jener Zeit liebte ich Narkosen. Ein

Nadelstich, ein Atemzug und dann dieses Fallenlassen ins Bodenlose, wo mich niemand mehr erreichen kann. Wunderbar! Seit meinem 16. Lebensjahr habe ich gearbeitet, später nebenbei studiert, erst vier Jahre an einer Fachschule, dann fünf Jahre an einer Universität, habe geheiratet, einen Sohn bekommen, Haus und Garten so gut es ging gepflegt – ich sehnte mich so sehr nach Ruhe! Und die genoß ich jetzt.

Das St.-Joseph-Krankenhaus vom Orden der Grauen Schwestern von der heiligen Elisabeth liegt mitten in Ostberlin. Der rote Klinkerbau aus dem Jahr 1893 ist unkomfortabel, eng und düster. Zwei- und Vierbettzimmer mit Waschbecken, ein Bad auf jedem Gang. Aber hervorragende Ärzte und die menschliche Wärme, die Patientinnen gleich welchen Glaubens entgegenschlug, entschädigten für alles. Viele Genossinnen aus dem nahen Zentralkomitee der SED zogen das katholische Haus städtischen Krankenhäusern vor. Vielleicht fanden sie Ruhe bei den abendlichen Gebeten, vielleicht gab das Kreuz überm Bett auch ihnen Zuversicht.

Einen Tag und eine Nacht nach der Operation erwachte ich ohne Schmerzen. Irgendwann in der Dunkelheit hatte mich die weiche Hand eines Arztes gestreichelt und mir eine Spritze gegeben. «Hier muß niemand leiden», hatte ich ihn sagen hören, bevor ich wieder versunken war. Ich hatte wohl gestöhnt.

Von da an gings's aufwärts, Schritt für Schritt. Mein Mann kam fast täglich und brachte immer eine Überraschung mit. Wir freuten uns auf mein neues Leben, auf unsere neue Zweisamkeit.

Erst durch eine Bettnachbarin mit gleichem Schicksal wurde ich auf ein Problem gestoßen, das mir nie zuvor in den Sinn gekommen war. Sie fühlte sich amputiert, wörtlich sagte sie: «Verstümmelt». Das heißt, bei Lichte gesehen, meinte ihr Mann, sie müsse sich nun verstümmelt fühlen. «Wie 'ne ausgenommene Weihnachtsgans», klagte sie immer wieder. Ich war fassungslos – weder meinem Mann noch meinen Kolleginnen und Freundinnen und deren Partnern ist je so eine Idee gekommen. Wir haben lange in unseren Betten darüber geredet. «Wollten Sie noch Kinder?» habe ich sie gefragt. «Aber nein.» «Wo kriegen Sie einen Orgasmus, doch in Klitoris und Scheide, oder?» «Ja, ja», hat sie gesagt. «Wüßte Ihr Mann nichts von dieser Operation, würde er gar nicht draufkommen, daß was fehlt», hab ich gesagt, «wetten?» Sie hat nicht mit mir gewettet, und wir haben uns nie mehr getroffen.

Ein Vierteljahr später ging ich wieder in meine Redaktion. Noch ein bißchen schwach, aber voll Optimismus. Und bald schon begann ich zu genießen: meinen flachen Bauch, der sich nicht mehr aufbläht und in dem keine Messer mehr herumfuhrwerken; mein Geschlecht, aus dem nun nicht mehr zu unsäglichen Zeiten erschreckend viel Blut herausfließt; meine Lust, die ich erleben kann, wann immer ich das will, ohne diese ästhetische Sperre; Schwimmen, Radfahren, Laufen, endlich ohne Behinderung; Kraft und Energie ungebremst. Die Jahre ohne Tage haben für mich eine völlig neue Qualität, über die ich mich freue, wann immer ich sie mir ins Bewußtsein rufe. Ansonsten denke ich nicht mehr daran. Sehe ich, daß eine sich mit Schmerz im Blick den Bauch hält oder mit diskret geschlossener Hand zur Toilette strebt, dann fällt mir ein, wie sehr ich jahrelang gelitten habe. Und wie gut es mir jetzt geht.

Übrigens, das Fehlen dieses Klumpen Fleisches hat das sexuelle Vergnügen meines Mannes und – ich bin seit längerem geschieden – meines Freundes in keiner Weise beeinträchtigt. Zumal ja nichts offensichtlich ist, die Operation ist vaginal ausgeführt worden. Bekundete einer allen Ernstes, etwas zu vermissen, würde ich ihn zum Teufel jagen. Ich werde nämlich das Gefühl nicht los, daß es Männer, die solches behaupten, nicht um sinnlichen Genuß beider Partner geht, sondern einzig und allein um die männliche Macht, eine Frau zu schwängern.

Quelle von tausend Übeln
Vorstellungen über Gebärmutter und Eierstöcke von der Antike bis heute

von Renate Ries

Die Gebärmutter als Wanderorgan, das ruhelos im Körper umherzieht, oder gar als Lebewesen, das gefüttert und beschwichtigt werden muß – uralte Vorstellungen über ein Organ, das die Phantasie der Menschen, besonders der Männer, schon immer besonders beschäftigt hat. Im «finsteren Zeitalter der Operationsfurore», dem späten 19. Jahrhundert, hielten die Ärzte Operationen an Gebärmutter und Eierstöcken sogar für eine geeignete Therapie der «weiblichen Hysterie».

Die Autorin dieses Beitrages, *Renate Ries*, ist Diplom-Biologin und seit 1988 Redakteurin der Zeitschrift *einblick* des Deutschen Krebsforschungszentrums.

An Weihnachten im Jahre 1809 ging es im Hause des Chirurgen Ephraim McDowell in Danville, Kentucky, gleich zweimal um Leben und Tod. Auf seinem Küchentisch operierte der Arzt eine Patientin, die ursprünglich geglaubt hatte, daß sie Zwillinge erwarte. Doch Jane Todd Crawford trug statt dessen eine fast sieben Kilo schwere Zyste am Eierstock. Zu dieser Zeit waren Eierstockzysten eine der schlimmsten Plagen der Frauen. Die Gewebsblasen konnten durch Flüssigkeitsansammlung zu monströsen Ausmaßen anschwellen und galten als nicht entfernbar. Die einzige Linderung bestand darin, durch die Bauchdecke immer wieder literweise Flüssigkeit abzusaugen. An diesem Tag aber schnitt McDowell mit einer Bauchoperation Zyste und Eierstock heraus und heilte damit Jane Todd Crawford. Vor dem Haus, in dem die Operation stattfand, hatte sich unterdessen eine Menschenmenge versammelt, bereit, McDowell zu hängen, weil sie glaubte, er werde die Patientin umbringen.

Mit dieser ersten erfolgreichen Eierstockentfernung begann die moderne gynäkologische Chirurgie. Bis dahin hatten die Ärzte sich lediglich mit wenig Erfolg in der Behandlung von Fisteln im Genitalbereich versucht und hin und wieder eine Amputation des Gebärmutterhalses vorgenommen. Nach der historischen Operation durch McDowell aber erlebte die chirurgische Behandlung von Frauenkrankheiten einen enormen Aufschwung. Im Jahre 1822 wurde in Konstanz eine erste Gebärmutterentfernung erfolgreich durchgeführt. Doch elf weitere Hysterektomien endeten tödlich. Erst in der zweiten Hälfte des 19. Jahrhunderts stiegen durch die Einführung von Narkosemitteln und neue Methoden der Krankenhaushygiene die Chancen für die betroffenen Frauen, Bauchoperationen zu überleben und geheilt zu werden. Doch nun begann eine Entwicklung, die den Zeitraum um die Jahrhundertwende zum «finsteren Zeitalter der Operationsfurore» machte.

Aus jener Zeit stammt die zynische Bezeichnung des Gynäkologen als «Damenschneider». Karikaturen zeigen den Frauenarzt mit dem Skalpell, umringt von leidgeprüften Damen, die ihm schmachtvolle

Blicke zuwerfen. Oder, mit triumphierendem Gesichtsausdruck über den Gynäkologenstuhl gebeugt, das «Ergebnis» seiner Operationskunst an einem Korkenzieher durch die Luft schwenkend. In diese Phase gehört auch ein besonders schwarzes Kapitel in der Geschichte der Frauenheilkunde: die Behandlung sogenannter hysterischer Frauen durch operative Eingriffe an Gebärmutter und Eierstöcken. Zur Bekämpfung von «Melancholie, Liederlichkeit oder manischen Erregungen» wurde von Gynäkologen eine Kastration durch Entfernung der Eierstöcke oder eine operative Verlagerung des Uterus durchgeführt. Mit diesen Eingriffen aber handelten die Ärzte kaum im Geist des naturwissenschaftlichen Fortschritts, den sie für sich selbst so sehr in Anspruch nahmen. Es kamen vielmehr jahrhundertealte Mythen und Vorurteile über den Charakter der Gebärmutter zutage, die bei der Entwicklung der modernen Gynäkologie immer mitschwangen.

Frau-Sein, eine Strafe der Götter

Hystera nannte der altgriechische Arzt Hippokrates die Gebärmutter, und die Hysterie war ein Seelenzustand, den man ausschließlich Frauen zuschrieb und auf ihren Uterus zurückführte. Die Gebärmutter war (seiner Vorstellung nach) das Organ der Einbildung, da es das Bild des Mannes empfing. Der Philosoph Aristoteles und andere gelehrte Männer sahen in ihm ausschließlich ein Gefäß für den männlichen Samen: Der Samen allein, so wurde damals verkündet, trage schon das fix und fertig angelegte, winzige Kind in sich, das bei der Zeugung lediglich in der Gebärmutter «abgelegt» werde. Juristisch galt die Mutter mit ihrem Kind nicht als blutsverwandt. Eine starke Ähnlichkeit zwischen Kind und Mutter wies höchstens darauf hin, daß die Schwangere allzuviel Zeit hoffärtig vor dem Spiegel verbracht hatte. Wenn aber unpassende Bilder in die Gebärmutter hineingerieten, konnte es zu hysterischen Einbildungsleiden kommen.

Gegen Mitte des 4. Jahrhunderts vor Christus beschrieb der griechische Philosoph Plato in seinem Alterswerk «Timaios» eine Hysterie-Theorie. Demnach war das Frau-Sein eine Strafe der Götter. Diejenigen Männer, «die furchtsam waren und ihr Leben unrichtig verbrachten, wurden bei der zweiten Entstehung in Weiber umgestaltet». Sie besaßen daraufhin eine Gebärmutter, ein «Lebewesen mit der innewohnenden Begierde nach Gebären eines Kindes», schrieb er. «Wenn nun in der Blüte ihres Lebens lange Zeit vergeht, ohne daß sie eine Frucht bringen, so führt dies zu einem Zustand schwer zu ertragender Unzufriedenheit, er (der Uterus) zieht überall im ganzen Körper umher, versperrt die Durchgänge der Luft und läßt keine Luft aufnehmen. Dieser Zustand führt die Weiber in die äußerste Ausweglosigkeit und bereitet ihnen mannigfache andere Krankheiten.»

Damit beschrieb Plato die damals herrschende Vorstellung, der Uterus sei beweglich, er wandere im Körper umher. Er könne sich an die Leber oder ans Herz krallen, sogar noch weiter kopfwärts steigen und dabei alle möglichen Symptome verursachen: Angst im Herzen, Zusammenschnüren der Kehle, Kopfschmerzen, Schwinden der Sinne oder Krämpfe.

Für die Ärzte dieser Zeit war das Frau-Sein weniger Strafe (wie für Plato) als Schicksal. Sie sprachen daher eher von der «hysterischen Krankheit». Der Uterus im Weibe verhalte sich «wie ein Wesen im Wesen» schreibt Aretaeus der Kappadocier (etwa 50 n. Chr.): «Wenn er nun plötzlich in die Höhe steigt, hier eine längere Zeit verweilt und die Eingeweide mit Gewalt verdrängt, so bekommen die Frauen Erstickungs-Anfälle wie bei der Epilepsie.» Aber auch Halsschlagadern würden «zusammengedrückt, worin wiederum die Schwere im Kopf, die Gefühllosigkeit und die Schlafsucht ihren Grund hat».

Gebärmutter – ein Lebewesen?

In großen Teilen der europäischen Volkskultur blieb die Gebärmutter lange lebendig – nicht nur als Teil eines Körpers, sondern als eigenständiges lebendiges Geschöpf, das vom Körper der Frau beherbergt wurde. Möglicherweise äußert sich darin männliche Angst vor der sexuellen Macht der Frauen. Es gab ausgeklügelte Vorschriften zur Fütterung oder Beschwichtigung dieses Tieres, wenn es in erregtem Zustand Koliken oder Anfälle hervorrief. Manche Menschen hielten die Gebärmutter für einen Frosch mit vielen Beinen, der unbedingt im Leib bleiben müsse, weil die Frau sonst sterben würde. In einem Bericht aus Tirol heißt es, eine Frau sei während einer Wallfahrt erkrankt und habe sich ins Gras gelegt. Kaum sei sie eingeschlafen, sei die Gebärmutter nebst der für ihren Halt sorgenden Bänder aus dem Mund der Frau heraus und in einen Bach gekrochen, sei umhergeschwommen und dann in den Leib zurückgekrabbelt. Als die Frau erwacht sei, sei sie gesund gewesen.

In manchen Gegenden wurden heftige Schluckbeschwerden bei Frauen der im Halse aufsteigenden, wenn auch nicht lebendigen Gebärmutter zugeschrieben. Beschwörungsformeln und das Kreuzzeichen sollten sie an ihren Platz zurückbringen. In Sachsen sollte die dämonische Gebärmutter dadurch zur Vernunft gebracht werden, daß die Frauen ausriefen: «Mutter, du Luder, packe dich nach deinem Hause!» Daraufhin sollten sich die Schmerzen des Gebärmutterkrebses oder irgendeiner anderen «Frauenkrankheit», die es zu heilen galt, legen.

Das Menstruationsblut galt als ein besonders schreckliches Erzeugnis der Gebärmutter. Viele Menstruationstabus sind Jahrtausende alt, und sie leben zum Teil heute noch fort. Schon im Alten Testament sind genaue Regeln aufgeführt, wie sich menstruierende Frauen zu verhalten haben. Häufig betreffen solche Vorschriften die Zubereitung von Speisen: Noch in unserem Jahrhundert durften Frauen, die ihre Periode hatten, beim Keltern nicht in den Weinkeller. In Ungarn durften Frauen während der Menstruation nicht einkochen, kein Sauerkraut machen, keine Gurken und Tomaten einlegen und kein Brot backen. Und wenn ihnen ein Mann beiwohnte, so war er «sieben Tage lang unrein».

Doch nicht nur die Körperausscheidung der Frau galt als minderwertig. Schon im frühen 2. Jahrhundert zeichnet sich im Werk von Soranus von Ephesus, das um Themen wie Sterilität, Schwangerschaft und Uterus kreist, die Frage ab, inwieweit die Frau als solche zwar ein normales, aber doch nicht vollwertiges, ein hilfsbedürftiges Wesen sei. Soranus hält nicht nur Schwangerschaft und Geburt, sondern auch die Menstruation für ein der Frau nicht zuträgliches Geschehen.

Vernichtung des alten Heilwissens

Im Mittelalter kam in der herrschenden Meinung zur körperlich-seelischen Minderwertigkeit und Schwäche der Frau die moralische Minderwertigkeit nach der Lehre der Theologie: Weil Eva den Mann vom Pfad der Tugend abgebracht hat, muß sie dafür mit Geburtsschmerz und Menstruation büßen.

Gynäkologie und Geburtshilfe – die noch viele Jahrhunderte danach untrennbar miteinander verbunden waren – lagen damals vor allem in der Hand von Frauen. Die Hebammen waren Spezialistinnen der Frauenheilkunde, die uraltes Frauenwissen sammelten und weitergaben. Priestern und studierten Ärzten waren sie ein Dorn im Auge. «Wenn sich eine Frau anmaßt zu heilen, ohne studiert zu haben, ist sie eine Hexe und muß sterben», heißt es im *Hexenhammer* von 1484. Dabei galten klassische hysterische Symptome wie Erstickungsanfälle, Krämpfe und Schmerzunempfindlichkeit in der Hexen- und Besessenheitslehre als Zeichen teuflischer Einwirkung. Während der Zeit der Hexenverfolgung wurden wahrscheinlich Millionen Frauen auf Scheiterhaufen verbrannt. Mit ihnen ging das alte Heilwissen unter. Doch die studierten Herren standen den Frauen und ihren speziellen Gesundheitsproblemen im Grunde eher hilflos gegenüber und hatten wenig Heilmittel anzubieten. Statt dessen spekulierten und theoretisierten sie weiter über das kränkliche Wesen der Frau.

Hieß es im Mittelalter noch, Frauen seien während ihrer Menstruation besonders leicht durch Teufel und Dämonen zu beeinflussen, kam in der Neuzeit eine andere Vorstellung auf. Im 18. und 19. Jahrhundert wurde behauptet, Frauen seien in dieser Zeit besonders anfällig für Krankheiten. Die Menstruation wurde sogar selbst als Krankheit angesehen. Zunehmend gaben Ärzte ihr Urteil ab. Sie besetzten jetzt die einstmals weiblichen Bereiche der Heilkunst, die Gynäkologie und Geburtshilfe. Bereits im 17. Jahrhundert hatten die Mediziner ihren Blick auf die Fortpflanzung gerichtet. Das weibliche Ei und der Eierstock, das Ovar, standen fortan im Mittelpunkt ihres Interesses und verdrängten allmählich den Uterus aus seiner zentralen Stellung. Der deutsche Pathologe Rudolf Virchow brachte diese Ansicht 1848 auf den Punkt: «Das Weib ist eben Weib nur durch seine Generationsdrüse.» Die Menstruation wurde zur krankhaften Erscheinung, die 1894 durch den Arzt Wilhelm Löwenthal folgendermaßen eingeordnet wurde: «Genaugenommen ist also die weder schwangere noch stillende und deshalb menstruierende geschlechtsreife Frau nicht das… Normale, sondern nur eine durch unsere… Verhältnisse… alltäglich gewordene Erscheinung, deren große Verbreitung den der Blutung als solcher anhaftenden pathologischen Charakter wohl verdecken, aber nicht aufzuheben vermag.» Die Gebärmutter funktioniert nach dieser Vorstellung also nur normal in der Schwangerschaft und Stillzeit.

Im 19. Jahrhundert begannen die Ärzte, den weiblichen Körper intensiver zu erforschen. Die Ärzte verwendeten jetzt routinemäßig zur Untersuchung bestimmte Instrumente, wie das gynäkologische Spekulum, mit dem der Arzt Gebärmutter und Muttermund betrachten kann. Die Entwicklung dieses Instrumentes war Voraussetzung für die späteren Gebärmutterentfernungen durch die Scheide. Die Uterussonde, mit der die Länge der Gebärmutter gemessen wurde, entwickelte sich zeitweise zum Markenzeichen der Gynäkologen. Diese Instrumente sollten auch die Scheu der Patientinnen vor körperlichen Berührungen durch den Arzt überwinden helfen. Noch im 18. Jahrhundert setzten die Ärzte nur im Notfall Frauen der Unannehmlichkeit einer inneren Untersuchung aus, und selbst dann blieben die Genitalien der Patientin durch ein Leintuch verhüllt. Die 1753 in Frankreich erfundene «bimanuelle Palpation», die Untersuchung durch Betasten, konnte erst nach und nach mit Erfolg eingesetzt werden.

Mörderische Operationen im 19. Jahrhundert

Auch neue Operationsmethoden wurden entdeckt und wiederentdeckt: Beispielsweise führte Friedrich Trendelenburg 1890 in Bonn die Schräglagerung der Patientin ein. Dabei werden Kopf und Brust nach unten verlagert und das Becken emporgehoben. Die Ärzte erhielten auf diese Weise endlich einen guten Einblick in den Beckenboden. Mit einem Schlag änderte sich die Chirurgie des Beckens radikal, es wurden zahlreiche Operationsstühle entwickelt, und die Methode verbreitete sich über die ganze Welt.

Zwei Voraussetzungen aber waren am allerwichtigsten für erfolgreiche Operationen: die Einführung von Betäubungsmitteln und die Keimfreiheit. Es ist heute kaum vorstellbar, wie die Frauen bei vollem Bewußtsein die unsäglichen Schmerzen bei Bauchoperationen und bei Eingriffen durch die Scheide ertragen konnten. Das einzige, was die Chirurgen tun konnten, war, so schnell wie möglich zu operieren. Der dramatische Eingriff bei Jane Todd Crawford (siehe Seite 66) dauerte 30 Minuten. Währenddessen soll die Patientin Hymnen gesungen haben, um dem Schmerz entgegenzuwirken. Erst 1846 gelang die erste schmerzlose Operation unter Ätherbetäubung. Ein Jahr später führte James Young Simpson, ein berühmter Geburtshelfer in Edinburgh, Chloroform als Narkosemittel ein. Seitdem wurden gynäkologische Operationen immer häufiger.

Ebenfalls um die Mitte des 19. Jahrhunderts entdeckten die Ärzte in verschiedenen Ländern Europas die Ursache der vielen Todesfälle nach Geburten und Operationen. Immer wieder grassierte in Krankenhäusern das Kindbettfieber, Infektionen der verschiedensten Art waren nach Operationen an der Tagesordnung. In den Kliniken herrschten schlimmste hygienische Verhältnisse. So berichtet eine zeitgenössische Beschreibung des Pariser Hôtel Dieu aus dem Jahre 1788 davon, daß «die Wände mit Speichel bedeckt sind und die Fußböden mit dem Schmutz von den Matratzen und aus den Bettpfannen, wenn sie geleert werden, sowie mit dem Eiter und dem Blut, die aus Wunden und Aderlassen herabrinnen». Selbst bei Operationen in hygienischerem Umfeld ließ es sich nicht vermeiden, daß Keime über die Instrumente des Arztes und seine Hände oder Verbandsstoffe übertragen wurden. Operationen, bei denen der Bauch geöffnet wurde, waren in der Regel zum Scheitern verurteilt. Bei schwierigen Eingriffen, die damals häufig vorkamen, da nur fortgeschrittene Fälle operiert wurden, entstand fast unausweichlich eine Infektion mit tödlichem Ausgang. Die Ärzte konnten sich lange Zeit aber nicht mit der Vorstellung abfinden, daß sie selbst die Keime auf die Frauen übertrugen.

1847 zeigte der 28jährige Ignaz Philipp Semmelweis, Arzt in der Wiener Gebärklinik, daß dem Kindbettfieber, welches in seiner Klinik rund zehn Prozent der Wöchnerinnen hinraffte, vorgebeugt werden konnte, indem sich die Studenten, die vom Sezieren kamen, ihre Hände mit Chlor wuschen. Der eigentliche Durchbruch kam erst 1867, als der englische Chirurg Joseph Lister beschrieb, wie sich die Infektionssterblichkeit bei komplizierten Brüchen beträchtlich vermindern ließ, indem er die Haut um die Wunde mit Phenol reinigte. Als Louis Pasteur noch einmal zwanzig Jahre später als Ursache für die Infektionen Bakterien identifizierte, setzte sich das keimfreie Arbeiten in aller Welt durch.

Erste Erfolge mit dem Skalpell

Jetzt konnten sich die Chirurgen auch an die Behandlung des Gebärmutterkrebses wagen, der die betroffenen Frauen bis dahin ohne jede Hoffnung auf Hilfe gequält hatte. 1781 beschrieb ein Londoner Arzt den Krankheitsverlauf: «Leichtes Fieber in Verbindung mit Nachtschweiß, chronischer Durchfall, Schmerz und Ruhebedürfnis zehren abwechselnd die Kräfte der Patientin auf. Klumpen verdorbenen Blutes werden unter großen Schmerzen und Mühen ausgeschieden, und gelegentlich gehen große Mengen flüssigen Blutes aus den Gefäßen ab, die von den extrem ätzenden Krebssäften zerfressen werden.» Noch 1890 hieß es in einer Beschreibung von Frauenkrankheiten: «Der Tod durch Gebärmutterkrebs zieht sich gewöhnlich schrecklich hin.» Krebs galt vor 1870 vor allem als Krankheit von Frauen. Denn die einzigen Organe, die die Ärzte leicht diagnostizieren konnten, waren «äußerlich» zugänglich: die Brust, der Gebärmutterhals und in gewissem Umfang auch die oberen zwei Drittel oder der «Körper» der Gebärmutter.

In Europa behandelte der französische Chirurg Koeberl zum ersten Mal mit wiederholtem Erfolg ein Fibrom, eine gutartige Geschwulst aus gefäßreichem Bindegewebe, indem er die Gebärmutter entfernte. Der lange, schwierige und bis dahin von seinen Kollegen für unmöglich gehaltene Eingriff innerhalb des Bauchfells gelang, weil Koeberl eine Methode der exakten und strengen Blutstillung erfunden hatte.

In Paris perfektionierte Jules Emile Péan die Technik der Hysterektomie. Noch 1875 war er allerdings der Ansicht, daß diese Operation zu gefährlich sei, als daß sie routinemäßig durchgeführt werden könnte. Er fühlte intuitiv, daß statt dessen der schmale und schwierige Zugang durch die Scheide eine Sicherheit gegen Infektionen darstellte. Péan begann 1880 mit vaginalen Hysterektomien durch stückweises Herausschneiden. Diese Operationstechnik überlebten beträchtlich mehr Patientinnen. Im Laufe der Zeit verringerten sich aber durch bessere Technik und keimfreies Arbeiten die Risiken der Hysterektomie durch eine Bauchoperation immer mehr, so daß um 1900 die Sterblichkeitsrate bei beiden Methoden gleich groß war und ungefähr bei fünf Prozent lag. Damit hatten die Chirurgen eine Möglichkeit gefunden, den Gebärmutterhalskrebs zu behandeln oder gar zu heilen, indem sie den kanzerösen Uterus entfernten.

Operationen gegen die Hysterie

Nachdem die Operationen an Eierstöcken und Gebärmutter technisch beherrschbar geworden waren, weiteten sich ihre Anwendungsgebiete rasch aus. Die Entfernung der Eierstöcke und verschiedene Eingriffe zur Verlagerung oder Befestigung der Gebärmutter im Bauchraum wurde bald als Allheilmittel gegen zahlreiche Leiden gepriesen. Die Ausmaße dieser Entwicklung zeigt eine Anekdote, die über den Liverpooler Arzt William Alexander berichtet wird: Als er im Jahre 1911 einem Kollegen von außerhalb seine «Alexander-Operation» zur Verlagerung der Gebärmutter vorführen wollte, schickte er vier Assistenten in die Stadt, um eine geeignete Patientin zu suchen. Doch diese kamen unverrichteter Dinge zurück: Es sei in ganz Liverpool keine Frau zu finden, die die Alexander-Operation nicht bereits durchgemacht habe.

Durch Verlagerungen des Uterus versuchten die Ärzte von der Mitte des 19. Jahrhunderts an, auch die Hysterie zu bekämpfen, an der erneut ein enormes Interesse aufgekommen war. Nur das unreife, unentwickelte Nervensystem der Frau, so hieß es damals, würde zu hysterischen Reaktionen neigen. Hysterikerinnen wurden von Emil Kraeplin (1856–1926) beschrieben als «gleichgültig gegen fremdes Leid, rücksichtslos gegen ihre Umgebung», als «Virtuosen des Egoismus», die «nicht selten in unglaublichster Weise» ihre Umgebung «tyrannisieren und ausbeuten». Eigenschaften, die einen männlichen Patriarchen jener Zeit möglicherweise zu einem zwar unangenehmen, aber durchaus erfolgreichen Zeitgenossen machen konnten. Bei Frauen galten sie als dringend behandlungsbedürftig. Sagte ihnen Kraeplin doch die Neigung nach, «sich in alle möglichen fremden Angelegenheiten unberufen einzumischen» und «zu intrigieren», außerdem eine «nimmer ruhende Unzufriedenheit, das ungemein anspruchsvolle Wesen» und eine «schadenfrohe, kleinliche Rachsucht». So manche Frau, die gegen die beengenden Rollenvorschriften der großbürgerlichen Gesellschaft rebellierte, mag auf diese Weise für krank erklärt worden sein.

Die Lagekorrektur des Uterus wurde zunächst mit einem Scheidenpessar vorgenommen. Der Erfinder eines der gebräuchlichsten Pessar-Modelle, Hugh Lenox Hodge, stellte in Aussicht, daß sich durch die Maßnahme der «Intellekt und der Geist der Kranken über die niedrigsten Zustände der an Melancholie grenzenden Depression erheben kann und von extremen manischen Erregungen befreit werden kann; damit schließlich die gesamte Struktur auf diese Weise erneuert werden kann». In den 80er Jahren des 19. Jahrhunderts wurde diese Lagekorrektur des Uterus sehr häufig durch chirurgische Eingriffe vorgenommen.

Die Therapie der «nervösen Minderwertigkeit» von Frauen erfuhr noch eine schreckliche Steigerung in der Behandlung der Hysterie durch *Kastration*. Die Chirurgen Robert Battey in den USA und Alfred Hegar in Freiburg praktizierten und empfahlen unabhängig voneinander die Entfernung gesunder Eierstöcke zur Behandlung hysterischer Symptome. Zwischen 1872 und 1892 sind deshalb im deutschen Sprachraum mindestens 215 Frauen wegen Nerven- und Geistesleiden kastriert worden. Insgesamt wird die Zahl der auf diese Weise zwischen 1872 und 1906 operierten Frauen auf 15 000 geschätzt, wobei Kastratationen auch aus anderen Gründen als der Hysterie erfolgten. Jede Chance, die Operationsmethode auszuprobieren, scheint genutzt worden zu sein. Häufig wurde sie bei Insassinnen von Irrenanstalten angewandt. Vor allem in Amerika uferte diese Entwicklung noch weiter aus. 1886 forderte ein Arzt in einer großen amerikanischen Medizinzeitschrift, daß Kinder von der Kastration ausgeschlossen werden müßten. Die jüngste Patientin, die zu diesem Zeitpunkt wegen Neuralgie und Hysterie operiert worden war, war 17 Jahre alt. Der amerikanische Arzt Dr. Ely van de Warker klagte noch 1906 über die vielen Ärzte, die die Eierstockentfernung als «Operation von der Stange» praktizierten: «Einige dieser Ärzte haben sich, als der Wahnsinn seinen Höhepunkt erreicht hatte, öffentlich damit gebrüstet, daß sie zwischen fünfzehnhundert und zweitausend Eierstöcke entfernt hätten.» Doch auch er hatte mit dieser Kritik nicht unbedingt das Wohl der Frauen im Auge, sondern ihre Pflicht zum Gebären: «Die Eierstöcke einer Frau gehören dem Volke; sie hat sie lediglich in Treuhandschaft. Ohne sie ist ihr Leben nutzlos.»

20. Jahrhundert:
Neue Heilmittel und noch mehr Operationen

Anfang des 20. Jahrhunderts bekam die bis dahin so führende Chirurgie Konkurrenz. 1895 hatte Wilhelm Conrad Röntgen die Röntgenstrahlen entdeckt, drei Jahre später wiesen Pierre und Marie Curie auf die zerstörerische Wirkung von Radium auf Krebszellen hin. Die Strahlentherapie ergänzte nun erfolgreich die chirurgische Behandlung von Gebärmutterkrebs. Doch erst nach dem Zweiten Weltkrieg geriet die Vormachtstellung der Chirurgie ernsthaft ins Wanken: Die Geschlechtshormone Östrogen und Progesteron waren entdeckt worden. Ihre Wirkungsweise wurde aufgeklärt, und sie konnten erstmals synthetisiert werden. Mit der Gewinnung bzw. Herstellung dieser *Hormone* ergaben sich jetzt vielfältige Möglichkeiten, den weiblichen Zyklus zu beeinflussen, etwa mit dem Ziel der Empfängnisverhütung. Die medikamentöse Gynäkologie bot neue Möglichkeiten, Beschwerden zu behandeln, die oft Anlaß operativer Eingriffe gewesen waren, insbesondere jede Art von Zyklusstörungen.

Hinzu kommt, unter anderem auch durch die Entwicklung der modernen Empfängnisverhütung, eine Veränderung weiblicher Lebensumstände, zumindest in der westlichen Welt. Frauen werden nicht mehr so oft schwanger und bekommen weniger Kinder als früher. Wenn sie sich für einen Schwangerschaftsabbruch entscheiden, kann dieser schonend und risikoarm durchgeführt werden. Verletzungen der Gebärmutter und dramatische Infektionen im Unterleib sind sehr viel seltener geworden. Außerdem bleiben den meisten Frauen schwere körperliche Überbelastungen in der Haus- und Erwerbsarbeit erspart. Besonders der Gebärmuttervorfall ist dadurch (und durch die Senkung der Geburtenrate) sehr viel seltener geworden.

Dennoch hat die Zahl der Gebärmutteroperationen bis heute nicht abgenommen, und noch immer spielt das Operieren eine außerordentlich wichtige Rolle in der Ausbildung und im Selbstverständnis der Gynäkologen. Über die Gründe und Hintergründe hierfür wird an anderer Stelle in diesem Buch berichtet (siehe Seite 19).

Ein Blick in die Geschichte der Frauenheilkunde aber zeigt: Wenn heute in einem hochmodernen Operationssaal eine Hysterektomie durchgeführt wird, hat dieser Eingriff mit den oft todbringenden Küchentischoperationen zu Beginn des 19. Jahrhunderts nicht mehr viel gemeinsam. Doch die Motive und Vorstellungen, die Ärzte und Patientinnen dazu verleiten, die Gebärmutter als «Quelle von tausend Übeln» anzusehen und sich von ihrer Entfernung die Befreiung von allen möglichen Frauenleiden zu versprechen, haben eine Geschichte, die weit zurückreicht und bis heute wirksam geblieben ist.

Literatur:

Blume, Angelika/Schneider, Sylvia: Die Regel. Eine herbeigeredete Krankheit. München 1984 (Mosaik)

Burger, Günter: Nerven- und Geisteskrankheiten als Indikationen für eine bilaterale Oophorektomie im späten 19. Jahrhundert. Dissertation Friedrich-Alexander-Universität Erlangen-Nürnberg. 1984

Daly, Mary: GynÖkologie. Eine Metha-Ethik des radikalen Feminismus. München 1991 (Frauenoffensive)

Fischer-Homberger, Esther: Krankheit Frau. Bern, Stuttgart, Wien 1979 (Hans Huber)

Shorter, Edward: Der weibliche Körper als Schicksal. München 1984 (Piper)

Toellner, Richard: Illustrierte Geschichte der Medizin. Band 3. Salzburg 1986 (Andreas & Andreas)

«Ich habe keine Schmetterlinge mehr im Bauch»

von Ingrid P.

Nachdem sie jahrelang unter heftigen Menstruationsbeschwerden gelitten hatte, ließ sich Ingrid P. im Alter von 42 Jahren die Gebärmutter entfernen. Die Folgen für ihre sexuellen Empfindungen waren dramatisch.

Ingrid P. ist Mitbegründerin des *Arbeitskreises Frauenselbsthilfe bei gynäkologischen Problemen.*

Noch immer fällt es mir nicht leicht, über meine Sexualität zu sprechen. Ich habe mich auch damals schwergetan, meinen Gynäkologen auf dieses Thema anzusprechen, als die Entscheidung für eine Hysterektomie anstand. Wie würde es mir hinsichtlich meiner Sexualität nach der Gebärmutterentfernung gehen? Hatte ich irgendwelche Veränderungen zu befürchten?

«Ich kann Ihnen versichern, daß alles so bleibt, wie es ist, es wird überhaupt kein Unterschied spürbar sein», erklärte mir mein Frauenarzt. So richtig vorstellen konnte ich mir das zwar nicht. Immerhin hatte ich schon öfter hysterektomierte Frauen in Andeutungen darüber sprechen hören, daß es mit ihrer Sexualität nicht mehr so rosig aussähe. Aber diese Hinweise habe ich letztlich einfach außer acht gelassen. Ich hatte ja nun einen Fachmann gefragt, der tagtäglich Hysterektomien durchführte, und seine Antwort habe ich dann auch geglaubt.

Ich habe also die Hysterektomie durchführen lassen, bin danach nach Hause entlassen worden und habe zunächst gar nicht an Sexualität gedacht. Ich wollte erst einmal gesund werden. Irgendwie war es auch so, daß ich Angst vor dem ersten Geschlechtsverkehr hatte, denn ich fühlte mich in den Monaten nach der Operation nicht gesund. Ich empfand meinen Bauch als nach wie vor verletzt, und auch meine Geschlechtsorgane hatten sich verändert, waren taub und sehr trocken. Irgendwann, nach acht oder zehn Wochen, haben mein Mann und ich gedacht, jetzt könnten wir es doch einmal versuchen. Wir haben dann ganz vorsichtig zusammen geschlafen. Sexuelle Gefühle von meiner Seite stellten sich nicht ein, nur Unbehagen und Schmerzen. Wir haben uns gedacht, daß die Wunden offenbar mehr Zeit brauchen, um zu heilen.

Nach ein paar Monaten mußte ich noch mal ins Krankenhaus, weil mir nun noch ein Eierstock weggenommen wurde. Außerdem hatte sich in der Scheide Granulat gebildet, das entfernt werden mußte. Also noch mal eine Bauchoperation. Danach ging es mir wieder schlecht, der ganze Unterbauch war taub.

Lust auf Sexualität stellte sich unter diesen Bedingungen überhaupt nicht ein. Wenn wir es dennoch versuchten, waren die Erfahrungen immer wieder ähnlich: es tat weh, ich hatte keinerlei Empfindung, es war alles sehr trocken und schmerzempfindlich.

Ich habe mit meinem Mann darüber gesprochen und ihm meine Empfindungen geschildert. Wir haben uns in Geduld geübt und es von Zeit zu Zeit wieder versucht. Was sich dann aber so langsam für mich herausstellte, war so tragisch, daß ich es erst gar nicht wahrhaben wollte: Meine Empfindungen waren derart eingeschränkt, daß ich keinen Orgasmus mehr bekam.

Vor der Operation hatte ich grundsätzlich, wann immer ich wollte, beim Geschlechtsverkehr mit meinem Mann einen Orgasmus. Es ist schwer zu beschreiben: Dieses intensive Gefühl, das mir durch und durch ging, das sich im Bauch ausbreitete und mich schließlich ganz durchströmte. Es stieg an und stieg an, ging durch meinen ganzen Körper und durch meine ganze Seele und klang dann ganz langsam wieder ab. Zum Schluß trat diese wohlige Entspannung ein, gekoppelt mit einem ganz großen Glücksgefühl. Das alles blieb nun aus.

Ich habe zu Anfang natürlich sehr traurig reagiert. Ich habe sehr viel nach dem Geschlechtsverkehr geweint, weil es einfach so niederschmetternd und so unbefriedigend war. Auch mein Mann war ganz niedergeschlagen, weil er mir einfach nicht helfen konnte.

Ich habe meinen Frauenarzt darauf angesprochen und gefragt, welche Erfahrungen andere hysterektomierte Frauen in diesem Bereich machen. «Andere Frauen sprechen darüber nicht», hat er mir geantwortet. Und dann hat er mir geraten, mir ein Hobby zu suchen, es gäbe schließlich so viele schöne Dinge im Leben. Er erwarte von mir, daß ich ihm beim nächsten Termin darüber berichten könne. Bei einem späteren Gespräch hat er mir dann noch empfohlen, ich solle es doch mal mit einem anderen Mann versuchen.

Mit meiner Hausärztin habe ich auch darüber gesprochen. Sie hat gar nicht darauf reagiert, sondern nur gesagt: «Ach, es gibt so viele schöne Dinge im Leben.» Das wußte ich ja bereits.

Ich habe auch festgestellt, daß andere Frauen auf dieses Thema zum Teil sehr feindselig reagieren. So wurde mir gesagt: «Du hast doch einen netten Mann und eine stabile Ehe – was willst du denn eigentlich?» Eine Freundin fragte mich ganz entsetzt: «Du hast doch hoffentlich nicht deinem Mann erzählt, daß du keinen Orgasmus mehr hast?»

Durch meine Arbeit in der Selbsthilfegruppe habe ich mit sehr vielen betroffenen Frauen sprechen können. Von sich aus hat kaum eine das Thema Sexualität angeschnitten. Wenn ich allerdings die Frauen darauf angesprochen habe, haben mir, mit einer Ausnahme, die allermeisten bestätigt, daß sie ähnliche Erfahrungen gemacht haben wie ich. Nach der Hysterektomie spielte sich sexuell nichts mehr ab.

Nachdem ich mich in einer Fernsehdokumentation[1] zu diesem Problem geäußert habe, bin ich von sehr vielen Leuten, darunter auch vielen Männern, auf der Straße angesprochen worden. Sie haben mich beglückwünscht, daß ich den Mut hatte, über dieses Thema öffentlich zu sprechen. Und sie haben erzählt, daß sie selbst ganz ähnliche Erfahrungen gemacht haben. Es waren auch viele Ehemänner dabei, die erzählten, daß ihre Frauen seit der Hysterektomie nicht mehr mit ihnen schlafen wollen.

Inzwischen liegt meine Hysterektomie fünf Jahre zurück. Die Schmerzempfindlichkeit meiner Scheide hat nachgelassen und die natürliche Feuchtigkeit hat sich wieder eingestellt. Die Lage meiner Scheide hat sich leicht verändert. Einmal ist der Scheidenstumpf verkürzt, zum anderen hat er sich etwas nach hinten verlagert. Das bedeutet, daß der Penis noch immer nicht ganz in die Scheide eindringen kann. Außerdem erschwert es mir beim Geschlechtsverkehr das Festhalten des Penis. Dadurch habe ich verschiedene Varianten des Geschlechtsverkehrs eingebüßt.

Allmählich hat es sich so entwickelt, daß ich einen ganz kleinen Orgasmus bekommen kann, wenn meine Klitoris stimuliert wird – aber es ist ein Orgasmus, der mich nicht befriedigt und nicht entspannt. Oberhalb der Schamhaargrenze sind meine Gefühle wie abgeschnitten, die Kontraktionen der Gebärmutter fehlen. Ich fühle keine Schmetterlinge mehr im Bauch, wie ich das von früher kenne. Das ist so geblieben, bis zum heutigen Tage.

1 Karin Richter/Irene Stratenwerth: Die amputierte Frau. Eine Operation und ihre Folgen. Erstsendung auf N3 am 16. 1. 1991

Ein Verlust, der nicht betrauert werden darf

Über die psychischen und psychosomatischen Folgen der Gebärmutterentfernung

Interview mit *Dr. Ingrid Olbricht*

Die meisten Patientinnen von Dr. Ingrid Olbricht haben sich schon vor Jahren die Gebärmutter entfernen lassen. Sie kommen nicht wegen der Folgen gynäkologischer Operationen, sondern wegen anderer Beschwerden zu ihr. Ihre Krankheit ist nach Beobachtungen Dr. Olbrichts oft nur die Folge einer Kette von Erfahrungen mit sexueller Entwertung und Ausbeutung, an deren Ende dann die Gebärmutterentfernung stand.

Dr. Ingrid Olbricht ist Chefärztin der psychosomatischen Abteilung einer Rehabilitationsklinik und Autorin verschiedener Bücher zum Thema Frauengesundheit.[1]

1 u. a.: Die Brust. Reinbek 1989 (Rowohlt Tb); Was Frauen krank macht. München 1993 (Kösel)

Sie behandeln Frauen, die eine Hysterektomie oft schon längere Zeit hinter sich haben. Welche Probleme beobachten Sie bei diesen Frauen?

Dr. Olbricht: Viele Frauen kommen mit unspezifischen Störungen in die Klinik, sie haben sich nach der Operation nicht mehr erholt, die Stimmung ist schlecht, der Antrieb ist reduziert – sie zeigen die Symptome einer Depression. Dazu kommen Rückenschmerzen, Harninkontinenz, Verdauungsstörungen und sehr oft Störungen in der Partnerschaft und eine Verminderung der sexuellen Erlebnisfähigkeit. Das alles wir oft aber nicht auf die Operation zurückgeführt, zumal die Schwierigkeiten oft mit erheblicher zeitlicher Verzögerung, manchmal erst Jahre später auftreten. Diese Symptome werden auch von den Ärzten eher der angeblichen Krankheit von Frauen zugeordnet. Oft führen sie zu einer massiven und langwierigen Verordnung von Psychopharmaka, die die Frauen von ihrem eigenen Erleben entfremden und entfernen. Frauen, die mit den Symptomen des *Post-Hysterektomie-Syndroms* zur Therapie kommen, nehmen fast alle regelmäßig ein, oft zwei oder mehr Medikamente dieser Art. Sie sagen aber übereinstimmend, daß dies auch nicht viel genutzt habe.

In wieviel Fällen waren die Operationen Ihrer Einschätzung nach überflüssig?

Das kann ich nicht beurteilen, weil ich ja die histologischen Befunde [Untersuchungen des entnommenen Gewebes, besonders auf Krebszellen, d. Hg.] nicht kenne. Auffällig ist aber, daß die Frauen selbst sie oft auch nicht kennen, sie wissen nicht, warum ihre Gebärmutter entfernt wurde. Sehr oft war das sicher überflüssig.

Wie sehen die Frauen selbst die Tatsache, daß sie hysterektomiert wurden?

Viele sagen: «Mein Arzt hat gesagt, ich soll froh darüber sein, also bin ich froh.» Es gibt ja eine ganze Menge Autoritätshörigkeit und Medizinhörigkeit in unserem System. Gleichzeitig haben sie aber das Gefühl, «keine richtige Frau mehr zu sein». Dieses Gefühl können die Frauen überhaupt nicht begründen, weil man ja äußerlich nichts sieht und der Doktor auch gesagt hat, daß sie dieses Organ nicht mehr brauchen, weil sie keine Kinder mehr kriegen wollen. Es ist ein Gefühl, das in einem ganz anderen Selbstbild und Selbstverständnis von Frauen begründet ist, von dem sie bewußt gar nichts mehr wissen. Sie spüren also einen Verlust, gesagt wird ihnen aber, daß sie froh sein sollen, daß sie diese scheußliche Periode los sind. Sie werden depressiv, weil sie den Verlust nicht betrauern können. Wenn etwas nichts wert ist, gibt es auch nicht die Berechtigung, das Gefühl Trauer diesem Verlust zuzuordnen.

Was verliert eine Frau nach Ihrem Verständnis mit ihrer Gebärmutter?

Die Gebärmutter ist ein Organ, dessen Funktion uns besonders bewußtseinsnahe ist durch die Erfahrungen der Menarche, der Menstruation über etwa 40 Lebensjahre hin, vielleicht von Schwangerschaften und schließlich der Menopause. Sie zeigt uns unsere Lebensphase an, gibt uns Aufschluß über unsere körperliche Fruchtbarkeit und bestimmt mit ihrem steten Rhythmus als eine Art «innerer Uhr» in unserem Körper unseren Lebensrhythmus entscheidend mit. In dieser Hinsicht ist sie eines der wichtigsten Organe, weil sie uns eindrückliche und prägende Erfahrungen vermittelt wie kein anderes Organ. Die Frau verliert mit der Gebärmutter also den Bezug zu sich selbst im Sinne von: an Weiblichkeit erinnert werden durch die Menstruation und auch durch ein anderes sexuelles Erleben.

Hinzu kommt bei jeder Organentfernung die Konfrontation mit der eigenen Endlichkeit und mit dem Tod. Etwas ist aus dem Körper entfernt worden, das eigentlich untrennbar zugehörig war, lebendige Zellen sind unwiderruflich tot, mit dem Organ ist ein kleiner Teil des Menschen bereits gestorben. Auch solche partiellen Todeserlebnisse müssen als schwerwiegende Ereignisse seelisch verarbeitet werden.

Es gibt aber ja auch Frauen, die sagen: «Meine Gebärmutter hat mir wenig Freude gemacht. Diese monatlichen Beschwerden, die ständige Angst vor Schwangerschaften, möglicherweise Abtreibungen… Ich habe wenig Grund, diesem Organ nachzutrauern, wenn ich keine Kinder mehr bekommen will.»

Wenn wir die Frau tatsächlich nur als Gebärerin ansehen, die ihre Fort-pflanzungsfunktion erfüllen muß und ansonsten zu funktionieren hat, ist das natürlich so. Wenn wir uns die soziale, die gesellschaftliche und finanzielle Situation vieler Frauen ansehen, dann ist Frau-Sein oft kein Grund zur Freude. Hinzu kommt, daß sehr viele Frauen Gewalterfahrungen mit ihrer Sexualität gemacht haben, die oft schon in der Kindheit begannen und insgesamt suggeriert bekommen, daß eine weibliche Sexualität und ein weiblicher Körper wenig wert sind. Frauen, die vergewaltigt wurden, die als Kinder sexuell traumatisiert wurden und auch Frauen, die eigentlich nicht erwünscht waren, sondern als Jungen zur Welt kommen sollten, sind besonders gefährdet, immer wieder operiert zu werden.

Es gibt aber Frauen, denen es mit dieser Entscheidung gutgeht und die für sich beanspruchen zu sagen: «Mein Bauch gehört mir.»

Indem ich mich meiner weiblichen Organe berauben lasse, habe ich auch weniger Konflikte, zum Beispiel mit der Menstruation, und damit auch mit unserer männlich geprägten Kultur. Aber ich bin dadurch — und da ist der Trugschluß – nicht Männern ähnlicher geworden, ich bin nur weniger Frau.

Natürlich gibt es Frauen, die die Normen des Patriarchates voll für sich übernommen haben und dann mit so einer Operation auch zufrieden sind. Aber eine Operation zu akzeptieren ohne wirkliche Notwendigkeit ist eine Verstümmelung und Selbstverstümmelung.

Das klingt aber sehr abwertend!

Wenn eine Frau sich etwas ganz Zentrales ihres Körpers freiwillig wegnehmen läßt, hat sie sich vorher selbst abgewertet. So eine Reaktionsweise ist natürlich nur ein Symptom einer tiefgehenden Störung dem Frau-Sein gegenüber, keine Krankheit von Frauen, sondern eine Störung in unserer Kultur. Frauen sind nur die Symptomträgerinnen einer krankhaften Einstellung Frauen gegenüber, die in unserer Kultur herrscht.

Gehen Sie denn davon aus, daß Unterleibsbeschwerden immer seelisch bedingt sind?

An sich sind Frauen, so, wie sie sind, gesund. Zu Störungen kommt es, wenn Konflikte bestehen, die auf eine andere Art nicht gelöst werden können, in einer körperlichen Krankheit ausgedrückt werden. Das ist das Wesen der Psychosomatik.

Die ganzen Blutungsstörungen, die oft zu Operationen führen, lassen sich unserer Erfahrung nach schon in wenigen Stunden psychotherapeutisch behandeln und auch nachhaltig verändern. Aber eigentlich müßten wir schon viel früher, schon bei kleinen Mädchen einsetzen. Es gibt zum Beispiel Mütter, die mit ihren Töchtern die Menarche (die erste Menstruation) feiern, und diese Mädchen haben wesentlich weniger Beschwerden als andere.

Kann eine Frau durch die Gebärmutterentfernung und die Auseinandersetzung damit auch etwas gewinnen?

Frauen, bei denen die Operation dringend notwendig war, können die Operation im allgemeinen besser verarbeiten als Frauen mit «relativen Indikationen».

Wenn eine Frau zum Beispiel Krebs hat, gewinnt sie mit der Entfernung des befallenen Organes ein Stück Gesundheit. Wenn sie den Verlust – und ihre Krankheit – psychotherapeutisch bearbeitet, wenn sie offen um den Verlust des Organes trauern kann, wird es ihr dann auch bessergehen. Sie wird wissen, daß sie eingeschränkt weiterlebt und daß sie sich trennen muß von dem, was sie vorher war. Das kann auch eine seelische Entwicklungschance sein, denn die Gesundheit, die danach wieder erreichbar ist, ist eine andere als vorher.

Was würden Sie einer Frau raten, die spürt, daß sie mit einer zurückliegenden (oder auch bevorstehenden) Operation große Probleme hat?

Sie sollte sich eine Frau als Psychotherapeutin suchen, und zwar eine, die nicht von den gängigen Theorien der Psychoanalyse ausgeht, denn danach ist Frau-Sein ein Mangel. Therapeutinnen mit einem positiven Weiblichkeitsverständnis findet sie am ehesten über die Beratungsstellen, die mit sexuell ausgebeuteten Frauen arbeiten.

Das Dilemma für uns Therapeutinnen ist aber, das viel zuwenig bekannt ist über den Einfluß und Wert der Gebärmutter für die Seele einer Frau. Wir finden in der Fachliteratur sehr viel darüber, was der Penis für den Mann bedeutet; bei der Definition der Frau geht es dann vor allem darum, daß sie keinen hat. Wir sind in dem Dilemma, daß wir eine Therapie anbieten müssen, für die es keine Theorien gibt. So laufen Frauen, die mit ihren Problemen in eine Psychotherapie gehen, Gefahr, daß sie dort wieder auf die üblichen Geschlechtsstereotypen verwiesen werden. So etwas hören wir sehr oft von Frauen, die bereits Therapieversuche hinter sich haben.

Über welche Erfahrungen mit solchen Psychotherapien berichten Ihre Patientinnen denn?

Ich will dies an einem Beispiel[1] aufzeigen: Eine 54jährige Frau kam mit Migräne und Depressionen zur Behandlung, die nach einer Hysterektomie auftraten. Sie hatte zuvor in einer ambulanten Psychoanalyse Hilfe gesucht, da sie merkte, daß sie ihre Verluste nicht allein verarbeiten konnte. In dieser Therapie fühlte sie sich aber mit ihrem eigentlichen Anliegen, nämlich der Trauerarbeit um die Gebärmutter, nicht verstanden. In der jetzigen stationären Therapie zeigten sich ihre Ängste, dies wieder zu erleben, in einem Traum: Die Patientin träumte, sie würde von einer Psychologin verhört. Ihre erste Frage war, ob sie sich als Frau noch attraktiv fühle. Die Patientin antwortete breit lächelnd: «Nein.» Die Psychologin sah sie mit bedenklichen Blicken an und sagte, sie müsse sich bis ins hohe Alter attraktiv fühlen. Andere Leute kamen zu diesem Gespräch dazu, und die Frau hatte das Gefühl, man mache sich über sie lustig. Im weiteren Verlauf des Traumes fand sie sich in einem Obst- und Gemüseladen ein und stahl dort etwas Rotes, Hartes und nicht Eßbares. Es war wohl ein Granatapfel, den sie sich in den Ausschnitt ihres Anoraks stopfte. Die Psychologin hingegen kaufte eine kleine Plastikwaschmaschine und sagte, dies sei für kleine Mädchen ein wichtiges Spielzeug, weil es ihr angeborenes Reinlichkeitsbedürfnis befriedige.

Wie interpretieren Sie diesen Traum?

Im Traum werden für die Patientin die Machtverhältnisse in der Therapie in der Form eines «Verhörs» deutlich. Es wiederholen sich die Konfrontationen mit den Weiblichkeitsklischees von Attraktivität und an-

1 Ausführlich wird dieses Beispiel vorgestellt in:
   Ingrid Olbricht: Was Frauen krank macht. München 1993 (Kösel)

geblich angeborenem weiblichem Reinlichkeitsbedürfnis. Das Eigene muß sie sich heimlich stehlen, nämlich den Granatapfel. Dieser ist ein Symbol der roten Fülle der Menstruation, ein sehr altes Symbol weiblicher Vollmacht. Vielleicht liegt darin, daß die Patientin ihn im Traum in den Anorak steckt, der unbewußte Versuch, symbolisch die Wunde zu heilen, die durch die medizinisch nicht eindeutig indizierte Gebärmutteroperation entstanden war und die sie depressiv werden ließ.

Für Frauen scheint es im Einzelfall sehr schwierig zu sein, den richtigen Weg, die richtige Hilfe bei der Bewältigung ihrer gesundheitlichen und seelischen Probleme zu finden. Was wäre hier zu fordern?

Die Hysterektomie ist eine Operation, an der ein grundlegendes Mißverständnis zwischen den Normen des Medizinsystems und Frauen und ihrer Gesundheit deutlich wird. Das Medizinsystem sieht die Patientin als biologisch-technisches System, wobei die Wertschätzung der weiblichen Organe die Wertschätzung der Frau in unserer Kultur widerspiegelt. Die Frau selbst erlebt sich als lebendiges Individuum mit einem lebendigen, aber leidenden Organismus. Die strikte Trennung von operativer und psychotherapeutischer/psychosomatischer Medizin führt dazu, daß die körperlichen und seelischen Spätfolgen den Operateuren nicht mehr zu Gesicht kommen und oft nicht einmal mehr dem Operationstrauma zugeordnet werden. Für Frauen bedeutet dies oft, daß keine adäquate Therapie gefunden werden kann, die ihr Selbstverständnis, ihr Selbstbild, ihr Selbstwertgefühl wieder herstellen hilft. Damit bleiben Frauen «beschädigt», unzulänglich und kränklich, obwohl hier durchaus wirksame Hilfe möglich wäre, die allerdings ein gründliches Umdenken in bezug auf Frauengesundheit mit vielen Konsequenzen erforderlich macht.

«Mein Kind wuchs, und mein Myom wuchs mit»

Innerhalb weniger Jahre hat Klara Tilly mit ihren Geschlechtsorganen einiges durchgemacht: ein wachsendes Myom an der Gebärmutter, Brustkrebs, Schwangerschaft, Entbindung durch Kaiserschnitt und schließlich die Hysterektomie. Sie hat in dieser Zeit viel Rat und Hilfe von Ärztinnen und Ärzten in Anspruch nehmen müssen und dabei sehr unterschiedliche Erfahrungen gemacht.

1 Pseudonym

Wollen Sie noch Kinder haben?» Der Arzt, den Blick auf den Ultra-schall-Monitor gerichet, fragte gleichmütig-sachlich. «In meinem Alter nicht mehr», war meine klare Antwort. «Dann lassen Sie sich doch gleich alles mit herausnehmen.»

Ich war 39 Jahre alt, als ein etwa fünf Zentimeter großes «intramu-rales Myom» an der Gebärmutter gefunden wurde. Meine Frauenärz-tin hatte mich zu einem Spezialisten in ein Hamburger Krankenhaus geschickt, um ihre Vermutung bestätigen zu lassen. Doch statt froh zu sein, daß die Geschwulst gutartig zu sein schien, schmetterte mich der Gedanke an eine Aushöhlung meines Unterleibs nieder: «Totalopera-tion» – das gehörte in meiner Vorstellung zu all den muffigen Altfrau-engeheimnissen, die mit rostbraun verfärbten Stoffbinden anfingen und mit «Unterleibsgeschichten» aufhörten.

Völlig aufgelöst rief ich bei meiner Frauenärztin an, die glücklicher-weise Gelassenheit zeigte: Wenn es denn tatsächlich nur ein Myom und nichts Schlimmeres sei, könnte man es beobachten, ohne gleich zu ope-rieren. Allerdings riet sie mir zu einer Laparoskopie, einer Bauchspiege-lung, um einen Krebsverdacht mit Sicherheit auszuschließen.

In der Praxis, in der solcherlei Untersuchungen unter Vollnarkose ambulant gemacht werden, erklärte ich mich damit einverstanden, daß bei dem Eingriff notfalls durch die Bauchdecke der Tumor entfernt würde. Ich blieb unversehrt und hatte mich nach drei Tagen von der Narkose und den Schrecken erholt.

«Denn mit einem Myom läßt sich's leben», fand ich. Ich spürte es nicht, ich vergaß es wieder, nahm es an wie eine Warze oder einen Leberfleck. Doch wurde es dummerweise größer, wie die regelmäßigen Ultraschalluntersuchungen zeigten. Beschwerden, etwa beim Wasser-lassen, hatte ich nicht. Trotzdem machte ich mich mit dem Gedanken an eine Operation vertraut, vor allem, weil meine Ärztin mir dazu riet; ihr vertraute ich. Sie machte mir plausibel, daß von dem unsichtbaren Fremdkörper in meinem Bauch auf Dauer nichts Gutes zu erwarten sei. Und das Klimakterium, das Myome bekanntlich zum Schrumpfen bringen kann, glaubte ich noch in weiter Ferne. Ende des Jahres 1990 setzte ich für mich im stillen den Termin für den kommenden März fest.

Ich war inzwischen 41 geworden. Hatte, neun Jahre nach dem Tod meines Mannes, eine neue Liebe, und wie sich im Dezember bei einer Routineuntersuchung herausstellte, Brustkrebs.

Die Brust-Operation zu Beginn des Jahres ließ mich das Myom nahezu vergessen. Der schon geplante Eingriff rückte in weite Ferne. Zumal mir die Angst genommen wurde, auch der Bauchtumor könne sich jetzt in etwas Bösartiges weiterentwickeln: Die Wucherungen in der Brust hatten eine völlig andere Gewebsstruktur als die eines Myoms, wurde mir allseits versichert.

14 Monate nach der Krebsoperation blieb plötzlich meine Regel aus. Der Grund war nicht, wie ich zunächst glaubte, das verfrüht einsetzende Klimakterium; nein, ich war, 42jährig, schwanger. Zum ersten Mal in meinem Leben, obwohl ich seit zehn Jahren nicht mehr verhütet hatte.

Als ich da so vor der Ärztin saß, fiel mir seltsamerweise als erstes ein: «Kann man ein Kind mit einer Brust stillen?» «Man kann», lächelte sie, und selbst ungestillte Kinder seien ja nun nicht dem Hungertod ausgeliefert. Soweit ich mich erinnere, spielte in dem Gespräch das Myom keine Rolle, um so mehr dagegen mein Alter.

Noch am selben Abend allerdings rief mich die Ärztin zu Hause an: Sie habe, da selbst begeisterte Mutter, eventuell zu sehr einem Kind zugeredet. Wegen des Risikos, das das Myom darstelle, aber auch die Krebserkrankung, wolle sie sich noch einmal ganz genau erkundigen, und ich möge das doch bitte auch tun.

Eine Zeit umfangreicher Recherchen begann. Aus dem, was ich in den Gesprächen mit Frauenärzten und -ärztinnen zusammentrug, ergab sich für mich ein ziemlich klares Bild: Das Myom kann während der Schwangerschaft mitwachsen. Es kann einen Abort verursachen. Es kann nekrotisch werden, also sich von innen her auflösen, so daß man es entfernen muß; das ist aber zur Not auch ohne Bauchschnitt durch die Bauchdecke hindurch machbar. Mit ziemlicher Sicherheit aber müsse ich mich auf einen Kaiserschnitt einstellen. Aus medizinischer Sicht gab es also kein eindeutiges Nein gegen ein Kind.

Sollte ich mich allein aus Angst vor den Risiken dagegen entscheiden? Nach all den aufwendigen Erkundungsaktivitäten stellte sich die Frage plötzlich für mich ganz schlicht: Will ich in meinem Alter ein Kind?

Die Schwangerschaft selbst beantwortete sie für mich.

In der zehnten Schwangerschaftswoche war das Myom auf fast zehn Zentimeter angewachsen. Ich ging regelmäßig zur Ultraschalluntersuchung, alles entwickelte sich völlig normal, mir ging es blendend. Im dritten Monat machte ich eine zweiwöchige Rucksack-Wanderung durch Süddeutschland.

Die Amniozentese (Fruchtwasseruntersuchung) wollte ich in einer der beiden Praxen machen lassen, die mir meine Ärztin empfohlen hatte. Ein bißchen zu gönnerisch-überschwenglich beglückwünschte der Arzt mich zu meinem Entschluß, mir in meinem Alter noch ein Kind zuzutrauen. Während der Untersuchung spürte ich plötzlich einen jähen Stimmungsumschwung in seiner Stimme. Er müsse mich, sagte er zu mir, die ich da vor ihm breitbeinig auf dem Stuhl lag, kurz alleine lassen, um zu telefonieren. Als er da draußen war, begann mein Bauch sich zu spannen; ich ahnte natürlich, worum es ging: Er hatte das Myom getastet.

Während der Vorbereitungen zu dem eigentlichen Eingriff stellte er noch ein paar Fragen, machte immer wieder Andeutungen der Art: «Wenn ich ihr behandelnder Arzt wäre…» «…aber ich will mich da nicht einmischen», «Ich will dazu nichts sagen».

Während seiner kurzen Abwesenheit hatte ich befürchtet, er würde den Eingriff verweigern. Jetzt lag ich da, mit jeder Fiber angespannt. Die lange Nadel drang in meine Bauchdecke ein, es war unerwartet schmerzhaft, meine Spannung löste sich plötzlich in einem Weinkrampf. «Wenn Sie sich nicht zusammennehmen, muß ich abbrechen», herrschte mich der Arzt an.

Im sechsten Monat wanderte ich mit meinem Freund durch die Pyrenäen, wir waren davon überzeugt, daß Bewegung und gute Luft das Beste für das Kind und mich seien.

Trotz einiger sehr heikler Situationen, wie sie sich auf solchen Streckenwanderungen eben immer mal ergeben können, ging alles gut. Ich machte mir auch lieber keine allzu konkreten Gedanken darüber, was passieren könnte, wenn ich plötzlich auf dem Berg Blutungen bekäme. Ich sah schon hochschwanger aus, da das Myom ständig mitwuchs. Das Kind lag quer im Bauch, ruckelte manchmal ein wenig, um nach unten zu kommen, aber da war leider besetzt: im achten Monat war das Myom auf fast 14 Zentimeter angewachsen.

Auf der Suche nach einer Entbindungsklinik erlebte ich immer wieder dasselbe: großes Erstaunen der untersuchenden Ärzte: «Wie sind Sie damit überhaupt schwanger geworden?» rutschte es einer Ärztin raus, die neben dem großen noch zwei weitere, kleinere Myome getastet zu haben glaubte. Ob bei dem notwendigen Kaiserschnitt – der Geburtskanal war versperrt – das Myom gleich mit entfernt werden könne, ließ man in allen Kliniken offen. Am Tag vor der Entbindung, eine Woche vor dem errechneten Termin, erklärte mir der untersuchende Krankenhausarzt, er könne den Tumor nicht mit herausoperieren, die Gefahr des Verblutens sei zu groß. «Wenn ich Ihr Mann wäre, würde ich Ihnen zur Sterilisation raten. Sie dürfen nicht noch einmal schwanger werden.»

Das hatte ich auch nicht vor. Dem paternalistischen Rat zu folgen, zumal in dieser Situation, allerdings auch nicht. Die Nacht vor der Entbindung verbrachte ich in ziemlicher Auflösung.

Mein Sohn hatte sich gut gegen den unechten Zwilling in seinem Bauch durchgesetzt: Gewicht, Größe, sonstige Verfassung – alles prächtig. Nicht unerheblich allerdings die Nachwehen: Tagelang lag ich am Tropf mit einer Flüssigkeit, die die Gebärmutter wieder zusammenziehen sollte. Der Krankenhausarzt riet mit besorgtem Gesicht, ich solle so bald wie möglich das Myom entfernen lassen.

Über eine befreundete Medizinjournalistin erfuhr ich von einem Gynäkologen in einem Hamburger Krankenhaus, der sich auf Myom-Behandlung mit hormonellen Mitteln spezialisiert hatte. Ich ließ mir einen Termin geben, der Ratschlag des Arztes war eindeutig: Abwarten, eventuell bildet sich die Geschwulst von alleine zurück. Andernfalls empfehle er nach dem Abstillen eine mehrmonatige hormonelle Behandlung, die das Myom so verkleinert, daß es gut zu operieren ist.

Ein halbes Jahr nach der Geburt war ich zu einem Fest eingeladen, ich hatte mir einen kurzen engen Rock über den scheinschwangeren Bauch gezwängt, wollte nach so langer Zeit der weiten Unförmigkeiten mal wieder etwas figürlicher aussehen. Am späten Abend, das eine oder andere Glas Wein mag nicht ganz unerheblich gewesen sein, landete ich bei dem Versuch, elegant über eine Kinderabsperrung in der Wohnung zu steigen, auf dem Bauch. Ich rappelte mich hoch, über die Peinlichkeit hinweglachend. Noch am Abend ging ich zu Fuß durch die laue Sommernacht nach Hause.

Als ich am nächsten Morgen aufwachte, hatte ich einen fürchterlichen Druck auf der Blase, konnte aber nicht pinkeln. Der Bauch war geschwollen und hart. «Harnverhalt» hieß dieser Zustand; nun also doch, dachte ich. Es war Sonntag, in der Notfallstation des Universitätskrankenhauses, auf den Arzt wartend, löste sich die Sperre. Dennoch redete der Arzt auf mich ein: «Riesiger Uterus myomatosus», es müsse sofort operiert werden, ich solle gleich dableiben.

Ich weigerte mich. Ich wollte in mein vertrautes Krankenhaus, ich wollte zu dem mir vertrauten Arzt. Dort bekam ich eine Woche später einen Termin, verbrachte allerdings die Wartezeit bis zur Operation zitternd und zagend, froh über jeden erfolgreichen Gang zum Klo.

Fast drei Stunden dauerte die Operation, die der Arzt später selbst als «äußerst schwierig» bezeichnete – wegen «der Größe des Myoms und der dadurch völlig veränderten Anatomie». Gebärmutter, ein Eileiter und ein Eierstock wurden mir entfernt, da sie mit dem Myom verwachsen waren.

Etwa sechs Monate später rief mich eine Frau an, mit der ich vor Jahren beruflichen Kontakt hatte. Sie habe von meiner Operation gehört, ihr stünde das gleiche bevor, sie habe Angst und noch ziemlich viele Fragen. Wir unterhielten uns eine ganze Weile, bis sie plötzlich ziemlich unvermittelt fragte: «Hast du nach deiner Operation schon mal wieder Geschlechtsverkehr gehabt? Und wie ist das ohne Uterus? Wo fließt denn dann überhaupt der Samen hin?»

Diese letzte Frage war eine, die ich mir, bei aller Recherche rund ums Myom, in der Tat noch nie gestellt hatte.

Was Sie vor jeder Unterleibsoperation wissen und bedenken sollten

Wann gynäkologische Operationen notwendig sind, was dabei passiert und welche Folgen sie haben können

von Dr. Barbara Ehret-Wagener

In diesem Beitrag erklärt die Gynäkologin Dr. Ehret-Wagener die Anatomie und Biologie der weiblichen Geschlechtsorgane. Sie berichtet über die häufigsten Indikationen für eine Unterleibsoperation, über organerhaltende Behandlungsmöglichkeiten und über die Kriterien, nach denen das Für und Wider einer Gebärmutterentfernung entschieden werden sollte. Sie beschreibt die Vorbereitung auf den Eingriff, den Ablauf der Operation und die Zeit danach und auch die möglichen Spätfolgen einer Hysterektomie.

1. Biologische Grundlagen weiblicher Lebensverläufe

Frauen schwingen über lange Strecken ihres Lebens in biologischen Rhythmen, die eine Art weibliches Grundraster verursachen und die dem Lebensverlauf der Frauen eine sich ähnelnde Struktur verleihen.

Kindheit, Pubertät, Reife, Schwangerschaften, Stillzeit, Klimakterium und Menopause sind biologische Rasterpunkte einer derartigen Lebensstruktur, in die die feineren Schwingungen der weiblichen Zyklen verwoben sind und die in ständiger Wechselbeziehung zur weiblichen Psyche stehen. Diese ist zuständig für die Feinstregulierung aller weiblichen Funktionen.

Die Tätigkeit der Eierstöcke dagegen ist nicht Ursache, sondern lediglich Ausdruck der hormonellen Regulationsvorgänge im weiblichen Organismus.

Die zentrale Schaltstelle der weiblichen Biologie liegt in zwei drüsenähnlichen Hirnteilen, dem übergeordneten Hypothalamus und der Hypophyse (Hirnanhangdrüse), die in ständigem Kontakt zu den Hirnfunktionen steht und von diesen beeinflußt werden. Diese zentralen Hormondrüsen sind zeitlebens aktiv, auch wenn die Eierstockfunktion längst erloschen ist.

Die Eierstöcke sind Befehlsempfänger der Hirnanhangdrüse, die ihre hormonellen Botenstoffe über die Blutzirkulation entsenden.

Unter dem wohldosierten «warmen Regen» der Hypophysenhormone reifen während der geschlechtsreifen Zeit in jedem Monat ein oder zwei Eizellen bis zur Befruchtungsfähigkeit heran, umgeben sich mit einem Bläschen, aus dem sie im Durchschnitt ungefähr am 14. Zyklustag springen. Die etwa stecknadelkopfgroßen Eizellen werden vom Eileitertrichter aufgefangen.

Falls am Eileiterende ein befruchtungsfähiger männlicher Samen vorhanden ist, der nach dem Geschlechtsverkehr durch die Scheide und durch den während des Eisprungs besonders durchlässigen Schleimpfropf des Gebärmutterhalses in die Gebärmutterhöhle und dann in die Eileiter geschwommen ist, können Eizelle und männlicher Samen verschmelzen. Die entstandene winzige Frucht macht sich dann auf eine siebentägige Entwicklungsreise durch den Eileiter in Richtung auf die Gebärmutterhöhle. Falls es nicht zur Befruchtung kommt, wird das Ei vom Körper wieder aufgesaugt.

Gleichzeitig und unabdingbar mit diesen Vorgängen der Eireifung, des Eisprunges und der Wanderung des befruchteten Eies bzw. des Wiederverschwindens des nicht befruchteten Eies verknüpft, bilden die Eierstöcke Hormone. In der ersten Zyklushälfte bis zum Eisprung werden vorwiegend die Östrogene, in der zweiten Zyklushälfte vorwiegend die Gestagene gebildet. Auch kleine Mengen von Testosteron werden in den Eierstöcken produziert. Dies sind Geschlechtshormone, die mit den männlichen Hormonen identisch sind.

Die Hormone der Eierstöcke fließen nicht etwa durch die Eileiter in die Gebärmutter. Sie werden blitzschnell durch den Blutkreislauf in das Kreislaufsystem der Frau gestülpt und gelangen sofort nach dem Entstehen an jedes einzelne Körperorgan. Dort erfüllen sie jeweils ihre spezifische Aufgabe. So halten die Östrogene zum Beispiel den Knochenaufbau und -abbau im Gleichgewicht und verhüten damit eine Osteoporose. Sie unterstützen das Herz-Kreislauf-System und sorgen für die Reinigung der Arterien. Sie wirken als Puffer im Nervensystem, halten die Gelenke elastisch und die Oberflächenzellen der Scheide geschmeidig.

Unter anderem gelangen die Hormone, die in den Eierstöcken produziert werden, über den Blutkreislauf auch an eine dünne Schleimhaut, die die Gebärmutter auskleidet. Diese wird unter dem Einfluß der Östrogene zum Wachstum angeregt, bis sich eine Art Schleimhautkissen in der Gebärmutterhöhle gebildet hat. Das befruchtete Ei landet nach seiner siebentägigen Wanderung genau in diesem Kissen, findet dort Nahrung und Schutz zugleich und kann sich zum Embryo weiterentwickeln.

Wurde das Ei nicht befruchtet, so kommt es mit Hilfe des zweiten Eierstockhormons, des Gestagens, zur Umwandlung des Schleimhautkissens und schließlich zur blutigen Abstoßung.

Die Menstruationsblutung ist also nichts anderes als ein Zeichen dafür, daß keine Schwangerschaft vorliegt, daß das von der Natur hergerichtete Schleimhautbett nicht benötigt und abgestoßen wird und daß Platz gemacht wird für die Wiederholung dieses biologischen Geschehens.

Diese zyklischen Vorgänge wiederholen sich von Monat zu Monat. Sie sind aber nicht vergleichbar mit dem Takt einer Maschine oder der Exaktheit eines Uhrwerkes. Als Zeichen eines lebendigen Prozesses finden sich große phasische Varianten, die sich in Veränderungen des Menstruationsrhythmus, der Regelstärke, der Blutungsdauer und des Blutungsbildes darstellen, ohne daß auch nur im geringsten ein krankhafter Prozeß vorliegt.

Die Wechseljahre

Eine grundsätzliche Veränderung erfährt der Hormonhaushalt zu Beginn der Wechseljahre, deren Beginn und Verlauf sehr stark von Erbeinflüssen abhängig ist.

Die Eierstöcke beginnen nun die Entwicklung befruchtungsfähiger Eizellen einzustellen. (Bei den Männern hat die Natur für einen derartigen sinnvollen Fortpflanzungsstopp nicht gesorgt.)

Gleichzeitig kommt es zu Unregelmäßigkeiten in der Östrogen- und Gestagenbildung, deren Produktion an die Eireifung gekoppelt ist.

Der Anfang der Wechseljahre ist hormonell gekennzeichnet durch eine verzögerte Eireifung und durch einen unvollständigen, verspäteten Eisprung, welcher eine verlängerte Östrogenbildung zur Folge hat. Gleichzeitig ist wenig Raum und Zeit für die Produktion der Gestagene. Da die Östrogeneinwirkung auf die Gebärmutterschleimhaut entsprechend lang und stark ist, kommt es zu einem verstärkten und oft blasenartigen Schleimhautaufbau, der durch die geringe Gestagenwirkung nicht ausreichend ausgeglichen werden kann. Es folgt nach einem verzögerten Eintritt der Regelblutung eine oft sehr starke, sehr lange, gelegentlich in eine Dauerblutung übergehende Blutung: die typische Wechseljahrsblutung.

Mit Hilfe von gestagenwirksamen biologischen Tropfen (z. B. Agnus castus) oder von künstlichen Gestagenen, die wenige Zyklustage lang eingenommen werden, ist dieses hormonelle Ungleichgewicht, das derartige unangenehme und angstauslösende Folgen haben kann, leicht auszugleichen.

Zumeist läßt die überschießende Östrogenproduktion nach wenigen Monaten ebenfalls nach, die Blutungen werden schwächer und seltener, bis sie schließlich ganz aufhören: Die Menopause ist eingetreten.

Mit dem Nachlassen der Hormonproduktion in den Eierstöcken ist die Hirnanhangdrüse in keiner Weise einverstanden. Wie ein Sklaven-

treiber versucht sie durch massive Ausschüttung von eierstockantrei-
benden Hormonen, diese nochmals anzufeuern. Da die Eierstöcke jedoch nicht mehr in der Lage sind, ausreichend zu reagieren, herrscht
große Aufregung in den hormonellen Gehirnzentren, die sich fort-
pflanzt in die umliegenden vegetativen Zentren des Gehirns. Und
nun kann das geschehen, was die Frauen als typische Wechseljahrsbeschwerden fürchten oder kennen und was nichts anderes bedeutet als
eine Gewitterperiode im vegetativen Regelsystem: Hitzewallungen und Schweißausbrüche, Herzklopfen und Herzrasen, Einschlaf-
und Durchschlafstörungen, Wassereinlagerungen, innere Unruhe- und
Angstzustände und sogar depressive Phasen.

Etwa zwei Jahre dauert es durchschnittlich, bis sich die Gehirnzentren auf die veränderte hormonelle Situation eingestellt haben. Dann
kehrt allmählich Ruhe ein. Allerdings gibt es auch Frauen, die mit 80
Jahren noch immer nächtliche Schweißausbrüche haben.

Bei etwa 20 Prozent aller Frauen in den Wechseljahren sind diese
vegetativen Symptome so stark, daß sie nicht gewillt oder in der Lage
sind, solche Einbußen an Wohlbefinden hinzunehmen. Sie entschließen
sich, Ersatzöstrogene in Verbindung mit Gestagenen einzunehmen. Da
die Gehirndrüsen kaum unterscheiden können zwischen den körpereigenen Östrogenen der Eierstöcke und den künstlich hergestellten
Östrogenen, die in Tabletten-, Pflaster oder Spritzenform verabreicht
werden, drosseln sie ihre Überaktivitäten auch, wenn sie durch Ersatz-
hormone quasi betrogen werden, die ihnen einen Erfolg ihrer Anstren-
gungen vorspiegeln.

Es soll hier nicht der Eindruck erweckt werden, als seien die Wechseljahre allein ein hormonelles Problem. Der sich verändernde und
schließlich nachlassende Hormonhaushalt bildet nur den passenden
Hintergrund für Konflikte, die sich, lebensgeschichtlich bedingt, in diesen Jahren beginnen aufzutürmen. Unruhen, die sich in der Biographie,
im sozialen Gefüge und im seelischen Gleichgewicht abspielen, sind oft
genug geeignet, das gesamte Lebenskonzept auf den Kopf zu stellen:
Die Kinder gehen aus dem Haus und hinterlassen eine Mischung aus
Leere und Ohnmacht. Die meisten Ehescheidungen fallen in diese
Jahre. Die Attraktivität läßt nach. Falten entstehen. Figur und Gewicht
verändern sich.

Die Frau, die in die Wechseljahre kommt, hat durchschnittlich noch 30 Jahre zu leben. Zumeist hat sie noch keine zwei Drittel ihres Lebensraumes durchschritten. Jetzt gerät sie an eine Grenze, an der sie Freiheiten verliert, z. B. die der Fruchtbarkeit. An derselben Grenze gewinnt sie aber auch Freiheiten. Da sie mit den neuen Freiheiten aber noch nicht so viel anzufangen weiß, wird sie unsicher, verzweifelt, gerät in Konflikte. Und während der Frauenkörper um so heftiger agiert, beginnt sich die Frauenseele einzupuppen. In der Stille des Kokons entwickelt sie neue Fähigkeiten, neue Flügel und kräftige Beißwerkzeuge, mit denen sie sich aus der Isolierung befreien kann. Wenn das geschafft ist, ist ein entscheidender Entwicklungsschritt getan, um genußvoll älter zu werden und mit gelassenen Augen in den Spiegel zu schauen.

So wichtig der Hormonersatz zur Beseitigung von einigen unangenehmen Wechseljahrssymptomen sein kann, zur Überwindung dieses Verpuppungsstadiums können die Östrogene eher hinderlich sein. Es besteht in unserer Gesellschaft die Tendenz, den Frauen zu suggerieren, daß es eine medikamentöse Möglichkeit gibt, sich um die Wechseljahre herumzudrücken, die unangenehmen Begleiterscheinungen einfach zu umgehen und sich den uralten Traum von ewiger Jugend und Schönheit zu erfüllen. So werden Erwartungen geweckt, die nicht erfüllt werden können und die die Chance zur Erneuerung, die die Zeit der Wechseljahre bietet, mit dem Makel der Krankheit und der Minderwertigkeit zunichte machen.

Doch nicht nur die hormonelle Behandlung steht für Frauen in den Wechseljahren zur Diskussion. Besonders häufig wird ihnen in dieser Lebensphase auch der Vorschlag zur Gebärmutterentfernung gemacht. Viele Frauen sind auch gerade jetzt besonders anfällig dafür, in diesen trügerischen «Ausweg» aus der Krise zu flüchten.

Die Sexualorgane der Frau

Stellt man sich den Bauch der Frau als ein Oval vor, das nach oben durch das Zwerchfell und nach unten durch den Beckenboden begrenzt ist, so liegen die Unterleibsorgane im unteren zentralen Bereich dieses Ovals. Dort sind sie zuverlässig geschützt durch einen Mantel, bestehend aus dem knöchernen Beckenring, Muskelgruppen, Sehnen und faserigen Platten, mit dem sie durch elastische Bänder beweglich vertäut sind. Zusätzlich sind sie geschützt durch einen Überwurf aus Bauchfell, das die Gebärmutter und die Eileiter zum großen Teil einhüllt. Zahlreiche Blut-, Nerven- und Lymphbahnen folgen diesen «Tauen» und Bauchfellfalten und binden so die Sexualorgane dynamisch in das lebendige Netzwerk des weiblichen Organismus ein.

Die Gebärmutter kann man sich vorstellen wie ein Muskelei, dessen spitzes Ende als Gebärmutterhals ein Stück weit in die Scheide wie in eine Hülse hineinragt. Der Eingang zur Gebärmutter von der Scheide her ist ein schmaler Kanal inmitten eines Grübchens im Gebärmutterhals, genannt Muttermund. Dieser wird durch eine Spiegeleinstellung von außen her sichtbar.

Nicht sichtbar ist der Gebärmutterkörper, der sich nach oben an den Gebärmutterhals anschließt und entweder nach vorn oder nach hinten oder gestreckt verläuft. Der Gebärmutterkörper einer jungen Frau hat in etwa die Größe eines Hühnereis. Später, besonders nach einer oder mehreren Geburten, vergrößert sich die Gebärmutter oft. Sie kann gänseeigroß und noch größer werden, um sich dann in der Menopause bis auf Taubeneigröße wieder zurückzubilden.

Wichtig zu wissen ist, daß die Größe der Gebärmutter an sich kein Platzproblem ist. Es ist bekannt, daß sich die Gebärmutter in der Schwangerschaft auf ein Vielfaches ihres normalen Umfangs vergrößert und daß die übrigen Bauchorgane einfach ausweichen.

Die Gebärmutterwand besteht aus kompliziert aufgebautem Muskelgewebe, das sich nicht willentlich bewegen läßt, jedoch außerordentlich empfindlich auf hormonelle, vegetative und psychische Reize reagiert. Die Gebärmutter kann sich zusammenziehen und auch ausdehnen, kann Flüssigkeit einlagern, und sie ist in der Lage, z. B. bei Erregung, die Form zu verändern. Sie produziert hormonähnliche Botenstoffe, die in den Kreislauf der Frau gelangen.

Die Gebärmutterhöhle ist mehr ein Gebärmutterschlitz, der gerade Platz bietet für die sich während des Zyklus auf- und abbauende Gebärmutterschleimhaut.

Die Eileiter gehen wie zwei dünne, etwa zehn Zentimeter lange Schläuche von beiden Seiten des oberen Teiles des Gebärmutterkörpers ab. Sie verbreitern sich am Ende trichterförmig und sind mit diesem Trichter nach allen Seiten hin beweglich, um die Eizelle auffangen zu können.

Die Eierstöcke liegen in unmittelbarer Nähe der Eileitertrichter. Sie sind gut mandelgroß und so gut im Bauchraum versteckt, daß sie bei der frauenärztlichen Untersuchung nicht getastet werden können, solange sie nicht vergrößert sind. Die Eierstöcke beherbergen von der Geburt an etwa 400 000 Eizellen und sind während der sogenannten geschlechtsreifen Zeit für die Eireifung, den Eisprung und die damit verbundene Produktion der «Sexualhormone» zuständig.

Ebenso wie die Gebärmutter sind die Eierstöcke je nach Lebens- oder Zyklusphase großen äußeren Veränderungen unterworfen. Typisch für die Eierstöcke ist die Bildung von größeren oder kleineren Zysten. Dies sind mit Flüssigkeit gefüllte Gewebesäckchen, die sich natürlicherweise vor dem Eisprung bilden, aber auch sonst z. B. bei Hormonstörungen von Zeit zu Zeit auftreten können.

Die Durchblutung der Eierstöcke, die sowohl für die Eireifung als auch für die Hormonproduktion wichtig ist, geschieht auf zwei unterschiedlichen Wegen, die von Frau zu Frau unterschiedlich ausgeprägt sind: Das eine Blutgefäß nimmt den Weg zu beiden Seiten der Gebärmutter über die Eileiter bis zu den Eierstöcken, während das andere direkt aus der Bauchschlagader zu den Eierstöcken führt. Niemand weiß, bei welcher Frau welcher Durchblutungsweg die Hauptversorgung für die Eierstöcke bedeutet.

Die Scheide ist ein durchschnittlich zehn Zentimeter langer weicher Kanal, der den Gebärmutterhals umschließt und mit diesem zusammen die Bauchhöhle nach unten verschließt. Die Scheidenwände liegen aneinander. Sie sind etwa drei Millimeter dick und bestehen aus einer Haut, einer Muskel- und einer bindegewebigen Schicht. Bei sexueller Erregung schwitzt die Scheide eine Flüssigkeit aus, die zusammen mit einer schleimigen Flüssigkeit aus dem Gebärmutterhals gleichzeitig für Schutz und für sexuelle Lust sorgt.

Die vordere Scheidenwand ist in ihrem oberen Teil großflächig mit der Blase verbunden, die sich nach oben auch auf den Gebärmutterhals fortsetzt. Im unteren vorderen Bereich ist die Scheide fest mit der Harnröhre verwachsen und enthält die Öffnung für die Harnröhre.

Die äußeren Geschlechtsorgane. Die Klitoris ist das Zentrum des sexuellen Lustempfindens der Frau. Sie ist sehr viel mehr als der nach außen sichtbare weiche Zapfen von etwa vier Millimeter Durchmesser und 2,5 Zentimeter Länge, der zwischen den behaarten äußeren Venuslippen (früher: Schamlippen) sichtbar wird und über eine Perle (früher: Schaft) mit Kapuze (früher: Vorhaut) verfügt. Verdeckt durch die Haut und das Muskelgewebe der Venuslippen und des Beckenbodens, wird der Scheideneingang umschlossen von blutgefäßreichem Schwellgewebe. Ebenso verläuft ein Strang von Schwellgewebe an der vorderen Scheidenwand entlang. Eine sexuell hochempfindliche Zone liegt in der Nähe der Harnröhre (Gräfenberg-Punkt, auch: G-Punkt).

Die inneren Venuslippen können in Größe und Form sehr unterschiedlich aussehen und bilden die Begrenzung für den Scheideneingang, der durch den Randsaum des Jungfernhäutchens sichtbar wird.

Der Beckenboden schließt das knöcherne Becken nach unten ab und muß gleichzeitig eine möglichst große Öffnung entstehen lassen für den Durchtritt des kindlichen Kopfes während der Geburt. Ein intakter Beckenboden ist wichtig für die Sitz- und Stehdynamik, da der Beckenbodenmuskel beiderseits an den Sitzhöckern befestigt ist. Er umschlingt den Mastdarm und die Scheide und wird verstärkt durch fasrige Platten und Bänder, die in ihrer Festigkeit sehr variabel sind. Die mit der Klitoris verbundenen Schwellkörper liegen auf dieser Muskel-Bänder-Platte.

2. Operations-Indikationen:
Erkrankungen, Veränderungen und Störungen der Gebärmutter

Strenggenommen gibt es nur wenige Frauenkrankheiten, die eindeutig eine Hysterektomie notwendig machen. Zumeist sind es sogenannte «gemischte» oder gar «weiche» Indikationen, die an eine Operation denken lassen. Dabei besteht bei den Frauen der Wunsch, die eine oder andere Unannehmlichkeit loszuwerden, das eine oder andere Symptom zu verlieren oder auch nicht mehr über Empfängnisverhütung nach-

denken zu müssen, im Vordergrund. Wenn Frauenärzte und Frauenärztinnen keine andere Ursache für die vorgetragenen Beschwerden
finden, neigen sie gelegentlich dazu, erhobene Befunde ein wenig größer und dramatischer darzustellen, als sie sind.

Beides zusammen kann dazu führen, daß Frauen leichten Herzens
einer Gebärmutterentfernung zustimmen, obwohl gar nicht geklärt ist,
ob die ärztlichen Befunde («Myome», «vergrößerte Gebärmutter»,
«Senkung» o. ä.) wirklich für ihre Beschwerden verantwortlich sind.

Im folgenden werde ich die Befunde und Erkrankungen, die am häu-
figsten Anlaß einer Gebärmutterentfernung sind, im einzelnen be-
schreiben, und zwar in der Reihenfolge ihrer Bedeutsamkeit für die
Gesundheit einer Frau. Es sollen Notwendigkeit, Sinn oder Unsinn
einer Operation diskutiert und Behandlungsalternativen aufgezeigt
werden. Im einzelnen geht es um
– Gebärmutterhalskrebs;
– Gebärmutterkörperkrebs;
– Gebärmutter-, Scheiden-, Blasen- und Darmsenkung;
– Endometriose;
– Myome.

Der Gebärmutterhalskrebs

Der Gebärmutterhalskrebs entwickelt sich über Jahre im Bereich des
Gebärmutterhalses und des Muttermundes. Man weiß heute, daß diese
Krebsart durch eine besondere Herpesvirusart hervorgerufen werden
kann. Häufig sind jüngere Frauen betroffen.

Durch die Krebsvorsorge können der Gebärmutterhalskrebs bzw.
Zellveränderungen am Gebärmutterhals bereits mit großer Sicherheit
rechtzeitig erkannt werden, da der Ort der Krebsentstehung von außen
unmittelbar zugänglich ist. Mit einem Spatel oder einem Watteträger
werden bei der Vorsorgeuntersuchung Zellen von der Schleimhaut des
Muttermundes und des Gebärmutterhalses abgenommen. Diese Zellen
werden auf einen Objektträger abgestrichen, mit einer Flüssigkeit
fixiert, in einer ganz bestimmten Art (nach Papanicolao = *Pap*) gefärbt
und dann mikroskopisch untersucht.

Als Ergebnis sind fünf Einstufungen des untersuchten Präparates
möglich:

Pap I und II: Die Zellen sind in Ordnung, es besteht kein krankhafter Befund.

Pap III und III d: Es gibt eine gewisse Unruhe in den Zellen, die auf eine Infektion hinweisen. Auch völlig harmlose Viren können diesen Befund verursachen. In vielen Fällen ist er rückbildungsfähig. Dieser Befund sollte in sechsmonatigem Abstand kontrolliert werden. Sonst besteht kein Handlungsbedarf.

Pap IV und IV a: Die Schleimhautzellen weisen in sich bösartige Veränderungen auf. Da sie sich aber noch nicht vermehrt haben und auch noch keine Tochtergeschwülste bilden können, handelt es sich noch nicht um eine bösartige Erkrankung. Entsprechend wird diese Veränderung auch als Null-Krebs, als Oberflächenkrebs oder medizinisch als Carcinoma in situ bezeichnet.

Obwohl bekannt ist, daß sich auch diese Veränderungen gelegentlich (bis zu 50 Prozent) wieder zurückbilden, gilt der Oberflächenkrebs bereits als Vorstufe einer Krebserkrankung. Er ist therapiebedürftig, auch wenn die Zeit nicht drängt. Zum Beispiel kann eine Schwangerschaft noch in Ruhe geplant oder ausgetragen werden.

Zur Behandlung des Oberflächenkrebses muß eine Konisation durchgeführt werden. Dabei wird ein auf die Gebärmutterachse zentriertes kegelförmiges Gewebestück herausgeschnitten, das einen großen Teil des äußeren Muttermundes und des Gebärmutterhalses beinhaltet. Falls sich bei der Untersuchung des ca. daumenendgliedgroßen Gewebestückes herausstellt, daß die Veränderungen nicht sicher im Gesunden entfernt wurden, kann die Konisation nochmals wiederholt werden.

Eine Gebärmutterentfernung ist zur Therapie des Oberflächenkrebses nicht erforderlich. Nach der Konisation schließt sich der Gebärmutterhals wieder und formiert sich neu. Wegen der erhöhten Nachblutungsgefahr sollten zehn Tage Bettruhe eingehalten werden.

Während der folgenden Schwangerschaften ist erhöhte Vorsicht geboten. Nicht selten hält der Verschluß des Gebärmutterhalses nicht mehr dicht, so daß späte Fehlgeburten oder Frühgeburten drohen. In diesem Fall wird ein Bändchen um den Gebärmutterhals gelegt, das die Schwangerschaft schützt.

Pap V: Bei diesem Befund ist davon auszugehen, daß ein Gebärmutterhalskrebs vorliegt, manchmal auch ein Gebärmutterkörperkrebs. Da

Da gelegentlich Verwechslungen und Fehlbestimmungen vorliegen, sollte der Abstrich vorsichtshalber kontrolliert werden.

Die Behandlung des Gebärmutterhalskrebses richtet sich nach der Ausbreitung des Krebses. In den meisten Fällen muß eine Gebärmutterentfernung unter Mitnahme einer kleinen Scheidenmanschette, eventuell mit Entfernung der Eierstöcke, und eine Entfernung des Beckenbindegewebes mit seinen Lymphdrüsen vorgenommen werden («Wertheimoperation»). Auch eine Nachbestrahlung kann erforderlich sein.

In einigen Fällen wird nur eine Bestrahlungsbehandlung durchgeführt. Die Genesungschance nach Behandlung eines Gebärmutterhalskrebses ist gut.

Der Gebärmutterkörperkrebs

Der Gebärmutterkörperkrebs («Corpuscarcinom») entwickelt sich tief in der Verborgenheit der Gebärmutterhöhle. Es handelt sich um einen langsam wachsenden Drüsenkrebs, der wegen der Dicke der Gebärmuttermuskulatur lange auf die Gebärmutter beschränkt bleibt. Aus diesem Grunde hat dieser Krebs sehr gute Heilungschancen, auch wenn er bei der Krebsfrüherkennungsuntersuchung nur selten entdeckt wird.

Wie bei jeder Krebserkrankung gibt es auch hier Übergangsstadien, die als Krebsvorstadium gelten.

Häufiger erkranken ältere Frauen, die spät in die Menopause kamen und zudem korpulent sind. Die Zuckerkrankheit bedeutet ein gewisses zusätzliches Risiko. Aber auch jüngere Frauen können betroffen sein.

Frauen, die über längere Zeit nur Östrogene ohne den Zusatz von Gestagenen eingenommen haben, erkranken deutlich öfter. Es spricht also vieles dafür, daß sich der Gebärmutterkörperkrebs entwickelt unter dem Einfluß von Östrogenen bei fehlender Einwirkung von Gestagenen.

Glücklicherweise macht sich das Corpuscarcinom frühzeitig bemerkbar durch Blutungen in der Menopause. Derartige Blutungen können aber auch durch gutartige Schleimhautveränderungen, z. B. durch Polypen in der Gebärmutter, verursacht werden.

Mit Hilfe einer Ultraschallsonde, die in die Scheide eingeführt wird, sind Schleimhautveränderungen in der Gebärmutterhöhle sehr gut sichtbar zu machen.

Die endgültige Diagnose bringt eine Ausschabung der Gebärmutterhöhle, die zur Gewinnung von Schleimhautgewebe führt, welches dann feingeweblich untersucht wird.

Ist ein Corpuscarcinom diagnostiziert, ist die Hysterektomie unumgänglich. Sicherheitshalber werden auch die Eierstöcke entfernt. Gelegentlich ist eine Nachbestrahlung oder eine Antiöstrogen-Behandlung erforderlich.

Die sogenannte adenomatöse Hyperplasie (geschwulstartige Verdikkung) der Gebärmutterschleimhaut gilt als Vorstadium des Corpuscarcinoms. Ergibt die histologische Untersuchung diese Diagnose, sollte die Gebärmutterhöhle künftig sehr sorgfältig kontrolliert werden. Dies kann mit Hilfe der Scheidensonografie und durch Kontrollausschabungen geschehen. Aus Sicherheitsgründen ist auch eine Gebärmutteroperation zu erwägen.

Die Gebärmutter-, Scheiden-, Blasen- und Darmsenkung

Die Gebärmutter ist in ihrer zentralen Position im kleinen Becken beweglich verankert durch sieben Gewebebänder unterschiedlicher Länge und Stärke, die nach vorn in die Bauchdecke, zur seitlichen Bekkenwand und nach hinten zum Kreuzbein ziehen. Stützende und haltende Bindegewebsfasern verlaufen auch zwischen Gebärmutterhals und Blase und zum Mastdarm.

Auch die Scheide ist mechanisch gesehen nicht nur ein Anhängsel der Gebärmutter, sondern besitzt ein eigenes Haltesystem nach allen Seiten hin.

Den Abschluß des kleinen Beckens nach unten bildet der Beckenboden, der aus mehreren, sich ergänzenden Muskel- und Faserplatten besteht, die den Scheiden- und Darmausgang umschlingen.

Ein wichtiger, vielfach übersehener Halt für die Gebärmutter besteht in der Saugwirkung der luftleeren Bauchhöhle auf die Unterleibsorgane. Diese Haftungswirkung funktioniert allerdings nur, solange die Bauchmuskulatur straff ist und sich die Bauchdecke nicht nach innen vorwölben kann.

Die Hauptursache für die Entstehung von Senkungen sind Überdehnungen der die Gebärmutter und die Scheide haltenden Bänder, die Ausweitung der Scheide und die Auswalzung des Beckenbodens sowie die Erschlaffung der Bauchdecken.

In erster Linie sind es Schwangerschaften und Geburten, die diese Auswirkungen auf den sogenannten Halteapparat der Unterleibsorgane haben. Aber auch schwere körperliche Arbeiten können bei entsprechender Veranlagung zur Senkung führen. Sportliche Aktivitäten, die mit einer Erhöhung des Bauchinnendruckes einhergehen, sind ebenfalls als Senkungsursache bzw. als Ursache für eine Senkungsverschlimmerung auszumachen.

Während der Schwangerschaft werden die Bauchdecke gedehnt und die Haltebänder zum Teil auf ein vielfaches ihrer ursprünglichen Länge ausgezogen. Diese geraten dann während der Geburt unter große Zug- bzw. Druckeinwirkung. Durch den Durchtritt des kindlichen Köpfchens wird die Scheide zusammen mit der Blase stark überdehnt und die Beckenbodenarchitektur extrem belastet. Nur bei wenigen bindegewebsstarken Frauen schnurren die Bänder und Muskeln wieder auf ihre ursprüngliche Länge und Elastizität zurück.

Bei bindegewebsschwächeren Frauen oder bei Frauen mit großen Kindern oder bei Frauen, die eine unsachgemäße Geburtsführung im Kreißsaal erfuhren, bleiben die Bänder verlängert, unelastisch, die Scheide erweitert und der Beckenboden und die Bauchdecke erschlafft.

Folge ist, daß die Gebärmutter, der Schwerkraft folgend, auf das Scheidenniveau hinuntersackt, das sie durch die verlängerten Bänder erreicht. Sie nimmt dabei die mit ihr und der Scheide verwachsene Blase und den ebenfalls mit der Scheide verwachsenen Enddarm mit.

Der Halteapparat kann so ausgedehnt sein und der Beckenboden so wenig Widerstand haben, daß die Gebärmutter vor den Scheideneingang fällt und die Scheide praktisch ausgestülpt wird. Dies nennt man dann *Gebärmuttervorfall*.

Bei Betrachtung des Scheideneinganges einer liegenden Frau, die an einer Gebärmuttersenkung leidet, sieht man dann folgendes Bild, das sich im Stehen noch verstärkt:

Die äußere Scheide ist nicht verschlossen durch die kleinen Venuslippen, sondern klafft auseinander. Oft sind die etwas vorgewölbte vordere Scheidenwand mit dem Harnröhrenwulst und der Harnröhrenöffnung und die hintere Scheidenwand mit der Mastdarmaussackung zu sehen. Schon bei geringem Pressen wölbt sich vorn eine etwa tischtennisballgroße Scheidenaussackung vor, die der in Richtung Scheide ausbuchtenden Harnblase entspricht.

Ebenso kann sich die hintere Scheidenwand vorwölben, die eine Ausbuchtung des Mastdarms zur Scheide hin bewirkt.

Die Beschwerdebilder, die durch eine Gebärmutter- und Scheidensenkung hervorgerufen werden, sind vielfältig und hängen von der Ausprägung der Senkung und der Betroffenheit der in Mitleidenschaft gezogenen umliegenden Organe ab. Auch das Ausmaß der körperlichen Belastung spielt eine Rolle.

Durch den Zug der Gebärmutter an den schlaffen Bändern können ziehende Schmerzen im Bauch und besonders auch im Kreuz auftreten. Auch ein unangenehmes Druckgefühl ist nicht selten.

Die unangenehmsten *Senkungsbeschwerden* betreffen die *Blase*, deren komplizierter Verschlußmechanismus durch den Druck der Gebärmutter und die Blasen-Scheidenaussackung gestört sein kann. Typisch für eine Senkungsblase ist der unwillkürliche Abgang von Urin bei plötzlichen Preßbewegungen wie z. B. beim Husten und beim Niesen. Aber auch beim Springen oder Laufen oder bei bestimmten Gymnastikübungen kann Urin abgehen.

Nicht zu verwechseln ist diese sogenannte Belastungsinkontinenz mit der *Streßblase*, die nichts mit einer Senkung zu tun hat! Die Streßblase, die bis zur Streßinkontinenz gehen kann, beruht vielmehr auf einer Störung des Nervensystems der Blase, das die Blasenmuskulatur versorgt. Sie äußert sich in Form von häufigem Harndrang und einem ständigen Blasendruck. Nach Kaffeegenuß, bei Aufregung und Anspannung oder wenn nur ein Wasserhahn tröpfelt wird die Blase aktiv.

Die Streßblase ist nicht mit operativen Eingriffen zu beheben. Hier helfen nur konservative Behandlungsmethoden. Aber auch in allen anderen Fällen ist eine Gebärmutterentfernung als «Therapie» der Harninkontinenz eher fragwürdig. Man weiß aus wissenschaftlichen Untersuchungen, daß 40 von 100 Frauen bereits sechs Monate nach der Operation erneut unter einer Harninkontinenz leiden, daß sich die Inkontinenz bei einigen verschlechtert und bei wenigen eine absolute Harninkontinenz eintritt. Es ist wahrscheinlich, daß die Gebärmutter sogar völlig unschuldig an der Inkontinenz ist.

Grundsätzlich gilt also, daß erst alle konservativen Behandlungsmethoden ausgeschöpft sein sollten, bevor eine Operation ins Auge gefaßt wird.

Was tun bei einer Senkung?

Bei entsprechender Veranlagung entsteht eine Senkung vor und während der Geburt, verschlechtert sich durch Haus- und Gartenarbeit und durch das zunehmende Tragegewicht der Kinder.

Sie «bricht aus» während der Wechseljahre, indem sie sich bemerkbar macht durch die Unfähigkeit, bei kleinen Erschütterungen den Urin zu halten, durch Druckgefühl nach unten und ein unangenehmes Ziehen. Fast die Hälfte aller Frauen über 40 leiden an einer Harninkontinenz.

Die sinnvollste «Therapie» besteht in der Vermeidung der Senkung durch vorsorgliche Maßnahmen vor und während der Geburt, durch ausgleichende Beckenbodenübungen nach jeder körperlichen Belastung und durch das Erlernen unschädlicher Körperhaltungen während der Arbeit. Nicht zu vergessen ist die Kontrolle des Körpergewichtes. Sehr korpulente Frauen drücken durch ihr Gewicht die Unterleibsorgane nach unten.

Folgende Fragen geben Auskunft über die Selbstwahrnehmung des Beckenbodens und über die Gefühle, die mit seiner Schwäche verbunden sind:

— Habe ich überhaupt ein Gefühl für meinen Beckenboden? Wenn ja, ist es ein entspanntes oder ein angespanntes Gefühl?
— Bin ich in der Lage, die Beckenbodenmuskulatur anzuspannen (oder kneife ich einfach nur den Po zusammen)?
— Wie nehme ich den Beckenboden wahr bei den unterschiedlichsten Gelegenheiten; z.B. beim Wasserlassen, beim Geschlechtsverkehr, beim Sport?
— Welche Einstellung habe ich zu dieser Körperregion. Empfinde ich Scham, ist es eine Tabuzone? Fällt es mir schwer, z.B. über die Harninkontinenz zu sprechen?
— Habe ich überhaupt schon einmal mit meiner Ärztin über dieses Thema gesprochen, oder habe ich es immer «vergessen»?
— Wie groß ist meine Scham, darüber zu sprechen, daß ich das Wasser nicht halten kann?

Erst wenn Sie sich selbst im klaren sind über Ihre Einstellung und Reaktionsweise zu diesem Problem, sind Sie in der Lage, eine Behandlung in Angriff zu nehmen.

Je nach dem Schweregrad der Senkung, dem Ausmaß der begleitenden Harninkontinenz und unter Berücksichtigung der Gefühlsstörung im Bereich der Beckenbodenmuskulatur müssen unterschiedliche Behandlungsmethoden angewendet werden.

Diese beruhen alle auf den Prinzipien der Physiotherapie und sollten zumindest zu Beginn unter Anleitung einer erfahrenen Krankengymnastin erfolgen. Es kommen krankengymnastische Übungen, durchblutungsfördernde Maßnahmen und Wassereinflüsse zur Anwendung.

Die Erfolgsquote dieser Bemühungen liegt bei über 50 Prozent. Es lohnt sich also, es einmal zu versuchen.

Am einfachsten sind die bekannten *Kegelübungen*, mit deren Hilfe der Gynäkologe Dr. Kegel zu seinem eigenen Erstaunen erfolgreich war bei der Behandlung der Belastungsinkontinenz. Diese sind jedoch nur sinnvoll, wenn die Beckenbodenmuskulatur auch gespürt und bewegt wird, also wenn After und Scheide wenigstens andeutungsweise nach innen gezogen werden können.

Sehr mühsam ist das Training der Beckenbodenmuskulatur, wenn überhaupt keine Fähigkeit vorhanden ist, diese zu spüren und zu betätigen. Es müssen dann auf neurophysiologischem Weg Neubahnungen erfolgen.

Die Stemmübungen nach Brunkow gehen in diese Richtung. Sie dienen der Schulung der Körperempfindung und gleichen Dysbalancen im Beckenbodenbereich aus.

Bewährt hat sich eine Methode, bei der eiförmige Kunststoffgewichte wie ein Tampon in die Scheide eingeführt werden und von dieser gehalten werden müssen. Durch steigende Gewichte und Verlängerung der Tragezeiten wird die Beckenbodenmuskulatur so trainiert, daß lästige Beschwerden verschwinden und die Blase dicht wird.

Bei älteren Frauen mit sehr starker Senkung, bei denen eine Operation nicht gewünscht oder nicht mehr möglich ist, kann ein Kunststoffring oder ein schalenartiges Pessar eingelegt werden. Dadurch werden die Gebärmutter und die Blase bzw. der Darm mechanisch am Austritt vor die Scheide gehindert. Da der Ring ca. alle sechs Wochen gereinigt und gewechselt werden muß und sehr häufig Reizerscheinungen der Scheide auftreten, ist diese Methode nur dann anzuwenden, wenn alle anderen Möglichkeiten versagen oder nicht in Frage kommen.

Wasser in jeder Form erleichtert das Einziehen der Bauch- und der

Beckenmuskulatur: Nach regelmäßig durchgeführten speziellen Übungen im Bewegungsbad, besonders wenn dieses solehaltiges Wasser enthält, beobachten wir die zunehmende Fähigkeit der Frauen, die Gebärmutter, die Scheide und die Blase nach oben zu ziehen und auch oben zu halten.

Durchblutungsfördernde Maßnahmen unterstützen die krankengymnastischen Übungen.

Hier kann schon eine Mikrowellenbehandlung hilfreich sein. Auch durch Akupunktur und Neuraltherapie werden Erfolge erzielt. In den Frauenheilbädern werden Moorpackungen und Moorbäder sowie Scheiden-Moortamponaden oder Sole-Scheidenspülungen verabreicht.

Meinen Patientinnen empfehle ich das Büchlein von Helle Gotved: Harninkontinenz ist überwindbar.[1] Helle Gotved beschreibt in einfacher und sehr eindrücklicher Form die Ursachen, Auswirkungen und die Selbstbehandlungsmöglichkeiten der Harninkontinenz.

Endometriose

Die Endometriose, das Chamäleon unter den Unterleibserkrankungen, ist eine sehr merkwürdige, in «vielen medizinischen Farben schillernde» Erkrankung. Sie kann die Gebärmutter und die Eileiter befallen (Endometriosis interna), befindet sich jedoch zumeist in den Eierstöcken und verstreut auf dem Bauchfell im Bereich des kleinen Beckens bis hinein in den Douglasschen Raum, der den tiefsten Punkt der Körperhöhle bildet (Endometriosis externa). In seltenen Fällen finden sich Endometrioseherde auch in entfernteren Organen wie zum Beispiel in der Blase, im Darm, im Nabel und im Blinddarm.

Bis heute weiß man nicht genau, wie es zu einer Endometrioseerkrankung kommt. Sicher ist lediglich, daß die Endometrioseherde feingeweblich dem Gewebe der Gebärmutterschleimhaut sehr ähnlich sind. Man nimmt an, daß Gebärmutterschleimhaut zu irgendeiner Lebenszeit durch die Eileiter in den Bauchraum wandert oder gespült wird. Wie bei den meisten Erkrankungen spielen jedoch auch Veranlagung, Immunreaktionen und vor allem seelische Faktoren eine Rolle.

Wie Gebärmutterschleimhaut schwellen auch die Endometriose-

1 Helle Gotved: Harninkontinenz ist überwindbar. Stuttgart 1983 (Hippokrates)

herde unter Einwirkung von Östrogenen an und beginnen dann zu bluten, wenn die Gebärmutterschleimhaut auch blutet, nämlich zu Beginn der Menstruation. Je nach Lage und Ausprägung der Endometriose verursachen sowohl das zyklusabhängige Anwachsen und Anschwellen der Herde als auch das Ab- und Einbluten der Herde sehr unterschiedliche Veränderungen, Symptome und Folgeerscheinungen.

Typisch für das Vorliegen einer Endometriose sind generell zyklusabhängige Schmerzen im Unterbauch. Häufig beginnen die Schmerzen einige Tage vor der erwarteten Regel, verstärken sich und haben ihren Höhepunkt während der Blutung, dann nämlich, wenn die Endometrioseherde in ihre Umgebung hinein bluten.

Sitzt die Endometriose in der Gebärmuttermuskulatur, erfolgen die Blutungen zwischen die Muskelfasern und bewirken oft schmerzhafte und auch starke und langanhaltende Blutungen.

In den Eileitern führen Endometrioseherde zu Verdickungen und Vernarbungen und können durch Verschluß und infolge eingeschränkter Beweglichkeit der Eileiter zu Unfruchtbarkeit führen. Auch wenn die Eileiter selbst nicht betroffen sind, kann eine Endometrioseerkrankung allein wegen der «Milieuirritation» im kleinen Becken Ursache für Unfruchtbarkeit sein. Auf den Eierstöcken kommt es durch das Abbluten der Endometrioseherde oft zu mehr oder weniger großen Blutzysten, die wegen ihrer Farbe und der Beschaffenheit des alten Blutes auch als Schokoladenzysten bezeichnet werden.

Oft befinden sich viele der dunkelblau bis violett gefärbten Knötchen und Knoten (Stecknadelkopf- bis Kirschgröße) auf dem Bauchfell, dem Blasendach und dem Darm aufsitzend und verursachen dort organabhängige Beschwerden, die oft nur sehr schwer diagnostizierbar sind. In der Menopause verschwinden die Endometrioseherde. Sie können durch Östrogenbehandlung zu neuem Leben erwachen.

Die Drei-Phasen-Behandlung der Endometriose

Um es vorweg zu sagen: Die Endometriose ist nur in ganz seltenen Fällen berechtigter Grund zur Entfernung der Gebärmutter. Nur dann, wenn die Endometriose die Gebärmutter in Form einer Adenomyosis uteri (siehe Seite 239) verändert und sich die Beschwerden durch eine Hormontherapie nicht beeinflussen lassen, kann einmal eine Hysterektomie sinnvoll werden.

Die besten Behandlungsergebnisse der Endometriose werden durch einen Dreiklang diagnostischer und therapeutischer Maßnahmen erzielt:

1. Phase: Um eine Endometriose zweifelsfrei feststellen zu können, ist eine Bauchspiegelung (Pelviskopie) erforderlich. Dabei werden möglichst alle im Bauchraum sichtbaren Endometrioseherde verkocht oder ausgeschält. Bei Kinderwunsch werden gleichzeitig die Eileiter auf Durchgängigkeit geprüft. Auch Verwachsungsstränge können durchtrennt werden.

2. Phase: Noch verbliebene kleinere Herde oder nicht sichtbare Herde, z. B. in den Eileitern, werden durch eine spezielle Hormonbehandlung, die ca. sechs Monate dauert, beseitigt. Es werden Gestagen, z. B. Orgametril, Antigonadotropine, z. B. Winobanin, oder Gn-Rh-Analoga, z. B. Enantone-Gyn oder Zoladex-Gyn, eingesetzt.

3. Phase: Besonders bei Kinderwunsch sollte am Ende der Hormonbehandlung nochmals eine Bauchspiegelung durchgeführt werden, um eventuell verbliebene Herde entfernen zu können.

Pelviskopische oder auch laparoskopische Operationen.
Die Unterbauchspiegelung (Pelviskopie) und pelviskopische Operationen sind schonende Verfahren zur Diagnose und Therapie von vielen gynäkologischen Erkrankungen.

Die Pelviskopie erfolgt in Narkose nach Einblasen von Gas in die Bauchhöhle. Das Pelviskop (eine Art Fernrohr, durch das auch feine chirurgische Instrumente eingeführt werden können) wird durch einen kleinen Schnitt in der Nabelgrube in die Bauchhöhle geschoben. Mikroskopisch genau werden die Veränderungen an den Unterleibsorganen sichtbar.

Die Domäne der pelviskopischen Operation sind die Entfernung von Eierstockzysten und von Endometrioseherden, Sterilitätsoperationen, die Eileiterschwangerschaft und die Lösung von Verwachsungen.

Es können aber auch Myomausschälungen, die Entfernung eines erkrankten Eierstockes oder gar der Gebärmutter durch das Pelviskop erfordern.

Letztere Eingriffe erfordern große Erfahrung und Kunstfertigkeit und sollten den darauf spezialisierten Zentren vorbehalten sein.

Auch pelviskopische Operationen können kompliziert verlaufen und dürfen nur unter strenger medizinischer Indikation vorgenommen werden.

(vgl. auch den Beitrag von I. Stratenwerth, S. 41 f)

Myome

Unter dieser gewichtigen Diagnose, Myome oder «uterus myomaticus», die die männliche Endung «us» für das weibliche Gebärorgan benutzt, werden in Deutschland jährlich etwa 70 000 Gebärmütter entfernt (zum Thema Zahlen siehe Seite 36).

Was ist das für eine Krankheit, die so viele Frauen befällt und die in so großer Anzahl eine große Bauchoperation erforderlich macht? Oder ist es vielleicht gar keine Krankheit, sondern nur eine harmlose Neubildung, wie etwa eine Warze, ein Grützbeutel oder ein Hühnerauge?

Das Wesen der Myome

Myome sind gutartige Geschwülste in der Gebärmutterwand, die wie Jahresringe eines Baumstammes Schicht um Schicht anlagern können und oft ein Vielfaches der Gebärmuttergröße erreichen.

Über die Hälfte aller Frauen entwickelt zumeist schon im vierten Lebensjahrzehnt kleine Myome, die in den folgenden Jahren Größe und Form verändern und weitere Myome produzieren können, die aber häufig auch unverändert bleiben.

Wie es zur Myomentstehung kommt ist unbekannt. Wahrscheinlich spielt die Erbanlage eine Rolle. Nach der Myomentstehung sorgt ein unregelmäßiger, östrogenbetonter Hormonhaushalt für das Wachstum der Knoten. Die Myomgröße ist sehr stark abhängig vom Zyklustag. So erklärt es sich, daß ein und dasselbe Myom vor Einsetzen der Menstruationsblutung um einige Zentimeter größer gemessen werden kann als nach der Menstruation.

Myome sind aber auch abhängig von der aktuellen Stimmung der Frau. Besonders unterdrückter Familienärger macht sich gerne «Luft» durch eine Größenzunahme der Gebärmutter. Dabei handelt es sich zunächst nicht um ein reales Wachstum, sondern es muß sich um eine Art Flüssigkeitseinlagerung handeln, die sich nach Verschwinden des Ärgers wieder zurückbildet. Bleibt der Konflikt, wächst auch das Myom.

In der Menopause, also nach Aufhören der Östrogenproduktion, werden alle Myome kleiner. Mit dem Östrogenentzug wird ihnen quasi der Dünger entzogen. Auch sehr große Myome unterliegen diesem Schrumpfungsprozeß, und bei älteren Frauen sind es oft nur noch winzige, der Gebärmutter aufsitzende Murmeln, die an die einst stattlichen Geschwülste erinnern. Ebenso wie die Myomentstehung kann auch die Myomschrumpfung vorübergehend Beschwerden verursachen.

Aussehen und Lage der Myome

Eine Gebärmutter mit Myomen ist vielhöckrig, uneben, hat viele Knöllchen und Knollen und erinnert an eine geballte Faust oder eine Kartoffel. Mehr noch, sie fühlt sich auch an wie eine Faust oder eine Kartoffel, also derb und wenig elastisch.

Myome sind bindegewebige Knoten, die sich nach allen Richtungen entwickeln können. Sitzen sie auf der Gebärmutter, können sie bis zur Kopfgröße heranwachsen, ohne Beschwerden zu verursachen. Die Frauen bekommen dann ein Bäuchlein und wundern sich über die harte Geschwulst, die sie bei voller Blase oberhalb des Venushügels bemerken. Der Zyklus ist bei dieser sogenannten subserösen, also unter der Außenhaut liegenden Myomlage zumeist nicht verändert.

Liegen dagegen viele kleinere Myome innerhalb der Gebärmutterwand, haben sie also eine sogenannte intramurale Lage, treten gelegentlich Beschwerden auf, weil sich die Myome zwischen den vorhandenen Gebärmuttermuskeln entwickeln und diese unter Druck setzen. Dies kann schmerzhaft sein, besonders in der zweiten Zyklusphase und vor der Regel. Während der Regel ist die Gebärmuttermuskulatur dann nicht mehr in der Lage, sich ausreichend zusammenzuziehen, so daß sich die Schleimhaut nur verzögert ablöst und die blutenden Gefäße sich nicht rechtzeitig wieder verschließen. So können verstärkte, verlängerte und auch schmerzhafte Regelblutungen auftreten.

Myome, die sich nach hinten in Richtung auf den Darm und das Kreuzbein ausbilden, verursachen manchmal Darmbeschwerden und diffuse Kreuzschmerzen, die zumeist zyklusabhängig sind.

Die meisten Probleme machen Myome, die sich in die Gebärmutterhöhle hineinentwickeln, die sogenannten submukösen Myome. Sie
drängen den Innenraum auseinander und irritieren die Gebärmutterschleimhaut. Die Folge sind oft unregelmäßige, starke und oft auch
dauerhafte Blutungen, die zu Blutarmut führen können.

Von den Gefahren der Myome

Im Falle einer Myombildung in der Gebärmutter gibt es eigentlich nur
eine Situation, die eine Hysterektomie nahelegt: die fortschreitende
Blutarmut ab ca. zehn gProzentHb bzw. eine dauerhafte Absenkung des
Bluteisenspiegels durch sehr starke und verlängerte Blutungen, die
durch Medikamente nicht beseitigt werden kann (siehe auch Seite 121 f).
Durch den Blutverlust kommt es zu einer Herabsetzung der Sauerstoff-
versorgung des Organismus und zu Mangelzuständen an den Zellen, so
daß diese auf eine Notversorgung umstellen müssen. Da der Frauenkörper gewohnt ist, Blutverluste zu regulieren, treten oft erst bei sehr niedri-
gen Eisen- bzw. Hämoglobin(Hb)-Werten Beschwerden auf. Typische
Zeichen für einen Eisenmangel nach Blutverlust sind Schlappheit,
leichte Ermüdbarkeit, Stimmungsschwankungen, Herzklopfen und
Herzjagen, Schwindel, Blässe, oft brüchige Nägel und Haarausfall.

Ein oft genanntes Risiko, das aber äußerst selten vorkommt, ist die
sarkomatöse Entartung eines Myoms. Es ist anzunehmen, daß ein Ge-
bärmuttersarkom von Anfang an bösartig ist und gar nichts mit der
Myomstruktur zu tun hat. Dennoch sollte ein schnell wachsendes
«Myom» sonographisch regelmäßig kontrolliert werden.

Das Absterben eines durchblutungsgestörten Myoms ist ein außerordentlich seltenes Ereignis. Ebenso selten kommt es vor, daß ein
Myom sich um seinen eigenen Stiel dreht und gangranös (jauchig zer-
fallend) wurde. Bei sehr ungünstiger Lage des Myoms kann es unter
Umständen im Einzelfall zu einem Harnleiterstau kommen.

Der Entschluß zur Operation

Die schwierige Frage, wann ein «uterus myomatosus» denn nun operiert werden sollte, läßt sich – abgesehen von den äußerst seltenen akuten Ereignissen – nicht so einfach beantworten. Die Myomgröße und
eventuelle Gefahren, die aus den Myomen erwachsen, machen eine Hysterektomie jedenfalls nur sehr selten erforderlich.

Also können es nur noch die subjektiven, Myom-bedingten Beschwerden sein, die die Frau an einen Punkt kommen lassen, an dem ihre Lebensqualität in größerem Umfang beeinträchtigt ist. Und diese Meßlatte, an der sie sich die Hysterektomie überlegt, wird bei jeder Frau an anderer Stelle und in anderer Höhe liegen.

Dies bedeutet, das die Myomtherapie weitgehend von der Schmerzgrenze, von der individuellen Leidenstoleranz, vom Leidenswillen und von der Selbstverantwortung der Myomträgerinnen abhängt und somit in das Ermessen der Frauen selbst gestellt werden muß. Frauenärzte können hier nur eine beratende Funktion haben.

Manche Frauen wachsen an ihrem Kampf mit den Myomen um die Gebärmutter.

Anderen ist die Erhaltung dieses Organes nicht so wichtig. Sie entschließen sich, wenn die Beschwerden zunehmen, sich von ihrer Gebärmutter zu trennen. Wenn dieser Schritt gründlich überlegt und vorbereitet ist, überstehen sie die Operation meist gut.

Und schließlich gibt es Frauen, die sich von der Entfernung ihrer Gebärmutter insgeheim die Lösung ganz unterschiedlicher Probleme erhoffen. Sie «bepacken» die Gebärmutter samt ihrer vielleicht kleinen Myömchen mit allem möglichen Ballast, mit Eheproblemen, Depression und Frust und lassen sich oft viel zu schnell eine Entfernung des ungeliebten Organes «verordnen», in der trügerischen Hoffnung, daß dieser Schnitt auch ihre Probleme wegnimmt…

Es sind oft die letztgenannten Frauen, die am meisten unter der Hysterektomie leiden, denn sie entschlossen sich unter falschen Voraussetzungen zur Operation.

Was tun bei Myomen?
Die Myomentstehung, das Myomwachstum und die Myombeschwerden sind abhängig von vererbten (anlagebedingten), hormonellen und psychischen Faktoren. Bei allen konservativen Therapieverfahren geht es nicht darum, die Myome zu beseitigen, sondern sie am Wachstum zu hindern und die Beschwerden zu beseitigen.

Besonders die *hormonellen* Faktoren, die eine Disharmonie im Hormonhaushalt mit Überwiegen der Östrogene bewirken und somit zum Wachstum der Myome beitragen, lassen sich leicht beeinflussen. Dies ist deshalb so wichtig, weil diese Dysbalance nicht nur die Myome wachsen läßt, sondern auch für unregelmäßigen und hohen Schleimhautaufbau in der Gebärmutter sorgt. Myome *und* diese Schleimhautveränderungen (glandulär-cystische Hyperglasie genannt) bewirken dann die gefürchteten Myom- oder Wechseljahrsblutungen, die oft direkt ins Krankenhaus bzw. auf den Operationstisch führen.

In der Therapie muß es also darum gehen, der überhöhten Östrogenwirkung auf Myome und Schleimhaut eine ausreichende Gestagenwirkung entgegenzusetzen. Dies sollte logischerweise so lange geschehen, bis am Ende der Wechseljahre auch die Östrogenproduktion nachläßt. Dann ist die Gefahrenzone überstanden, und die Myome schrumpfen von selbst.

Als Basis für diesen Hormonausgleich sind die Agnus-castus-Präparate (Mönchspfeffer) sehr gut geeignet. Sie haben eine gestagene Wirkung und können als Langzeittherapie angewendet werden. Agnus-castus-Präparate nehmen die Myome sozusagen an den Zügel. Es normalisieren sich zumeist die Regelabstände und die Regelstärke. Auch die Schmerzen lassen allmählich nach.

Reicht dies nicht aus, können die fehlenden Gestagene zyklusgerecht, d. h. in der zweiten Zyklusphase durch künstlich hergestellte Gestagenpräparate (auch dies sind weibliche Hormone), ersetzt werden. Da längst nicht jede Frau jedes Gestagen verträgt, muß geduldig ausprobiert werden, welches Präparat in welcher Dosierung paßt.

Auch die Behandlung mit Gestagenen sollte längerfristig durchgeführt werden und kann beruhigt erst beendet werden, wenn trotz Gestageneinnahme keine oder kaum eine Blutung mehr eintritt.

Wichtig zu wissen, daß Östrogene in und nach den Wechseljahren die Myome wieder zum Wachstum anregen. Falls Östrogene unumgänglich sind, müssen kurzfristige Kontrolluntersuchungen durchgeführt werden.

Auch die *psychische* Komponente bei der Myomentstehung und beim Myomwachstum muß berücksichtigt werden. Familienärger und unterdrückter Zorn, aber auch die Unfähigkeit zu entspannen, lassen die Gebärmutter Knollen bilden und die Schleimhaut anschwellen.

Konfliktlösungen sind also gefragt, wenn nötig mit Hilfe der Ärztin oder der Psychotherapeutin. Entspannungsübungen, wie z. B. autogenes Training, Yoga, Tai-Chi oder Meditationen, sind hilfreich. Unter den vielen Angeboten kann jede Frau die ihr gemäße Entspannungsform finden.

Eine wirksame Myomdiät gibt es nicht. Fastenkuren verursachen eher Angstreaktionen der Gebärmutter, die nicht selten beginnt, stark zu bluten. Dagegen ist eine ausgewogene, vollwertige kalziumreiche Kost mit viel Frischkostanteilen optimal für den Stoffwechsel der Frau. Zucker in jeder Form, Weißmehle und Schweinefett sollten vermieden werden. Da Nikotin den Hormonhaushalt stark beeinträchtigt, sollte das Rauchen aufgegeben werden.

Und wenn es doch einmal stark blutet? Keine Panik, jede akute Blutung bei einem Uterus myomatosus hört wieder auf, auch wenn gelegentlich der Blutfarbstoff (Hämoglobin) stark absinkt.

Wichtig ist, daß die Gebärmutter jetzt Ruhe braucht. Legen Sie sich so rasch wie möglich mit etwas hochgelagerten Beinen hin.

Ein Eisbeutel, in ein dünnes Tuch gewickelt, kommt auf den Unterbauch und ein zweiter für kurze Zeit in die Kreuzbeinregion. Die Kälte von außen kann durch einen heißen Tee von innen kompensiert werden. Für die nächste starke Blutung sind blutungsstillende Tropfen, z. B. Seneciontropfen und Methergintropfen, im Apothekenschrank hilfreich.

Dauert die Blutung länger an, so ist, auch wenn sie schwächer wird, eine gynäkologische Untersuchung erforderlich. In den meisten Fällen ist es möglich, die Blutung hormonell zu stoppen.

Die Ausschabung (Abrasio): Bei unregelmäßigen oder verlängerten Blutungen unklarer Herkunft wird oft eine Ausschabung empfohlen. Dabei geht es darum, eine Krebserkrankung der Gebärmutter auszuschließen oder kleine blutende Polypen aus der Gebärmutterhöhle zu entfernen.

Bei der Abrasio wird nach Aufdehnung des Muttermundes und des Gebärmutterhalses die Gebärmutterschleimhaut (Endometrium) durch eine Kürette (ein rund gebogenes Messer mit einem langen Stil) rundum entfernt und zur feingeweblichen Untersuchung gegeben. Unter dem Mikroskop können dann Krebserkrankungen, Polypen oder Veränderungen auf hormoneller Basis diagnostiziert werden. Die so entfernte Gebärmutterschleimhaut wächst innerhalb eines Zyklus wieder nach. Bis auf wenige Ausnahmen bedeutet die Ausschabung keine Therapie der Blutungen.

Die operative Entfernung der Gebärmutterschleimhaut: Anders als bei der Abrasio (der Ausschabung) wird bei der Endometrium-Ablation die Gebärmutterschleimhaut endgültig entfernt, so daß nur noch sehr schwache oder gar keine Blutungen mehr auftreten.

In Deutschland haben wir mit dieser Methode, bei der unter Sicht durch ein Hysteroskop (eine Art Teleskop, das durch den Gebärmutterhals in die Gebärmutterhöhle eingeführt wird) das Endometrium durch einen Schneidedraht mit Stromzufuhr oder durch Laserstrahlen oder durch einen sogenannten Roller-ball entfernt wird, noch nicht sehr viel Erfahrung. Es gibt auch noch keine Langzeituntersuchungen mit dieser Methode.

Auch für diesen Eingriff, bei dem immerhin monopolarer Hochfrequenzstrom benutzt wird, gilt, daß er nur von Ärzten durchgeführt werden sollte, die mit dieser Methode sehr erfahren sind.

Myome und Schwangerschaft

Auch bei jüngeren Frauen sind Myome nicht ganz selten. In den meisten Fällen sind sie jedoch kein Schwangerschaftshindernis. So kann in aller Ruhe abgewartet werden, bis eine Schwangerschaft eintritt. Ebenso ist der Verlauf der Schwangerschaft bis auf wenige Ausnahmen ungestört. In den ersten Monaten vergrößern sich die Myome oft etwas. Sie lagern, wie die anderen Genitalorgane auch, Flüssigkeit ein. Später werden sie, wie die Gebärmutterwand, weich und verschwinden quasi in der sich vergrößernden Gebärmutter.

Befinden sich die Myome an der Basis des Uterus, so thront die Fruchthöhle mit dem Fötus oft unbehindert über den Myomen. Sind diese auf dem Gebärmutterkörper gewachsen, so findet die Schwangerschaft im unteren Gebärmutterkörper einen geschützten Platz.

Die Geburt kann auch bei großen Myomen normal verlaufen. Es ist jedoch möglich, daß ein Kaiserschnitt notwendig wird.

Nach der Geburt formieren sich die Myome wieder an alter Stelle.

Gegen die Einnahme einer gestagenbetonten Pille zur Empfängnisverhütung ist nichts einzuwenden. Die Verhütung mit einer Spirale kann Schwierigkeiten bereiten.

Falls die erhoffte Schwangerschaft nach etwa zwei Jahren nicht eintritt, müssen zunächst die üblichen Untersuchungen zur Abklärung der nicht-myombedingten Ursachen erfolgen. Das sind u. a. Hormonuntersuchungen auf der Basis der Basaltemperaturkurve und die Fruchtbarkeitsuntersuchung des Partners. Eine Bauchspiegelung gibt Aufschluß über die Lage der Myome und über die Durchlässigkeit der Eileiter. Ist dies alles in Ordnung, können wir davon ausgehen, daß die Myome so ungünstig sitzen, daß eine Schwangerschaft verhindert wird.

Eine medizinische Neuheit, die allerdings tief in den weiblichen Hormonhaushalt eingreift, hilft möglicherweise weiter:

Seit einigen Jahren wird ein künstliches Hormon hergestellt (GnRH-Analoga), das die Wirkung des körpereigenen Führungshormons (GnRH), das in einer Gehirndrüse gebildet wird und sämtliche Hormonvorgänge im Körper anschiebt und reguliert, praktisch außer Kraft setzt. Die Östrogenproduktion wird gedrosselt, die Myome haben keine Nahrung mehr, sie schrumpfen auf etwa die Hälfte ihrer ursprünglichen Größe. Nach etwa sechs Monaten ist der optimale Therapieerfolg zu verzeichnen. Als Nebenwirkungen dieser Behandlung treten vorübergehend typische Wechseljahrsbeschwerden unterschiedlicher Ausprägung auf wie z. B. Hitzewallungen und Schweißausbrüche, Herzklopfen und Kopfschmerzen. Die Menstruationsblutungen hören vorübergehend auf. In seltenen Fällen kann es auch zu Verstimmungszuständen kommen. Alle diese Erscheinungen verschwinden nach Therapieende.

Da nach Absetzen der Therapie der Hormonbetrieb mit Macht wieder anläuft, wachsen die Myome sehr schnell wieder zu voller Größe heran. Um dies unmöglich zu machen, werden die kleingewordenen Myome am Ende der Hemmtherapie chirurgisch entfernt, sie werden aus der Gebärmutter geschält (enukleiert). Wichtig ist, daß der Frauenarzt, der diese Therapie einleitet und überwacht, eine gynäkologische Abteilung findet, deren Ärzte Erfahrung mit der Myomenukleation haben und die auch motiviert sind, diese sehr sorgfältig durchzuführende Operation zu machen.

Nach der Operation kann es dann zumeist nach ganz kurzer Zeit zur Schwangerschaft kommen. Damit aber die Operationswunden so gut verheilen, daß die operierte Gebärmutter den Strapazen einer Schwangerschaft gewachsen ist, sollte drei Monate nach der Operation eine Schwangerschaft vermieden werden.

3. Die Hysterektomie, und was Sie darüber wissen sollten

Vor dem Krankenhausaufenthalt

Nach gründlicher Überlegung haben Sie sich zur Operation entschlossen. Sie vereinbaren einen Aufnahmetermin mit dem Krankenhaus, das Ihnen von Ihrer Frauenärztin nach medizinischen Gesichtspunkten empfohlen wurde: Der Aufnahmetermin sollte nicht während der Menstruationsblutung sein oder kurz davor. Zu dieser Zeit ist die allgemeine Blutungsbereitschaft des Organismus größer, so daß mit höheren Blutverlusten zu rechnen ist.

Sie sollten darüber nachdenken, ob Sie vorsichtshalber eine Blutkonserve mit Ihrer eigenen Blutflüssigkeit anlegen lassen wollen (Eigenblutspende). Die meisten Krankenhäuser verfügen über eine derartige Patienten-Blutbank.

Bitte versuchen Sie nicht, sämtliche Familien- und Haushaltsangelegenheiten der nächsten vier Wochen im voraus zu erledigen. Unterlassen Sie derartige mütterliche Kraftakte. Alleinstehende Frauen können sich in aller Ruhe zuverlässige Helfer suchen zum Blumengießen, zur Versorgung der Haustiere und zum Leeren des Briefkastens.

Ein Krankenhausaufenthalt in Verbindung mit einer großen Bauchoperation ist eine Strapaze für den Organismus. Je erschöpfter Sie in die Operation gehen, desto höher ist die Komplikationsrate und desto länger dauert die Heilphase. Ein Kurzurlaub, ein geruhsames Wochenende, leichte vitaminreiche Kost, der Verzicht auf Alkohol und Zigaretten sind die beste Vorbereitung auf Ihre Operation.

Vor der Operation

Am ersten Krankenhaustag werden Blutuntersuchungen durchgeführt. Es wird die Lunge geröntgt, das Harnwegssystem überprüft. Eventuell erfolgt eine internistische Untersuchung, nachdem ein EKG gemacht wurde. Auch der Narkosearzt wird sich mit Ihnen beschäftigen.

Alle Konzentration müssen Sie nun auf die Untersuchung und das Aufklärungsgespräch mit der Stationsärztin verwenden, die übrigens nicht auch die Operateurin sein muß.

Ärztlicherseits wird immer wieder bemängelt, daß sich die Frauen gar nicht so sehr für die Information vor der Operation interessieren.

Dies ist verständlich, weil der innere Kompaß zu dieser Zeit eingestellt ist auf die Ängste und Sorgen, die das bevorstehende Operationsgeschehen verursacht, und nicht so sehr auf sachliche Information. Dennoch, die Aufklärungspflicht besteht vor der Operation, danach wird niemand mehr Zeit für die Beantwortung Ihrer Fragen haben.

Bereiten Sie sich also gut auf das Informationsgespräch vor! Es werden nur die Fragen beantwortet, die Sie stellen!

Auf der Station erhalten Sie ein *Merkblatt zum Aufklärungsgespräch mit dem Arzt* (siehe Seite 210 ff). Anhand dieses Blattes, das auch der Arzt benutzt, können Sie sich ein Bild von der Operation machen und von den häufigsten Komplikationen, die während und nach der Operation eintreten können.

Formulieren Sie Ihre Fragen vor und bitten Sie die Ärztin bzw. den Arzt, eine kleine Skizze zur Operation zu entwickeln. Sie können sich dann besser vorstellen, was geschieht.

Folgende Themenbereiche sollten vor der Operation angesprochen werden:

1. Grundsätzliches:
- Sie werden im Krankenhaus nochmals gynäkologisch untersucht. Lassen Sie sich das Untersuchungsergebnis erklären und überprüfen Sie, ob die Diagnose mit der, die Sie bereits kennen, übereinstimmt. Wenn nicht, fragen Sie nach.
- Formulieren Sie, welches Ergebnis Sie von der Operation erwarten (z. B. Schmerzfreiheit, Blutungsfreiheit, dichte Blase etc.) und fragen Sie nach, mit welcher Wahrscheinlichkeit dieses Operationsergebnis erreicht werden kann.
- Sprechen Sie über Ihre Ängste und Ihre Zweifel. Stellen Sie Fragen nach den Dingen, über die man nicht so gerne redet, nach dem Geschlechtsverkehr zum Beispiel (bei älteren Frauen wird oft gefragt, ob Geschlechtsverkehr noch gewünscht wird. Sagen Sie niemals nein. Es kann passieren, daß die Scheide weitgehend zugenäht wird).

2. Technische Abläufe:

- Wird die Gebärmutter durch die Bauchdecke oder durch die Scheide entfernt? Warum?
- Besteht die Gefahr, daß auch ein Eierstock oder beide Eierstöcke entfernt werden? (Betonen Sie, daß Ihnen die Eierstöcke wichtig sind, auch wenn Sie über 50 Jahre alt sind.)
- Wird eine Senkungsoperation (sogenannte Plastik) angeschlossen?
- Was kann passieren, wenn wider Erwarten etwas Bösartiges gefunden wird?
- Welche Komplikationen während der Operation sind die häufigsten?
- Welche Komplikationen nach der Operation sind die häufigsten? Wie kann ich sie vermeiden?

3. Zeitliche Abläufe:

- Wann und von wem werde ich operiert?
- Wann komme ich in den Operationstrakt?
- Wie lange wird die Operation ungefähr dauern?
- Brauche ich einen Katheter, wenn ja, wie lange?
- Komme ich auf die Intensivstation? Wenn ja, wie lange?
- Ab wann bin ich wieder ansprechbar? Wann kann der Partner oder die Freundin einmal kurz hereinschauen?
- Wann ist Abführtag? Ab wann kann ich wieder trinken und essen?
- Wie lange muß ich mit einem Krankenhausaufenthalt rechnen?
- Wann kann ich wieder meine Hausarbeit erledigen und welche? (Einschränkungen?)
- Ab wann kann ich wieder berufstätig sein? (Einschränkungen?)

Erst wenn alle Ihre Fragen beantwortet sind, können Sie beruhigt Ihre Einwilligungserklärung unterschreiben, die eine Art Partnerschaftsvertrag mit dem operierenden Arzt darstellt. (Zur rechtlichen Bedeutung dieser Einwilligungserklärung vgl. den Beitrag von Karin Richter auf Seite 197.)

Der Operationstag

Am Abend vor der Operation bekommen Sie von der Nachtschwester eine Schlaftablette, die Sie beruhigt einnehmen können.

Vor der Operation erfolgt eine äußere und innere Reinigung durch Dusche und Abführmittel. Sie bekommen ein Operationshemd, das sich hinten durch ein Bändchen schließen läßt, und ein Häubchen, um die Haare zu bedecken. Die Rasur der Schambehaarung findet erst im Operationssaal statt.

Auf der Station verabreicht die Schwester eine Beruhigungsspritze. Im Operationstrakt werden Sie zunächst in einen Vorraum gebracht. Die Narkoseärztin stellt sich vor, mißt den Blutdruck und legt eine Dauerkanüle in eine Armvene, in die ein Vornarkosemittel gespritzt wird. Dieses bewirkt sofort eine bleierne Müdigkeit. Die Spannung weicht einer totalen Gleichgültigkeit. Sie nehmen kaum noch wahr, daß Sie in den Operationssaal gefahren werden. Die vielen vermummten Menschen dort sind nur noch schemenhaft zu erkennen. Die Umlagerung auf den Operationstisch merken Sie kaum. Ein paar beruhigende Worte durch den Operateur, der sich über Sie beugt. Die Anästhesistin spritzt das Narkosemittel in die Vene. Dann spüren Sie nichts mehr.

Die abdominale Totaloperation
(Entfernung der Gebärmutter durch die Bauchdecke)
Die Patientin ist bis auf ein kleines viereckiges Feld in der Schamhaargrenze durch blaue Tücher abgedeckt. Die Tücher sind mit kleinen spitzen Klemmen in der Haut verankert.

Am Kopfende hantiert die Anästhesistin und kontrolliert die Atmung, den Puls, den Herzschlag und den Blutdruck. Sie achtet darauf, daß nur soviel Narkosemittel wie nötig gegeben werden.

Am Fußende hat die OP-Schwester ihre Instrumente auf einen kleinen Tisch geordnet. Sie hält gut markierte, feuchtwarme Tücher bereit. Der Operateur begibt sich auf die linke Seite der Patientin. Auch der erste und zweite Assistent nehmen ihre Stellung zu beiden Seiten der Patientin ein. Das Operationsfeld wird nochmals gründlich gereinigt, es wird eine schützende Operationsfolie aufgeklebt, und die Operation beginnt.

Die Haut und das darunterliegende Fettgewebe werden etwa in Höhe der Schamhaargrenze quer durchschnitten. Kleine, blutende Gefäße werden mit einer elektrischen Sonde verkocht. Unterhalb der Fettschicht, die oft viele Zentimeter dick ist, kommt die Faszie zum Vorschein, eine harte, faserige, weiße Platte, die die Bauchmuskeln einhüllt.

Diese wird durchtrennt und von den Bauchmuskeln bis zum Nabel abgelöst. Das Operationsgebiet umfaßt also ein Dreieck, dessen Basis in der Schamhaargrenze und dessen Spitze etwas unterhalb des Nabels liegt. Nach Auseinanderdrängen des geraden Bauchmuskels, Durchtrennen der darunterliegenden Faszie und vorsichtiger Eröffnung des Bauchfells wird der Blick frei in den Bauchraum.

Die Därme werden in feuchtwarme Tücher gepackt und weggeschoben.

Infolge der Rückenlagerung der Patientin sind die Unterleibsorgane zurückgesunken. Wie ein blankes Relief heben sie sich von der Rückwand des schüsselförmigen kleinen Beckens ab, das den unteren Teil des Körpers bildet. Dieser Effekt kommt zustande durch das Bauchfell, das wie ein kompliziert gefaltetes Seidentuch das Becken auskleidet und die Organe schützend einhüllt. Unter diesem Tuch ist in der Mitte der Gebärmutterkörper sichtbar, der mit der Harnblase eine Einheit bildet. Rechts und links sind die Eileiter zu erkennen. Sie haben am Ende einen Trichter, der mit kleinen Fangarmen versehen ist. Die Eierstöcke, ca. mandelgroße, grau-weißliche Gebilde, liegen in einer breiten Bauchfellfalte, die sich zwischen der Gebärmutter und den Eileitern ausspannt.

Um die Gebärmutter entfernen zu können, muß sie zunächst aus ihrer Umgebung herausgeschält werden: Die Eileiter und die Bauchfellfalte, in der die Eierstöcke sitzen, werden am Gebärmutterkörper abgeschnitten. Dabei werden auch Blutgefäße, die die Eierstöcke versorgen, durchtrennt. Sie müssen sorgfältig abgebunden werden.

Dann werden das Bauchfell, die Gebärmutter und Blase bedeckt, zerschnitten, und die Blase wird aus ihrer festen Verbindung mit der Gebärmuttervorderwand gelöst und abgeschoben bis in Höhe des Scheidengewölbes.

Es erfolgt nun das Absetzen der Gebärmutter von ihren seitlichen Bauchfellfalten. Dabei ist höchste Achtsamkeit geboten, denn hier verlaufen große Blutgefäße, Lymph- und Nervenbahnen und die Harnleiter. Schließlich werden die darmnahen, nach hinten verlaufenden Bänder durchtrennt.

Nun ist die Gebärmutter praktisch freigelegt und hat über den Gebärmutterhals nur noch eine Verbindung mit der Scheide. Diese wird eröffnet und rundum und so gebärmutternah wie möglich abgeschnitten.

Die Gebärmutter wird in eine Schale gelegt.

Die Scheide wird durch Nähte sofort wieder verschlossen. Ebenso wird das Bauchfell durch eine Rundnaht zugenäht. Dabei legt sich die Harnblase in die leere Gebärmutterhöhle, mit der sie verwachsen wird. Mit großen Tupfern wird nochmals auf Bluttrockenheit kontrolliert. Die Tücher werden herausgenommen und gezählt.

Der Bauch wird in Schichten wieder verschlossen. Am Ende bleibt eine kleine, kaum sichtbare, quer verlaufende Hautnaht.

Die vaginale Totaloperation
(Entfernung der Gebärmutter durch die Scheide)
Durch die Scheide wird die Gebärmutter entfernt, wenn diese nicht sehr stark vergrößert ist und wenn die Scheide relativ weit ist, wie es bei der Genitalsenkung meistens der Fall ist.

Die Beine der Patientin sind gespreizt und mit Tüchern verhängt. Es sind nur die Scheidenöffnung und die kleinen und großen Venuslippen zu sehen.

Die Operateurin sitzt wie bei der Untersuchungssituation auf einem Hocker davor. Die Assistenten stehen in halb gebückter Stellung auf sehr engem Raum rechts und links von der Operateurin.

Nach ausgiebiger Reinigung des Operationsgebietes wird ein mit einem Gewicht versehener breiter Haken eingesetzt, der die Scheide und den Damm nach hinten zieht. Dann wird der Muttermund angehakt und die Gebärmutter nach unten gezogen. Damit wird gleichzeitig die auf Scheide und Gebärmutter aufsitzende Blase nach unten gezogen. Die Scheidenhaut wird von der Harnröhrenöffnung bis zum Gebärmutterhals aufgeschlitzt, der untere Harnblasenpol wird aufgesucht und die Blase aus ihrer Verbindung mit der Scheide und dem Gebärmutterhals gelöst. Sie wird so weit wie möglich nach oben geschoben. Der Gebärmutterhals wird rund umschnitten und aus seiner

Haut geschält. Dann wird er rundum aus seinen Verbindungen gelöst, der Bauchraum wird an seiner untersten Aussackung eröffnet, nun wird von unten her die Gebärmutter skelettiert, bis am Ende die Eileiter und die Mutterbänder durchschnitten werden. Nach Herausnahme der Gebärmutter erfolgt der Verschluß der Bauchfellwunde unter sorgfältiger Versorgung der Eierstocks- und Bänder-Stümpfe. Die Scheidenwunde wird verschlossen. Allerdings wird die Scheidenschleimhaut nicht ganz vernäht, damit sich bildende Wundflüssigkeit abfließen kann.

Die vordere und hintere Beckenbodenplastik

An die vaginale Totaloperation wird bei Vorliegen einer Senkung zumeist die vordere und hintere Beckenbodenplastik angeschlossen. Dies ist eine plastische, also eine wiederherstellende Operation und hat nichts mit dem Material Plastik zu tun.

Bei dieser Operation kommt es darauf an, daß es gelingt, nach der Hysterektomie aus dem auseinandergewichenen Bindegewebe, das zwischen Blase und Scheide liegt, ein festes Bindegewebslager zu formen, durch das die Harnröhre neu unterpolstert und die Blase oben gehalten wird. Im Anschluß daran wird ein schmaler Streifen Scheidenhaut in Längsrichtung weggeschnitten. Die Scheide wird fest mit den Bändern verbunden, die zuvor die Gebärmutter hielten. Danach wird die Scheidenwunde verschlossen.

Bei Vorliegen einer Rektozele (Darmsenkung) wird eine sogenannte hintere Plastik durchgeführt. Dabei wird zunächst die hintere Scheidenschleimhaut von der Rektozele gelöst. Es folgt die Darstellung der darunterliegenden Levatormuskulatur, die zumeist weit auseinandergewichen ist. Diese Muskeln werden ebenso wie das Bindegewebe benutzt zur Unterpolsterung des Darmes, so daß die Aussackung in Richtung Scheide nicht mehr möglich ist. Dann werden ebenfalls ein schmaler Scheidenstreifen und ein Stück Dammhaut abgeschnitten, die Scheidenränder wieder vernäht und die Dammhaut verschlossen. Es muß darauf geachtet werden, daß beim Dammaufbau nicht ein Stich zuviel genäht wird. Bei zu hoch genähtem Damm können später sehr unangenehme Beschwerden beim Geschlechtsverkehr auftreten.

Nach der Operation

Sie wachen richtig erst wieder in Ihrem Zimmer auf oder im Intensivpflegeraum. In den nächsten Stunden dösen Sie vor sich hin. Die Infusion tropft und wird von Zeit zu Zeit von der Schwester ausgewechselt, die auch regelmäßig Puls und Blutdruck, die Urinausscheidung im Katheterbeutel (zumeist wird bei gynäkologischen Operationen ein Katheter gelegt) und die Darmgeräusche überprüft. Schon am Abend des Operationstages werden Sie aufgefordert, sich auf die Bettkante zu setzen und die Beine herunterhängen zu lassen, damit der Kreislauf in Schwung kommt.

Die Nacht ist zumeist unruhig, der Bauch fängt an, weh zu tun, das Umdrehen fällt schwer. Die Nachtschwester gibt bereitwillig eine Schmerzspritze.

Am nächsten Morgen werden Sie zum Waschen schon aus dem Bett gejagt. Der Weg zum Waschbecken ist lang und beschwerlich. Sie kommen sich uralt vor. Die Schwester hilft Ihnen mit ein paar aufmunternden Worten. Diese sogenannte Frühmobilisation ist zusammen mit den Thrombosespritzen und den Kompressionsstrümpfen bedeutsam, um eine Thrombose der Bein- oder Beckenvenen zu vermeiden. Sie selbst können mit einer Bettgymnastik dazu beitragen, daß das Blut nicht ins Stocken kommt, indem Sie sehr häufig Finger, Hände, Arme, Füße und besonders die Beine bewegen. Dabei ist das Anspannen und Lockerlassen der Wadenmuskulatur wichtig.

Lachen ist gesund. Sie ahnen gar nicht, wieviel es zu Lachen gibt, wenn man eigentlich gar nicht lachen möchte, weil es weh tut. Drücken Sie beide Hände fest auf den Bauch, das macht das Lachen und auch das Husten leichter.

Am dritten Tag ist Abführtag. Sie erhalten ein Abführmittel oder eventuell ein Klistier, damit der Darm in Gang kommt. Nun gibt es auch wieder etwas zu essen. Auch der Katheter wird am zweiten oder dritten Tag wieder gezogen. Achten Sie selber drauf, ob das Wasserlassen wieder funktioniert, sonst muß nochmals katheterisiert werden.

Die nächsten Tage sind geprägt durch eine Art Euphorie, daß alles überstanden ist. Die Schmerzen sind gut zu ertragen. Darm und Blase muckern noch etwas. Das ist aber normal, heißt es. Familie und Freunde sind zur Stelle. Die wenigen Schritte auf dem Gang oder zum

Kiosk werden stolz kommentiert. Komisch, daß man den Bauch noch nicht einziehen kann und daß er noch so hart ist. Etwas blutiger, gelegentlich unangenehm riechender Ausfluß weist darauf hin, daß die Wunde tief in der Scheide noch nicht ganz geschlossen ist. Ein leichter Juckreiz kündigt die neu sprießende Schambehaarung an. Nach einer Woche werden die Fäden gezogen oder die Klammern gelöst. Ein letzter leichter Verband. Die Abschlußuntersuchung ergibt keine Besonderheiten, und es wird der Entlassungstermin festgelegt.

Komplikationen

Während der Operation
Glücklicherweise sind schwerwiegende Komplikationen während der Operation sehr selten und mit großer Wahrscheinlichkeit zu beherrschen.

Dennoch sollte nicht verschwiegen werden, daß, wie bei jeder anderen Operation, ein gewisses Risiko nicht ausgeschlossen werden kann. Medizinstatistiken[1] zeigen, daß zwischen 0,1 und 0,35 Prozent der Hysterektomien Komplikationen nach sich ziehen, die tödlich enden.

Der *akute Kreislaufkollaps* bis hin zum Herzstillstand ist ein äußerst seltenes Ereignis, das immer sofort bemerkt wird, so daß sehr schnell wirkungsvolle Gegenmaßnahmen ergriffen werden können.

Eine stärkere Blutung während der Operation aus einem größeren Gefäß wird ebenfalls selten gefährlich. Dieses wird abgebunden. Mehrere kleine blutende Gefäße werden verkocht. Eine vor der Operation hergestellte Eigenblutkonserve kann sehr hilfreich sein zum Wiederauffüllen des Blutes.

Denken Sie selbst daran, während oder vor Beginn der Menstruationsblutung keine Operation zuzulassen. Zu diesem Zeitpunkt ist die Blutungsbereitschaft groß.

Die Verletzung, Durchtrennung oder Unterbindung eines oder beider *Harnleiter*, die in der Bauchfellfalte neben der Gebärmutter

---

1 vgl. G. Stark: Qualitätssicherung in der operativen Gynäkologie. In: *Gynäkologie und Geburtshilfe* 3/87
  E. Strobel: Komplikationen bei und nach Hysterektomien. In: Fortschritt der Medizin. 110. Jg. 1992, Nr. 35–36

verlaufen, ist bei ungünstigen anatomischen Verhältnissen oder auch durch einen ungeübten Operateur möglich. Falls dies sofort bemerkt wird, kann der Schaden sogleich behoben werden.

Eine Verletzung der *Blase* kommt besonders bei voroperiertem Bauch (Kaiserschnitt!) zuweilen vor. Das Loch wird während der Operation wieder zugenäht.

Eine Verletzung des *Darmes* wird ebenfalls wieder repariert. Nach der Operation muß dieser Bauch dann besonders sorgfältig überwacht werden: Durch Übertritt von Darmbakterien in die Bauchhöhle kann es zur Bauchfellentzündung kommen.

In den Stunden und Tagen nach der Operation
All die Komplikationen, die während der Operation geschehen, können auch in der ersten Zeit nach der Operation eintreten. Manchmal werden Verletzungen auch erst nach der Operation bemerkt.

Der *Kreislauf* muß nach dem Erwachen aus der Narkose sehr sorgfältig überwacht werden. Es kann auch danach zu einem Kreislaufschock kommen. Ebenso muß die Zunge daran gehindert werden, zurückzufallen und so die Atemwege zu verlegen. Das versehentliche Einatmen von Schleim kann eine *Lungenentzündung* nach sich ziehen.

Eine *Blutung* in den ersten postoperativen Tagen wird rasch festgestellt, wenn ein Abfluß nach außen besteht. Klingeln Sie sofort nach der Schwester, wenn Sie fließendes Blut aus der Scheide bemerken.

Eine Blutung nach innen entsteht, wenn sich ein abgebundenes Gefäß wieder öffnet. Dies kann gefährlich werden. Eine größere innere Blutung macht sich bemerkbar durch wachsende Bauchdeckenspannung und durch sich verschlechternde Kreislaufverhältnisse. Zeichen dafür sind Blässe, Schwitzen, hoher Puls und Übelkeit.

Eine Blutung im Bereich der operierten Bauchdecke läßt eine Blutgeschwulst entstehen.

Bei stärkeren Nachblutungen muß nochmals operiert werden.

Eine Verletzung oder Durchtrennung beider *Harnleiter*, die während der Operation nicht bemerkt wurde, ist danach leicht zu diagnostizieren. Der Urinbeutel bleibt leer!

Ist ein Harnleiter unterbunden, kommt es zu einem Nierenstau. Das macht starke Schmerzen und kann per Ultraschalluntersuchung festgestellt werden. Generell bedeutet Blut im Urinbeutel, daß eine Verletzung im Bereich des Harnwegssystems stattgefunden hat.

Eine unbemerkte *Blasenverletzung* bewirkt zumeist unwillkürlichen Urinabgang durch die Scheide. Es handelt sich dabei oft nur um sehr kleine Blasen-Scheiden-Fisteln, die gelegentlich von selbst verheilen, meistens jedoch operativ verschlossen werden müssen.

Bleibt eine *Darmverletzung* unbemerkt, kann dies sehr schlimme Folgen haben. Durch den Durchtritt von Stuhlgang in die Bauchhöhle entsteht eine Bauchfellentzündung mit nachfolgender Darmlähmung. Es muß sofort operiert werden.

Eine Darmlähmung kann auch ohne Darmverletzung vorkommen, wenn die Darmfunktion am dritten postoperativen Tag nicht wieder in Gang kommt. Es gibt sehr wirkungsvolle Medikamente dagegen.

Thrombosen der Beinvene oder der Beckenvenen sind durch die wirkungsvolle Thromboseprophylaxe sehr selten geworden (siehe Seite 132). Noch seltener wird eine *Embolie* beobachtet. Dennoch – wenn plötzliche starke Schmerzen im Brustkorb auftreten, verbunden mit Atemnot und Kreislaufstörungen, oder wenn Sie Blutbeimengungen im abgehusteten Schleim (oder Auswurf) haben, sagen Sie sofort Bescheid.

Es läßt sich nicht vermeiden, daß kleine Mengen von Bakterien ins Operationsgebiet gelangen. In seltenen Fällen können sich *Abszesse* im Bauchraum bilden, die sich zumeist sehr rasch abkapseln.

Auch die *Wundheilung* kann in einer der Bauchdeckenschichten durch Entzündungsvorgänge verzögert sein. Häufig sucht sich die dadurch entstehende Flüssigkeit ihren Weg nach außen, so daß die äußere Naht nur wenige Zentimeter breit eröffnet werden muß. Gelegentlich geht die gesamte Bauchwunde wieder auf und muß neu versorgt werden.

4. Der normale Heilungsverlauf und seine kleinen Tücken

Bei den meisten Frauen treten nach der Hysterektomie keine schwerwiegenden gesundheitlichen Störungen auf. Im Gegenteil, sie fühlen sich nach einiger Zeit wieder wohl, nehmen ihre gewohnte Tätigkeit auf und haben auch in der Partnerschaft keine Probleme.

In den ersten Tagen und Wochen nach der Krankenhausentlassung jedoch sind einige größere und kleinere Beschwernisse üblich, mit denen die meisten Frauen im Windschutz des Krankenhauses nicht rechnen und die in der häuslichen Belastungssituation beunruhigend sind.

Dies sind unter anderem:
– Kreislaufstörungen,
– Verstimmungszustände,
– Rücken- und Bauchschmerzen,
– Blasendruck, Blähungen und Verstopfung,
– Ausfluß,
– Scheu vor Wiederaufnahme des Sexualverkehrs.

Kreislaufstörungen
An erster Stelle ist es der *Kreislauf*, der zu schaffen macht. Müdigkeit, Schlappheit und Lustlosigkeit sind äußerst hinderlich, wenn es darum geht, große Wäsche- und Geschirrberge oder eine ungeputzte Wohnung zu bewältigen. Diese Störungen haben ihre Ursache in noch längst nicht abgeschlossenen inneren Heilvorgängen, in den Narkosefolgen und in dem absoluten Trainingsmangel, den wochenlange Bettlägerigkeit nach sich zieht.

– Organisieren Sie eine Haushaltshilfe oder bitten Sie ein Familienmitglied oder eine Freundin, Ihnen zur Seite zu stehen.
– Keine Hausarbeit in der ersten Woche nach Krankenhausentlassung.
– Täglich ein bis zwei Stunden Spazierengehen.
– Täglich zwei bis drei Stunden hinlegen. Mindestens eine Stunde Mittagsschlaf.
– Kreislaufanregende Maßnahmen, z. B. Kneippsche Güsse.

Verstimmungszustände
Nach der Operation ist das *Nervenkostüm* oft sehr dünn geworden. Die Tränen sitzen locker, die Stimmung ist schwankend, und häufig besteht Schlaflosigkeit.

Die körperliche und seelische Anspannung um das Operationsgeschehen herum hat eben doch seine Spuren hinterlassen. Auch die Gehirnzellen und -bahnen müssen sich erst gründlich von der Narkose erholen.

- Bitten Sie Ihre Familie, noch etwas Rücksicht zu nehmen.
- Nehmen Sie sich viel Zeit für sich. Sie brauchen sie.
- Kochen Sie sich abends eine Tasse Beruhigungstee, oder trinken Sie heiße Milch mit Honig.
- Nehmen Sie eine halbe Stunde vor dem Schlafengehen ein warmes Kräuterbad.
- Johanniskrauttee wirkt stark stimmungsaufhellend.
- Bitte gewöhnen Sie sich nicht an Tranquilizer oder an Schlafmittel!

Rücken- und Bauchbeschwerden

An körperlichen Beschwerden sind es besonders die *Rücken- und Bauchbeschwerden*, die in den ersten postoperativen Wochen zusetzen.

Der Rücken verspannt infolge der unbequemen Lagerung auf dem Operationstisch, die ja willentlich nicht korrigiert werden kann. Das Liegen im Krankenhausbett und die angespannte, zumeist gebeugte und verkrampfte Haltung nach der Operation bewirken ebenfalls eine schmerzhafte Verkrampfung der Rückenmuskulatur.

Der Bauch fühlt sich immer hart an, läßt sich wenig einziehen, ist im Narbenbereich gefühllos und schmerzt schon bei der geringsten Belastung.

Wie im Abschnitt «Die abdominale Totaloperation» beschrieben (siehe Seite 128), sieht die Querschnittsnarbe nur äußerlich so harmlos aus. Unter dem queren Hautschnitt wird in Längsrichtung weiteroperiert, indem ein schichtweises Abpräparieren der einzelnen Schichten bis zum Nabel erfolgt. Es entstehen also im Bereich der ganzen Bauchdecke unterhalb des Nabels viele kleine Blutergüsse und Verletzungen, die nur sehr langsam heilen.

- Vorsichtige Streckübungen sind gut für den Rücken und für den Bauch (drei Wochen nach der Operation kann nichts mehr passieren. Die Narben halten!).
- Vorsichtige Übungen zum Training der geraden und schrägen Bauchmuskulatur.
- Massagen, auch durch Freunde oder ein Familienmitglied.
- Beckenbodenübungen, besonders wenn eine Senkungsoperation durchgeführt wurde.
- Einreiben des Bauches mit einer Lotion fördert die Durchblutung.
- «Narbenzupfen»: Vorsichtiges Zupfen und Verschieben der Narbe in Quer- und Längsrichtung zwischen Daumen und Zeigefinger beider Hände bewirken eine Lockerung der Narbe.

Blasendruck, Blähungen und Verstopfungen

Die *Blase* muß sich in ihrer neuen Lage und Umgebung erst zurechtfinden. Sie wurde ihres natürlichen Widerlagers beraubt und verwächst mit ihrer Hinterwand mit dem Bauchfell.

Nach einer Senkungsoperation ist der untere Blasenpol künstlich gehoben. Die Dauerreizung, durch den Katheter verursacht, sorgt zudem für Irritation der Blasenschleimhaut.

Alles in allem reagiert die Blase oft Wochen nach der Operation noch gereizt. Häufiger und schmerzhafter Blasendruck sind ebenso ein Zeichen dafür wie das Gefühl, bei jedem Wasserrauschen Wasser lassen zu müssen. Auch häufiges nächtliches Wasserlassen ist ein Zeichen dafür, daß die Blase noch nicht ganz verheilt ist. Es kann auch einmal ein Tropfen danebengehen!

- Möglichst viel trinken. Die Blase ist ein Wasserorgan und braucht zu ihrer Beruhigung eine ständige Durchspülung. Zwei Liter am Tag mindestens.
- Dreimal zwei Tassen Blasentee
- Beckenbodenübungen

- Versuchen Sie, dem Blasendruck etwa fünf bis zehn Minuten standzuhalten.
- Falls die Beschwerden anhalten, sollte der Urin auf Bakterien untersucht werden.
- Magnesiumhaltige Präparate und Kürbiskerne beruhigen die Blase.

Der *Darm* ist ebenfalls oft verstimmt durch die Prozedur der Einläufe, der Ruhigstellung durch die Narkose und durch die Abführmittel nach der Operation. Auch der Darm ist aus seinem natürlichen Zusammenhang und aus seinem natürlichen Rhythmus gebracht. Am häufigsten sind Blähungen und eine kräftige Verstopfung, die chronisch werden kann, besonders wenn die Abführmittel, die es im Krankenhaus reichlich gab, weitergenommen werden.

- Ballaststoffreiche, vollwertige Ernährung mit viel Frischkostanteilen (kein frisches Vollkornbrot, das bläht)
- Ein Eßl. Leinsamen, ein Eßl. Kleie, ein Teel. Milchzucker in Kefir, morgens, evtl. auch abends.
- Morgens nüchtern ein Glas lauwarmes Wasser.
- Fencheltee.
- Feuchtwarme Umschläge.
- Keine Abführtees oder Abführmedikamente!

Ausfluß
Nach einer *vaginalen* Hysterektomie mit vorderer und hinterer Plastik ist es besonders die Dammnaht, die noch längere Zeit schmerzt und empfindlich ist. Aus der Scheide fließt noch reichlich gelblich-blutige, oft sehr herb riechende Flüssigkeit, die als Wundflüssigkeit aus dem verschlossenen Scheidenstumpf kommt. Das ständige feuchte Milieu kann Hautreizungen und Juckreiz verursachen.

Im Scheidengrund bilden sich wie «wildes Fleisch» kleine Polypen, die noch lange Ausfluß produzieren können. Sie verursachen oft über lange Zeit ein «Unwohlsein» im Bauch.

- Für den äußeren Bereich Sitzbäder mit Kamille oder Eichenrinde.
- Immer gut abtrocknen. Danach eincremen, z. B mit Ringelblumensalbe.
- Die sogenannten Granulationspolypen am Scheidengrund werden fast schmerzlos vom Frauenarzt entfernt.
- Den äußeren Genitalbereich trocken halten. Binden und Slipeinlagen nur ohne Folie. Oft wechseln. Möglichst lockere Schlüpfer.
- Bei stärkeren Reizungen Slipeinlagen vermeiden. Sie können Allergien auslösen.

Sexuelle Lustlosigkeit

Der Wunsch nach *Sexualität* ist in den Wochen nach der Operation bei den meisten Frauen noch nicht so stark ausgeprägt. Die Anspannung der Operation, die körperliche und die seelische Verfassung und die tiefsitzende Angst vor Schmerzen, die durch den Verkehr ausgelöst werden könnten, verhindern sexuelle Bedürfnisse. Im geheimen sind sich die Frauen auch nicht sicher, inwieweit ihre sexuelle Erlebnisfähigkeit nicht doch gelitten hat. Auch die Frage nach der verbleibenden Wertschätzung des Partners nach Verlust des Gebärorganes verunsichert sehr.

Dagegen besteht oft ein ausgeprägtes Bedürfnis nach Nähe und nach Zärtlichkeit.

- Sprechen Sie mit Ihrem Partner über Ihren Wunsch nach Zärtlichkeit.
- Sagen Sie ihm, wenn Sie noch keinen Geschlechtsverkehr wünschen (sechs Wochen Karenz sollten aus medizinischen Gründen eingehalten werden).
- Bitten Sie ihn, die ersten Male besonders vorsichtig und zärtlich zu sein.
- Benutzen Sie eventuell ein Gleitgel, das die zunächst fehlende Scheidenflüssigkeit ersetzt.

> – Denken Sie daran, ein Mann kann während des Sexualver-
> kehrs nicht feststellen, ob die Gebärmutter entfernt wurde
> oder nicht!

5. Spätfolgen nach der Hysterektomie

Wenn nach einer Zeitspanne, in der es üblicherweise zum Abklingen der operationsbedingten Störungen kommt, noch immer Beschwerden vorhanden sind, handelt es sich um Spätfolgen der Hysterektomie.

Wie wir gesehen haben, hängt der normale Heilverlauf von vielen Gegebenheiten ab:
– von der Ausdehnung der Operation,
– von den eventuellen Komplikationen,
– von der häuslichen Situation,
– vom Alter der Frauen,
– vom körperlichen und seelischen Zustand vor der Operation,
– vom Verständnis und der Hilfsbereitschaft des Partners danach.
Nach sechs Monaten ist zumeist das Gröbste überstanden. Viele Frauen benötigen bis zu einem Jahr, bis sie wieder im Gleichgewicht sind.

Die meisten Frauen schaffen es nach sechs Wochen noch nicht, wieder ihrer normalen Berufstätigkeit nachzugehen. Wenn sie es dennoch versuchen und auch durchhalten, gelingt es zumeist nur unter Auferbietung aller Kräfte, und das bedeutet erneut gesundheitliche Gefährdung.

Zwei bis drei Monate Arbeitsunfähigkeit nach Krankenhausentlassung dürfte ein realistischer Mittelwert sein.

Schweres und vor allem ruckartiges Heben und Tragen ist nach Senkungsoperationen soweit wie nur irgend möglich zu unterlassen, zumindest in den ersten sechs Monaten. Im Zweifelsfall kann Ihnen die Frauenärztin nach einer gynäkologischen Untersuchung sagen, ob die Scheide und die Blase gut gehoben sind oder ob erneut eine Scheidensenkung droht.

Ohne Zweifel gibt es bei einem gewissen Prozentsatz von Frauen nach einer Hysterektomie gesundheitliche Schäden, die zurückbleiben können. Wie bei allen «iatrogenen Störungen», also bei Störungen, die durch medizinisch-therapeutische Maßnahmen entstehen, ist im Vorfeld der Operation nicht vorhersehbar, welche dieser Schäden bei welcher Patientin in welcher Form auftreten.

Die meisten dieser Spätfolgen können sehr gut therapiert werden. Voraussetzung dafür ist, daß sie rechtzeitig erkannt und in ihrer Operationsabhängigkeit eingeordnet werden.

Hier liegt ein großes Problem. Die beiden Partner in diesem «Spiel», die Patientin und der Frauenarzt, haben aus sehr unterschiedlichen Gründen einen blinden Fleck, wenn es darum geht, operationsbedingte Folgeschäden zuzuordnen: Die *Frauen*, die mit großem Mut und mit vagen Hoffnungen die Operation angepackt haben, können nicht gut zugeben, daß sich ihre Hoffnungen nur zum Teil erfüllten und daß die eine oder andere Unbill hinzugekommen ist, möglicherweise durch den Eingriff. Da überlegt man sich dann schon einmal, ob es nicht vielleicht doch eine neue Krankheit sein könnte, z. B. eine kleine Zyste oder Verwachsungen, die die Beschwerden verursachen. Der Gedanke an die nächste Operation ist dann gar nicht mehr so fern.

Die *Frauenärzte* ihrerseits haben das Problem, daß auch sie nicht gut zugeben können, daß die operative Maßnahme, die sie so warm empfohlen haben, nicht zum vollen Erfolg geführt hat oder daß gar irgendwelche Störungen hinzugekommen sein könnten. Sie werden den Schwarzen Peter los, indem sie die Ursachen für die Beschwerden in der Frau selbst suchen, oft genug im Seelenleben der Frau. Auch sie laufen Gefahr, die Beschwerden schließlich einer «neuen» Krankheit zuzuordnen und am Ende erneut zur Operation zu raten.

Die am häufigsten auftretenden Spätfolgen nach der Hysterektomie sind:
— Störungen der Eierstockfunktion und ihre Folgen,
— die sogenannten Verwachsungsbeschwerden,
— Zysten,
— Wiederauftreten von Senkungsbeschwerden und Harninkontinenz,
— Störungen der sexuellen Erlebnisfähigkeit,
— Trauer und Depressionen.

Störungen der Eierstockfunktion und ihre Folgen

Frauen nach einer Hysterektomie kommen durchschnittlich vier Jahre eher in die Wechseljahre als nicht-hysterektomierte Frauen. Eine englische Untersuchung hat dies zweifelsfrei erwiesen.

Durch die Abtrennung der Eileiter und der Eierstöcke von der Gebärmutter erleiden die Eierstöcke immer einen mehr oder weniger großen Infarkt, das heißt, es werden Teile des Ovars nicht mehr durchblutet.

In vielen Fällen sind die Eierstöcke in der Lage, diesen Infarkt durch die Blutversorgung aus einem anderen Blutgfäßsystem zu kompensieren und nach kurzer Zeit wieder normal zu funktionieren. Gelegentlich gelingt dies jedoch auch bei jungen Frauen nicht.

Bei Frauen, die den Wechseljahren nahe sind, kann dieser Infarkt die Funktion der Eierstöcke sehr plötzlich und endgültig beenden. Je jünger die Frauen sind, wenn ein solcher Infarkt der Eierstöcke ausgelöst wird, desto schwerwiegender können die Folgen für die Gesundheit sein: Östrogenmangel bewirkt bei Frauen unter 50 in fast allen Organen Mangelerscheinungen. Und auch Frauen über 50, die durch Blutungen zeigten, daß sie noch reichlich Östrogene produzierten, leiden unter dem plötzlichen Verlust der Hormonproduktion. In zwei Organsystemen ist ein plötzlicher und zur Unzeit einsetzender Östrogenmangel besonders folgenreich: im Skelettsystem und im Herz-Kreislauf-System.

Das Knochengerüst ist in seinem Auf- und Abbau angewiesen auf die Anwesenheit von Östrogenen im Blut. Stehen plötzlich keine oder nur noch wenige Östrogene zur Verfügung, kann es bei entsprechender Veranlagung zu einer frühzeitig einsetzenden Entkalkung der Knochen und somit zur *Osteoporose* kommen.

Ebenso gefährdet sind Herz- und Blutgefäße durch einen Östrogenmangel. Es kommt zu Veränderungen im *Fettstoffwechsel*, zu Verengungen der Blutgefäße und schlimmstenfalls zu einem Herzinfarkt.

Auch subjektive Beschwerden, die auf einen Hormonmangel schließen lassen, sind äußerst lästig: Eine Gewichtszunahme nach der Operation deutet auf hormonelle Veränderungen hin.

Im übrigen sind es Hitzewallungen, Schweißausbrüche, Verstimmungszustände, Scheidentrockenheit, Herzjagen und Herzklopfen und vieles mehr, was einen Östrogenmangel anzeigt.

Da nach einer Hysterektomie die natürliche Kontrolle des weiblichen Hormonhaushaltes durch das Blutungsbarometer entfällt, können Frauen fast unbemerkt in eine Östrogenmangelsituation hineingeraten. Sie erwachen erst, wenn «das Kind schon in den Brunnen gefallen ist», dann nämlich, wenn sich die Folgen des Östrogenmangels bemerkbar machen.

- Lassen Sie Ihren Hormonhaushalt im Abstand von ca. sechs Monaten überprüfen.
- Bei Hinweis auf vorzeitige Wechseljahre sollte ein ausreichender Östrogenersatz erfolgen.
- Lassen Sie eine Knochendichtemessung durchführen, wenn die Hysterektomie schon länger zurückliegt und der Hormonhaushalt nicht überprüft wurde.
- Sorgen Sie für ausreichende Kalziumzufuhr (Milch, Yoghurt, Käse. Quark hat kaum Kalzium).
- Betreiben Sie einen Sport, der Ihnen Spaß macht (Haus- und Gartenarbeit ist kein Sport!). Dadurch beugen Sie sowohl der Osteoporose als auch Herz-Kreislauf-Störungen vor.

Die sogenannten Verwachsungsbeschwerden
Immer wenn nach der Hysterektomie Unterbauchschmerzen auftreten, ohne daß eine krankhafte Veränderung gefunden wird, heißt es, das seien «Verwachsungsbeschwerden».

Wir wollen einmal genauer schauen, was sich hinter solchen Verwachsungsbeschwerden, die die häufigste Ursache für Zweit-, Drittund Mehrfachoperationen sind, verbirgt:

Nach einer Hysterektomie gibt es drei Schmerzquellen, die als Ursache für die unterschiedlichsten Schmerzgefühle im Bauch und auch im Rücken in Frage kommen: Die *operierte Bauchdecke*, der *operierte Bauchraum* und die *verbliebenen Eierstöcke*.

Auf Seite 128 ff wurde beschrieben, daß der kleine Unterbauchquerschnitt eine Art Attrappe darstellt, unter der die *Bauchdecke* Schicht für Schicht in Längsrichtung bis zum Nabel freigelegt und durchtrennt wird. Es entstehen dabei eine Unzahl kleiner Verletzungen und Blutergüsse. Es dauert lange, bis der Heilungsprozeß abgeschlossen ist, viel länger, als die so harmlos aussehende äußere Narbe erkennen läßt. Hinzu kommt, daß die Bauchdeckenschichten miteinander verwachsen, also vernarben, und daß eine Verschieblichkeit gegeneinander damit nicht mehr möglich ist. So erklären sich die so häufig beklagten Beschwerden wie Berührungsschmerz, Gefühlsstörungen, die Unfähigkeit, den Bauch einzuziehen, und das Überhängen des Bauches über die Narbe.

Verwachsungen entstehen nach jeder Verletzung und nach jeder technisch auch noch so sorgfältig durchgeführten Operation. Verwachsungen gehören zum normalen Heilungsprozeß und sind nichts anderes als ein natürliches Pflaster, das sich auf eine Operationswunde setzt.

Der Körper bedient sich bei dieser Verpflasterung eines Organes, das sich gerade in der Nähe befindet.

Im Falle einer gynäkologischen Operation sind es zumeist Darmschlingen, die sich auf die Operationswunden setzen und mit diesen zusammenwachsen. Da der Darm ein sehr bewegliches und sehr empfindliches Organ ist, das sich völlig frei im gesamten Bauchraum bewegt, ist leicht vorstellbar, daß es schmerzhaft sein kann, wenn der Dünndarm an einer oder mehreren Stellen festsitzt. Schmerzhaft logischerweise besonders dann, wenn der Darm sehr in Bewegung ist, z. B. bei Aufregung, bei körperlicher Belastung, bei unvernünftiger Ernährung, bei Durchfall usw.

Weil bei jeder Bauchoperation neue Wunden gesetzt werden, wird es auch verständlich, daß Verwachsungen und Verwachsungsbeschwerden mit jeder erneuten Operation eher zunehmen.

Eine Operation zur Beseitigung dieser Verwachsungen ist also nur in den seltensten Fällen wirklich erfolgreich. (Manchmal setzt sich eine Darmschlinge so ungünstig an die Operationswunde, daß durch ständige Spannung ein ständiger Schmerz entsteht. Dann kann eine operative Lösung dieser Verwachsungen notwendig werden.)

Typische Verwachsungsbeschwerden sind im Bauch wandernde Schmerzen, Blähungen, Beschwerden vor oder nach dem Stuhlgang, unregelmäßiger und in Form und Farbe veränderter Stuhl.

- Achten Sie auf eine vollwertige, ballaststoffreiche Ernährung. (Jedoch kein frisches Vollkornbrot.) Essen Sie regelmäßig.
- Meiden Sie Süßigkeiten, Fast Food, Weißmehle, fettes Fleisch.
- Meiden Sie Abführmittel.
- Hören Sie auf zu rauchen. Nikotin bewirkt Darmverkrampfungen und Durchblutungsstörungen.
- Ein Training der Bauch- und Rückenmuskulatur stärkt das Muskelkorsett.
- Feuchtwarme Wickel mit Fencheltee sind hilfreich bei Darmverkrampfungen.

Zysten

Zysten sind mit Flüssigkeit gefüllte Gewebssäckchen und sehen aus wie kleine, wassergefüllte pralle Luftballons. Sie sind harmlos und entstehen häufig nach einer Hysterektomie an den verbliebenen Eierstöcken als Zeichen dafür, daß sich die Durchblutungsverhältnisse geändert haben. Sind sie ein- oder zweikammrig (-blasig), zeigen sie keine Vermehrungstendenz und keine festen Gewebeanteile, kann man sie getrost per Scheidensonografie beobachten. Sie gehören fast zum normalen Untersuchungsbefund nach einer Hysterektomie und bilden sich zumeist wieder zurück.

Werden die Zysten schnell größer, vermehren sie sich bläschenförmig oder bilden sie feste, zapfenförmige Gewebebestandteile, so sollten sie per Bauchspiegelung einer genaueren Untersuchung unterzogen werden. Es kann sein, daß sich ein Eierstockkrebs dahinter verbirgt.

Eierstockzysten verursachen gelegentlich im Entstehen etwas Schmerzen und später ein Ziehen im Bauch. Das Gefühl, sich beim Hinsetzen «auf etwas draufzusetzen», ist ein typisches Zystengefühl.

Im übrigen werden Zysten bis zu fünf Zentimeter Durchmesser und darüber oft gar nicht gespürt. Zumeist sind sie unschuldig an Schmerzen im Unterbauch nach einer Hysterektomie und sollten möglichst nicht als Grund für eine weitere Operation dienen.

Wiederauftreten von Senkungsbeschwerden und Harninkontinenz
Die Belastungsinkontinenz ist wohl die unangenehmste Folgeerscheinung einer Genitalsenkung. Da die Gebärmutter an diesem Symptom nicht beteiligt ist, tritt die Harninkontinenz in vielen Fällen nach einer Senkungsoperation erneut auf. Dies kann passieren, auch ohne daß eine unvorsichtige körperliche Belastung stattgefunden hat.

Ursache für die erneute Senkung ist eine ungenügende Scheiden- und Blasenhebung.

Sowohl der Operateur als auch sehr ungünstige Bindegewebsverhältnisse können «schuld» für ein Wiederauftreten der Senkung sein.

- Nicht verwechseln: die chronische Reizblase (Nervenkostüm!) und die Belastungsinkontinenz (Senkung!).
- Vermeiden Sie ruckartiges Heben und schweres Tragen (Einkaufstasche!).
- Beckenbodenübungen; zunächst unbedingt mit einer Krankengymnastin (siehe Seite 113) üben.
- Übungen mit eiförmigen Kunststoffgewichten (Femcom).
- Sole-Vaginalspülungen oder Moortamponaden.
- Erneute Operation nur unter urologischen Bedingungen!

Störungen der sexuellen Erlebnisfähigkeit
Die Gebärmutter ist über lange Zeit eng mit der Sexualität der Frau verbunden. In jungen Jahren wird sie genossen unter bewußter Umgehung der Gebärmutterfunktion. Später gehen Sexualität und Gebärmutter eine innige Verbindung miteinander ein, und noch später gibt der biologische Rhythmus spürbar den Takt für sexuelle Verbindungen.

Die Gebärmutter ist Ursprung jeden Menschenlebens und vervielfacht sich selbst durch Sexualität, indem sie Mädchen hervorbringt. So ist sie in einer bewußten und in einer unbewußten Ebene untrennbar geknüpft an die weibliche Sexualität.

Bewußt dort, wo es um das Gegensatzpaar Empfängnis und Empfängnisverhütung geht, und dort, wo orgastische Gefühle in den Bauch weitergeleitet werden, und wo die Gebärmutter als Partnerin und Gegenspielerin des männlichen Gliedes erlebt wird.

In der nicht bewußten Ebene ist die weibliche Potenz beheimatet, die Freude am Kampf und der Wille zu siegen, auch über den Mann. Es besteht kein Zweifel, daß dieser Kampfgeist gekoppelt ist an die körperliche, seelische und biologische Integrität der Frau. Die Gebärmutter bildet eines der weiblichen Zentren, in denen alle drei dieser weiblichen Qualitäten zu Hause sind.

Mit der Gebärmutterentfernung hat sie, unabhängig von ihrem Alter, eine natürliche Potenz verloren und gleichzeitig ihre Unversehrtheit. Beides muß kompensiert werden.

Manche Frauen, die sich unbewußt auf ihre Gebärmutter verlassen haben, sind außerstande, ohne sie mit Sexualität noch etwas anzufangen. Andere dagegen fühlen sich durch den Verlust ihrer Fruchtbarkeit in ihrem sexuellen Erleben nicht beschädigt, oder sie fühlen sich sogar befreit.

Eine zufriedenstellende Sexualität benötigt auch körperliche Beschwerdefreiheit. Oft sind es organische Ursachen, die die sexuelle Erlebnisfähigkeit nach einer Unterleibsoperation beeinträchtigen. In den meisten Fällen sind derartige Beschwerden leicht zu behandeln.

Sie müssen nur angesprochen, ernst genommen, richtig diagnostiziert und therapiert werden.

Die Gebärmutter entsendet bei sexueller Erregung einen klaren Schleim in die Scheide. Nach Verlust der Gebärmutter fehlt es dann oft an Gleitfähigkeit der Scheide während des Geschlechtsverkehrs. Das kann für beide Partner ein unangenehmes Trockenheitsgefühl und Brennen bewirken.

Ebenso trocken kann die Scheide werden, wenn zu wenig Östrogene vorhanden sind, die für den Aufbau und die Funktionsfähigkeit der Scheidenzellen sorgen. Der Gynäkologe kann durch eine einfache mikroskopische Untersuchung feststellen, ob die Scheide unter einem Östrogenmangel leidet.

Nach Senkungsoperationen wird der Damm oft etwas zu hoch zugenäht (auch durch eine Dammnaht nach der Entbindung passiert dies gelegentlich). Typisches Symptom für einen solchen «narbig-häutigen Damm» sind Schmerzen und Engegefühl beim Einführen des Gliedes im hinteren Scheideneingangsbereich. Auch kaum sichtbare dünne

Narbenhäutchen können sich beim Verkehr anspannen, schmerzen und winzig einreißen. Brennen und Juckreiz nach dem Verkehr haben ihre Ursache oft in einem zu hoch genähten Damm.

Auch viele Monate nach der Hysterektomie können noch polypähnliche, leicht blutende, Ausfluß produzierende Wucherungen am Scheidengrund für Unruhe sorgen.

Durch diese Absonderungen ist die Scheide gereizt und schmerzhaft.

- Lassen Sie sich Zeit. Sie müssen sich erst mit Ihrem veränderten Unterleib, mit Narben und Einschnitten anfreunden, um Sexualität neu genießen zu können. Sprechen Sie mit Ihrem Partner darüber. Lassen Sie sich nicht durch irgendwelche Normen und Fristen («Nach sechs Wochen ist Geschlechtsverkehr wieder möglich») unter Druck setzen.
- Sprechen Sie mit Ihrem Arzt oder Ihrer Ärztin darüber, wenn Ihnen die Operationsfolgen Probleme beim Geschlechtsverkehr machen. Wenn Sie sich dabei nicht ernstgenommen fühlen, suchen Sie sich eine andere Ärztin oder einen anderen Arzt.
- Seien Sie zärtlich zu sich selbst. Durch Selbstbefriedigung gewinnen Sie Sicherheit.
- Trockenheit in der Scheide bedeutet Verlust der Gleitfähigkeit. Benutzen Sie ein Gleitgel (Apotheke) oder eine östrogenhaltige Creme. Eventuell Östrogenbehandlung.
- Ein zu hoch aufgebauter Damm kann durch einen kleinen Eingriff in örtlicher Betäubung längs geschnitten und quer vernäht werden. Zumeist sind es nur wenige Millimeter. (Dauer höchstens zehn Minuten, Fäden müssen nicht gezogen werden, ambulant durchführen lassen!)

Trauer und Depressionen

In den ersten Wochen nach der Operation befällt viele Frauen eine gewisse *Traurigkeit*, die über einige Monate anhalten kann. Dieses Trauergefühl ist das Ergebnis all der Ängste, der überstandenen Schmerzen, der Unpäßlichkeiten und Widrigkeiten, der kleinen Kränkungen und

Schamlosigkeiten, die mit jeder Unterleibsoperation fast unvermeidbar verbunden sind.

Die seelische Haut wird dünner nach dieser Operation, und die Stimmung ist schwankend. Sehr mütterliche Frauen geraten plötzlich in Panik, wenn sie einen Kinderwagen sehen, sie werden traurig beim Anblick spielender Kinder oder können ihre Enkelkinder nicht mehr ertragen. Irgend etwas in ihnen beklagt den Verlust der Fruchtbarkeit, auch wenn sie längst keine Schwangerschaft mehr wollten. Besonders schwer ist der Verlust der Gebärmutter für Frauen, die noch einen Kinderwunsch haben, auch wenn er noch so aussichtslos ist: Zum inneren Gleichgewicht von gewollt oder ungewollt kinderlosen Frauen gehört eine vage – und oft auch erfüllbare – Hoffnung auf ein Kind. Diese Option auf eine Schwangerschaft entfällt plötzlich und hinterläßt eine Leere, die erst wieder ausgefüllt werden muß.

Eine gewisse Traurigkeit und Melancholie sind nach der Hysterektomie also normal und gehören zur körperlichen und seelischen Verarbeitung des Operationsgeschehens. Wenn alles gut läuft, ist das Stimmungsbarometer nach einigen Wochen oder Monaten wieder ausgeglichen.

Depression ist etwas anderes. Depression bedeutet Verlust an Lebensfreude, an Lebensmut, an Selbstwertgefühl und an Aktivität. Depressionen haben ihre Wurzeln tief in der Persönlichkeit der Frau. Dort können sie lebenslang verborgen bleiben oder nur von Zeit zu Zeit ihre dunklen Triebe an die Oberfläche bringen. Sie können aber auch durch ein Ereignis oder durch die Summe von Ereignissen zu zerstörerischem Leben angeregt werden.

Die Hysterektomie ist ein solches Ereignis. Die Operation kann auslösender Faktor sein für Entgleisungen der Seele, die längst vorprogrammiert waren und nun nicht mehr ausbalanciert werden können.

Wenn Sie spüren, daß es Ihnen auch Monate nach der Operation körperlich und seelisch nicht besser geht, brauchen Sie wahrscheinlich Hilfe:

– Suchen Sie sich eine Ärztin oder einen Arzt, der Ihre Beschwerden ernst nimmt und offen für nichtoperative Behandlungsformen ist.
– Scheuen Sie sich nicht, psychologischen Rat und Hilfe in Anspruch zu nehmen. Gehen Sie nicht einfach zu irgendeinem Therapeuten, der Markt der Therapieangebote ist vielfältig und nicht immer sehr vertrauenerweckend. Lassen Sie sich bei der Suche nach einem für Sie passenden Therapie- oder Beratungsangebot am besten von einer Einrichtung helfen, die sich besonders mit den Problemen von Frauen beschäftigt: z. B. Pro Familia, spezielle Frauenberatungsstellen, Einrichtungen, die zum Thema sexueller Traumatisierung arbeiten, oder Frauengesundheitszentren (Adressen siehe Anhang).
– Mittlerweile entstehen mancherorts auch Selbsthilfegruppen von Frauen nach gynäkologischen Operationen (siehe dazu den Beitrag von Maria Krieger, Seite 215).

Die gynäkologische Kur
Auch eine gynäkologische Kurmaßnahme ist eine gute Möglichkeit, die körperlichen und seelischen Folgen einer Unterleibsoperation zu überwinden.

– Eine Kur der Anschlußheilbehandlung (AHB) muß bis zu 14 Tagen nach Krankenhausentlassung angetreten werden. Sie wird bereits im Krankenhaus beantragt und durchgeführt auf der gynäkologischen Abteilung einer Rehabilitationsklinik. Eine AHB dauert vier bis sechs Wochen.
– Wenn AHB im Krankenhaus nicht beantragt wurde, so kann, falls Unterleibsschmerzen nach der Operation auftreten und sich das Befinden nicht bessert, durch den Haus- und Frauenarzt eine ebenfalls vier- bis sechswöchige gynäkologische Rehabilitationsmaßnahme beantragt werden. Auch diese wird in einer Kurklinik unter Aufsicht von Frauenärzten durchgeführt.
Die stationäre Kur wird durch die Rentenversicherungsträger finanziert. Pro Tag müssen DM 8,– (neue Bundesländer) und DM 11,– (alte Bundesländer) aus eigener Tasche bezahlt werden.
Liegt die Operation schon länger zurück, so ist in vielen Fällen eine ambulante Präventions- und Rehabilitationskur ausreichend. Diese findet in den Frauenheilbädern statt und wird genehmigt und z. T. bezahlt durch die Krankenkasse, welche Badearztkosten, Anwendungen und täglich DM 15,– der Unterbringungskosten im Kurhotel oder in der Kurpension übernimmt.
Spezialprospekte über Frauenkuren sind ab April 1994 in den Frauenheilbädern zu erhalten.

Gynäkologische Rehabilitations-Kliniken

Paracelsus-Klinik
Forststr. 5
08645 Bad Elster
Tel.: 037437/72144

Vogtland-Klinik
Forststr. 3
08645 Bad Elster
Tel.: 037437/3141

Paracelsus-Rhön-Klinik
Fritz-Stamer-Str. 9
36129 Gersfeld (Rhön)
Tel.: 06654/15-0

Klinik Lippe
Wällenweg 44
32805 Horn-Bad Meinberg
Tel.: 05234/908-0

Klinik «Der Fürstenhof»
Am Hylligen Born 7
31812 Bad Pyrmont
Tel.: 05281/15-03

Klinikum für Rehabilitation
Kliniken am Burggraben
Alte Vlothoer Str. 47–49
32105 Bad Salzuflen
Tel.: 05222/370

Kurklinik Paracelsus
Merianstr. 9–11
65307 Bad Schwalbach
Tel.: 06124/508-0

Klinik am Kurpark
Am Kurpark 6–10
23611 Bad Schwartau
Tel.: 0451/2004-0

Klinik Maximilianbad
Maximilianstr. 13
88339 Bad Waldsee
Tel.: 07524/94-0

«Er schneidet mir das Böse weg, und dann ist alles wieder gut»

Von Annerose Conrad

Der Wunsch nach einem Kind war für Annerose Conrad die Triebfeder für den Entschluß, in die Entfernung eines Myoms einzuwilligen. Als die 38jährige Lehrerin aus der Narkose erwachte, erfuhr sie, daß der operierende Arzt ihre Gebärmutter entfernt hatte.

Als ich 38 Jahre alt war, verlor ich meine Gebärmutter. Rückblickend denke ich, daß dem ein nicht untypischer «gynäkologischer Lebenslauf» von Frauen meiner Generation vorausgegangen ist. Vor meinem zweiten Lehrerexamen wurde ich schwanger. Ich entschloß mich zu einer Abtreibung, die in einer Belegklinik vorgenommen wurde. In den Tagen danach hatte ich höllische Schmerzen im Unterbauch, die erst langsam nachließen. Der Arzt, der den Eingriff gemacht hatte, behandelte mich mit starken Medikamenten. Seine Diagnose: starker entzündlicher Prozeß. Erst Monate später erfuhr ich, daß der Gynäkologe bei der Abtreibung die Gebärmutter perforiert [durchstoßen, d. Hg.] hatte. Schmerzen im Unterbauch bei intensiveren Bewegungen, ständige, leicht erhöhte Temperatur und immer wiederkehrende Harnwegsinfekte begleiteten mich in den folgenden zwei Jahren. 1979 wurden bei einer Bauchspiegelung starke Verwachsungen festgestellt und anschließend bei einer Operation entfernt.

Als ich Anfang 30 war, hatte sich meine persönliche und berufliche Situation konsolidiert. Ich beschäftigte mich immer häufiger mit dem Gedanken an ein Kind. Doch parallel dazu wurden die Unterbauchbeschwerden wieder stärker. Ich ging regelmäßig zur gynäkologischen Kontrolle und ließ auch meinen Hormonstatus überprüfen. Doch der war ohne Befund. Hormonell war also alles in Ordnung. Als die Beschwerden immer stärker wurden, folgte eine Ultraschalluntersuchung. Befund: wachsender Tumor an der Gebärmutter, wahrscheinlich ein Myom.

Zwei Jahre lang lebte ich mit den mir schon vertrauten Schmerzen. Vor allem während der Menstruation litt ich stark und verlor viel Blut. Mein Zyklus war aber ganz regelmäßig. Den Gedanken an eine Operation verwarf ich, denn meine Vorgeschichte hatte ihre Spuren hinterlassen.

Dies war der Stand meiner körperlichen Befindlichkeit etwa ein halbes Jahr vor der Operation. Psychisch litt ich zunehmend, denn einerseits wollte ich so gerne ein Kind haben, andererseits bekam ich von meinem Bauch ständig die schmerzhafte Rückmeldung, daß irgend etwas mit ihm nicht in Ordnung war. Ich hatte mehr und mehr das Gefühl, «kaputt» zu sein. Wiederholte Ultraschalluntersuchungen ergaben, daß der Tumor weiter wuchs. Mein schmerzhaftes «Ersatzkind»?

Dann nahmen meine Beschwerden zu, der Zyklus wurde kürzer und unregelmäßiger. Meine Gynäkologin riet mir zu einer eingehenden ambulanten Untersuchung in einem Krankenhaus. Ich hörte mich um nach geeigneten Kliniken und Ärzten und meldete mich auf eine Empfehlung hin bei dem Arzt an, der mich dann später operiert hat. Von ihm erhielt ich die Information, daß dieser Tumor nicht nur der Grund für meine Schmerzen, sondern möglicherweise die Ursache für meine Kinderlosigkeit sei. Ein Myom, Folge einer Stoffwechselstörung der Gebärmutter und damit Ursache allen Übels? Eine Bauchspiegelung erschien ihm aufgrund meiner Anamnese und der Verwachsungen ausgeschlossen. Es gab nach seiner Meinung nur den Weg der Operation. Als sich nach einem Vierteljahr noch eine Zyste an einem Eierstock gebildet hatte, begann mein Widerstand zu bröckeln. Ich konsultierte ein zweites Mal diesen Arzt. Die Geschwulst an der Gebärmutter war weiter gewachsen. Nach der Untersuchung äußerte der Gynäkologe den Verdacht, daß es sich vielleicht nicht nur um einen gutartigen Tumor, also ein Myom, sondern um Krebs handeln könne. Sein Votum für eine Operation wurde dringlicher.

Benommen verließ ich das Krankenhaus, berichtete sofort meiner Gynäkologin, die mir nun auch zu der Entfernung des Tumors riet. Sie nannte mir noch zwei weitere Kliniken, von denen eine bekannt war für mikrochirurgische Eingriffe. Ich zog es jedoch vor, zu dem mir bereits bekannten Gynäkologen zu gehen, dem väterlichen Chefarzt, einem älteren, erfahrenen Mediziner, der wegen seiner Gründlichkeit von Frauen, die von ihm behandelt worden waren, geschätzt wurde. Wie «gründlich» er war, das sollte ich noch schmerzhaft erfahren!

Was mich ab jetzt in Gang hielt, das war Angst. Die Bemerkung über einen möglichen Gebärmutterkörperkrebs hatte mich in Panik versetzt. Die anhaltenden Schmerzen taten ihr übriges, meinen Entschluß zu beschleunigen. Ich habe nicht mehr lange überlegt: So oder so erschien mir eine Operation als der einzig gangbare Weg. Hätte ich Krebs, so war sie lebensrettend, handelte es sich nur um ein Myom, so waren auch hier die positiven Folgen klar. Denn eine Hoffnung verband ich vor allem mit der Operation: die Chance, doch noch ein Kind bekommen zu können. Ich begab mich also voll Vertrauen in die Hand des Chirurgen. Wie ein Kind glaubte ich, daß er etwas Böses wegschneidet, und dann ist alles wieder gut. Und er bestärkte mich in diesem Glauben.

Einen Tag vor dem Eingriff kamen der Chirurg und sein Stationsarzt zu mir ins Zimmer, um das Aufklärungsgespräch zu führen. Anhand eines vierseitigen Vordrucks erklärte man mir noch einmal die geplante Entfernung der Geschwulst. Man sagte mir auch, daß im Fall von Komplikationen, eines sehr großen Myoms oder ernsthafter Zellveränderungen eine Entfernung des Uterus notwendig sei. Auch während dieses Gesprächs betonte ich immer wieder meinen Kinderwunsch, erklärte mich aber mit einer Hysterektomie einverstanden, wenn Komplikationen auftreten sollten. Ich dachte dabei natürlich vor allem an die Bedrohung durch Krebs. Hätte ich ein Karzinom, so wäre alles andere nebensächlich. Der Gynäkologe ergänzte im Aufklärungsbogen handschriftlich, daß die Operation möglichst schonend/konservativ durchgeführt werden soll, sein Stationsarzt fügte noch den Satz hinzu: «Frau C. hat dringenden Kinderwunsch». Ich las mir noch einmal den Inhalt des Vordrucks durch, ohne jedoch auf dessen Überschrift zu achten, und unterschrieb dann.

Den Abend verbrachte ich mit Gedanken an die bevorstehende Operation. Ich wollte leben, das war mir das Wichtigste. All meine Hoffnung richtete sich darauf, keinen Krebs zu haben.

Als ich aus der Narkose erwachte, erfuhr ich, daß man mir die Gebärmutter entfernt hatte. Der operierende Arzt erklärte mir, daß die Geschwulst gutartig war. Allerdings wäre das Myom so groß gewesen, daß dessen Entfernung nicht möglich gewesen sei. Der Uterus hätte fast nur noch aus Myomen bestanden. Ausreichend intaktes Uterusgewebe wäre nicht mehr vorhanden, eine Hysterektomie also unumgänglich gewesen. Mit einer großen Geste legte er mir zwei Polaroid-Photos meiner entnommenen Gebärmutter auf die Bettdecke mit den Worten: «Sehen Sie hier, das alles ist Myom, Myom, Myom. Mit der Gebärmutter hätten Sie sowieso keine Kinder mehr bekommen können.» Die Photos könne ich behalten.

Das habe ich dann tatsächlich auch getan. Ich legte sie in mein Tage-
buch, sah sie mir oft an, zeigte sie Freundinnen, die mich nach der
Operation besuchten und mir ihr Mitgefühl ausdrücken wollten, als
Beleg für den medizinisch notwendigen Eingriff. Diese Photos wurden
zum Beweis für mich, daß es einen triftigen Grund gegeben hatte, den
man akzeptieren mußte. Ich klammerte mich an die Bilder, hinterfragte
nichts, fühlte nichts. Hinzu kam eine postoperative Blutung, die meinen Hämoglobin-Wert rapide abfallen ließ. Tagelang hing ich im Däm-
merzustand an einem Tropf.

Erst Wochen später «tauchte» ich auf und wollte nur noch gesund
werden. Nach drei Wochen wurde ich auf eigenen Wunsch aus dem
Akutkrankenhaus in die Heilanschlußbehandlung entlassen. Eine
Freundin hatte für mich über das «Feministische Frauen-Gesund-
heitszentrum» (Adresse siehe Anhang) die Adresse einer Gynäkologin ausfindig gemacht, die Frauen nach einer Hysterektomie in einer
Rehabilitationsklinik betreut. In Gesprächen mit ihr und einer
Psychologin fand ich zu meinen Gefühlen zurück, und es begann der
schmerzhafte Prozeß der Verarbeitung dessen, was mit mir geschehen war. Ich mußte erfahren, daß das Myom keineswegs derart groß
gewesen war, um eine Hysterektomie zu rechtfertigen. Doch besonders schwer war es für mich zu erkennen, daß auch ich meinen Anteil an dem gehabt hatte, was geschehen war. Obwohl ich doch keineswegs positive Erfahrungen mit Gynäkologen gemacht hatte, hatte
ich mich allzu schnell in die Hände eines «Damenschneiders» begeben. So hatte sich der Gynäkologe bei einer Untersuchung vor der
Operation selbst bezeichnet. Ich war voll Vertrauen, daß der Chirurg
«nur soviel Gewebe entfernt..., wie unbedingt nötig» (Zitat aus
dem Aufklärungsbogen). Meine Selbstverleugnung ging so weit, daß
ich noch nicht einmal den Zynismus wahrnahm, mit dem man mir
begegnete. Verletzungen spürte ich nicht. Ich war sogar stolz auf
mich, wie toll ich alles überwand, täglich das Gehen trainierte und
aus dem Krankenbett heraus alles organisierte. Erst ein Jahr nach
der Operation nahm ich die Kopie der Einverständniserklärung wieder in die Hand und sah, daß ich ein «Merkblatt zum Aufklärungsgespräch mit dem Arzt über die Entfernung der Gebärmutter» unterschrieben hatte. Obwohl ich mich doch wegen der Entfernung eines

Myoms in seine Hände begeben hatte, hatte der Arzt nur diesen Vordruck mitgebracht.

Zwei Jahre nach meiner Operation habe ich geheiratet. Der Schmerz über den Verlust der Gebärfähigkeit, den ich nach einer langen Therapie scheinbar bewältigt hatte, ist wieder voll entflammt.

«Der Verlust der Gebärmutter ist eher ein Gewinn»
Fundstücke frauenärztlichen Denkens

zusammengestellt von Karin Richter

In der Literatur existieren keine Untersuchungen über das, was in den Köpfen von Gynäkologen vorgeht, die Tag für Tag am Operationstisch stehen, um Hysterektomien vorzunehmen. Die Durchsicht vieler wissenschaftlicher Veröffentlichungen gibt jedoch einen Einblick in ein Gedankengebäude, in dem sich Frauenärzte – bewußt oder unbewußt – bewegen, wenn eine Patientin zu ihnen kommt.

Einen solchen fiktiven Besuch stellt der folgende Text von Karin Richter dar, die als freie Fernsehjournalistin zusammen mit Irene Stratenwerth für den NDR 1991 den Film «Die amputierte Frau. Eine Operation und ihre Folgen» drehte.

Im Behandlungsraum von Dr. Schneider. Der Gynäkologe sitzt hinter dem Schreibtisch und wartet auf die nächste Patientin. Frau Woman tritt ein.

Er: Setzen Sie sich, Frau Woman. Na, wie geht's uns denn?

Sie: Leider nicht so gut. Die Periode ist immer noch sehr unregelmäßig. In den letzten zwei Monaten ungefähr alle 14 Tage. Und wenn ich mit meinem Mann Verkehr habe, dann hab ich öfter Schmerzen, so ein starkes Druckgefühl im Bauch.

Er (guckt in die Krankenakte, denkt: Mein Gott, die war jetzt im vergangenen Jahr schon viermal hier. Blutungen, Blutungen, Blutungen. Aha, Myom: fünf Zentimeter, kein Wunder. Hab ich ihr doch schon gesagt, daß man da mal was Grundsätzliches machen muß): Ja, Frau Woman, vor einem halben Jahr hatte ich bei Ihnen ein Myom festgestellt. Das wird wohl die Ursache sein. Ich muß Sie noch mal untersuchen. So was kann sehr schnell wachsen. Ziehen Sie sich schon mal aus.

Sie geht in die Kabine. Nachdem Dr. Schneider sie schweigend untersucht hat, sitzt sie ihm nun wieder am Schreibtisch gegenüber.

Er: Ja, Frau Woman, wie ich es mir gedacht habe. Sie haben eine Gebärmuttersenkung. Und das Myom ist gewachsen. Der Uterus ist doppelmannsfaustgroß, uterus myomatosus *(sieht sie schweigend an).*

Sie: Was bedeutet das denn?

Er: Sehen Sie, der Tumor wird wahrscheinlich weiter wachsen. Noch ist er ja gutartig, aber das kann sich auch ändern. Sagen Sie, wie alt sind Sie eigentlich?

Sie: Ich bin jetzt 42.

Er: Wollen Sie denn noch Kinder?

Sie: Eigentlich nicht. Aber was hat das denn mit dem Myom zu tun?

Er: Ich würde Ihnen empfehlen, die Gebärmutter operativ entfernen zu lassen. «Die Entfernung der Gebärmutter ist gerechtfertigt bei abgeschlossenem Familienplan und einem Mindestalter der Mutter, das wir mit 35 Jahren ansetzen möchten.»[1] «Sie können dann zwar keine Schwangerschaft mehr austragen. Sie können aber auch nicht an Gebärmutterkrebs, Gebärmuttervorfall usw. erkranken. Ferner werden Sie nicht mehr durch die Monatsblutung belästigt. Nach Abschluß der Fortpflanzung ist der Verlust der Gebärmutter eher ein Gewinn.»[2]

Sie: Aber habe ich denn Krebs?

Er: Das habe ich nicht gesagt. Ich habe bei der Untersuchung gleich noch einen Abstrich gemacht. Das Ergebnis können Sie in zwei Tagen abfragen. Aber davon abgesehen. «So ein Myom kann mögliche Probleme in der Zukunft bringen, Krebs könnte aus einem Myom entstehen, es kann nekrotisch werden und anfangen zu jauchen. Sie haben eine Zeitbombe im Bauch, nach der Operation geht es Ihnen besser. Sie hätten längst keine Gebärmutter mehr, wenn ich eine Privatklinik hätte.»[3]

Sie: Aber meine Gebärmutter ist doch ein Teil von mir. Die kann ich mir doch nicht einfach rausnehmen lassen!

Er: «Die Gebärmutter ist ausschließlich als Brutraum und Fruchthalter während der Schwangerschaft nützlich. Ist eine Schwangerschaft nicht mehr erwünscht oder nicht mehr möglich, so ist sie überflüssig.»[4] «Oft erweckt die Hysterektomie bei einer aufgeklärten Frau das Gefühl der Befreiung durch den Ausschluß weiterer, unerwünschter Schwangerschaften, durch den Abschluß der häufig zur Unzeit einsetzenden Menstruation und durch die Ausräumung des Krebsrisikos.»[5]

1 Prof. Hans-Joachim Staemmler. In: *Deutsches Ärzteblatt*. Heft 45, v. 10.11.77, S. 2693
2 Prof. Herbert Lippert: Von Kopf bis Fuß. Köln 1986 (Kiepenheuer & Witsch)
3 aus: Fragebogen des Arbeitskreises Frauenselbsthilfe, siehe Seite 161
4 Prof. Herbert Lippert, a.a.O., S. 471
5 Staemmler, a.a.O.

Sie: Jetzt sprechen Sie schon wieder von Krebs.

Er: Ich informiere Sie lediglich darüber, was passieren kann. Sie wissen ja: vorbeugen ist besser als heilen. Und mit dieser Meinung stehe ich nicht allein. Viele meiner Kollegen sehen das ebenso. «Die Tendenz zur Berücksichtigung prophylaktischer und familienplanerischer Aspekte ist aus ärztlicher Sicht zu bejahen.»[1]

Sie: Kann man denn sonst nichts gegen meine Beschwerden tun?

Er: Liebe Frau Woman, wir haben doch jetzt schon zwei Jahre gewartet, daß es besser wird. Sie kommen alle zwei Monate in meine Praxis. Das hat doch keinen Sinn.

Sie: Mein Mann hat auch seit zwei Jahren Probleme mit seiner Prostata. Muß die denn deshalb auch entfernt werden?

Er: Ich bin da kein Fachmann. Aber da läßt sich doch einiges machen. «Viel Bewegung, vor allem Vermeiden längeren Sitzens, notfalls leichte Abführmittel, reizlose Kost, warme Sitzbäder.»[2] Da können Sie schon allerhand für Ihren Mann tun.

Sie: Und was würde so eine Operation denn für mich bedeuten?

Er: «Wenn ein Eierstock drinbleibt, werden Sie keine körperlichen Veränderungen spüren.»[3]

Sie: Von der Entfernung der Eierstöcke war doch bisher überhaupt nicht die Rede. Haben Sie denn da bei der Untersuchung auch was entdeckt?

Er: Das läßt sich erst während der Operation endgültig klären. «Besondere Umstände, die wir erst während des Eingriffes feststellen, können zu einer Änderung oder Erweiterung zwingen.»[4]

1 W. Heidenreich/A. Majewski/J. Schneider: «Wandel in der Indikationsstellung zur Hysterektomie». In: *Geburtshilfe und Frauenheilkunde* 45/1985
2 Lippert, a. a. O., S. 512
3 aus: Die ‹Totaloperation›. International Health Foundation, Informationsbüro für die BRD, Düsseldorf
4 «Merkblatt zum Aufklärungsgespräch mit dem Arzt», siehe Seite 212

Sie: Und welche Risiken hat eine solche Operation?

Er: «Bedenken gegen die Entfernung der Gebärmutter lassen sich lediglich im psychischen Bereich erheben. Sie hängen in ihrer Stärke vom Bildungsgrad, von der Einsicht und von der präoperativen Aufklärung ab.»[1] Und Sie sind doch eine gebildete und aufgeklärte Dame, liebe Frau Woman.

Sie: Immerhin ist so eine Operation ein tiefer Einschnitt. Was weiß man denn über die Folgen, z. B. für die Sexualität?

Er: «Wenn man's von unten macht, merkt ein Mann gar nicht, daß keine Gebärmutter mehr da ist.»[2] «Der Ehemann sollte in die Aufklärung einbezogen werden, falls... er ungünstige Folgen hinsichtlich des Ehelebens befürchtet.»[3]

Sie: Aber ich habe Sie doch nicht gefragt, welche Folgen das für meinen Mann hat, sondern für mich!

Er: «Die Frau verschließt sich dem Mann auch nicht mehr zu bestimmten Zeiten, etwa in Pillenpausen oder während der Menstruation. Intimkontakt ist ständig möglich. Außerdem verbessern sich nach plastischen Operationen die räumlichen Verhältnisse in der Scheide.»[4]

Sie: Sie haben meine Frage immer noch nicht beantwortet. Meine Freundin sagt, sie hat jetzt große Probleme beim Verkehr. Wissen Sie denn, ob noch mehr Frauen diese Erfahrung machen?

Er: Eine Frau, die das erzählt, bei der hat's auch vorher schon nicht gestimmt. «Die meisten sind frigide, haben Schwierigkeiten in ihrer Ehe... Die Gebärmutter ist also durchaus nicht ihre eigentliche Krankheit.»[5] Sehen Sie, Frau Woman, Ihnen geht es doch genauso wie den meisten meiner Patientinnen. «Kaum eine Frau genießt die von der

1 Staemmler, a. a. O.
2 aus: Brief an Arbeitskreis Frauenselbsthilfe
3 Staemmler, a. a. O.
4 Prof. Hans-Joachim Kümper, zit. nach: *Der Spiegel*, 9.2.81
5 Hysterektomie: Oft aus psychischen Gründen. In: *Ärztliche Praxis*, 20.10. 1984

Gebärmutterschleimhaut ausgehenden Monatsblutungen. Die Gebärmutter ist schlecht in ihrer Umgebung befestigt. Nach mehreren Schwangerschaften verliert sie leicht an Halt und fällt in die Scheide.»[1] Das sollten Sie sich und Ihrem Mann doch ersparen. Bedenken Sie, daß mit fortschreitendem Alter der körperliche Verfall äußerlich nicht zu vertuschen ist. Zum Beispiel die Brüste. «Der Reifungsprozeß geht so weit, daß die Brustdrüse im Greisenalter einem schlaffen Hautsack ähnelt, der scheinbar ohne jede Funktion an der Körperoberfläche als überflüssiges Anhängsel lokalisiert ist.»[2]

Sie: Aber besteht denn nicht die Gefahr, daß ich sofort in die Wechseljahre komme, wenn die Gebärmutter entfernt wird?

Er: «Bei jüngeren Frauen ist mit dem vorzeitigen Auftreten der Wechseljahrsbeschwerden nur zu rechnen, wenn beide Eierstöcke entfernt werden.»[3]

«Überdies lassen sich im Klimakterium Patienten ohne Uterus wesentlich einfacher und komplikationsloser mit Östrogenen behandeln als andere Patientinnen.»[4]

Sie: Das muß ich mir alles noch einmal reiflich überlegen, insbesondere wenn ich nicht sicher sein kann, daß die Eierstöcke erhalten bleiben. Einem Mann entfernt man ja schließlich auch nicht gleich die Hoden, wenn er Probleme mit der Prostata hat.

Er: Das ist aber auch etwas ganz anderes, denn «der Verlust der Hoden (bedeutet): Aus dem wilden Stier wird durch die Kastration der zahme Ochse.»[5] Das ist bei einer Frau ganz anders. «Werden die Eierstöcke bei der geschlechtsreifen Frau entfernt, so ändert sich die Körperform nur gering, aber die Regelblutungen bleiben aus, und die Behaarung im Gesicht nimmt zu.»[6] Und damit werden Sie doch wohl leben können!

1 Lippert, a.a.O., S.472
2 Prof. Antol Gregl. In: *Der Allgemeinarzt*, 9/1985, zit. nach: Olbricht, Ingrid: Was Frauen krank macht. München 1993, S.225
3 «Merkblatt zum Aufklärungsgespräch mit dem Arzt», siehe Seite 210ff
4 Staemmler, a.a.O.
5 Lippert, a.a.O., S.505
6 Lippert, a.a.O., S.423

Also, Frau Woman, nun sind Sie bestens informiert. Wie gesagt: Sie haben bereits einen Uterus myomatosus und einen mittelgradigen Deszensus. Warten Sie nicht zu lange mit Ihrer Entscheidung! Auf Wiedersehen.

Fräulein Helfert! Die nächste Patientin, bitte!

«Ich möchte endlich Schluß machen mit diesen depressiven Zuständen»

von Rosi B.

Rosi B. lebt in einem Dorf in Ostdeutschland. Die 57jährige ist eine von vielen Frauen, die sich nach der Wende aus den neuen Bundesländern verzweifelt und hilfesuchend an den *Arbeitskreis Frauenselbsthilfe bei gynäkologischen Problemen* gewendet haben.

Ende 1984 mußte ich mich, 48jährig, einer Totaloperation unterziehen. Ein gutartiges Myom, Senkungen, auch der Blase, wurden bei dieser Operation durch die Scheide behoben. Nach ca. drei Monaten stellte sich heraus, daß mit der Plastik der Scheideneingang so eng war, daß ich keinen Geschlechtsverkehr mehr ausüben konnte. Im März 1985 nahm derselbe Operateur eine Korrekturoperation vor. Das Ergebnis war genauso niederschmetternd.

Zu diesem Übel kam eine Blaseninkontinenz, die bis 1988 so schlimm geworden war, daß ich berentet wurde. In der Zwischenzeit hatte ich den Arzt gewechselt und mit meinem Mann eine Eheberatung aufgesucht, weil insbesondere mein Mann mit unserer Situation überhaupt nicht mehr zu Rande kam.

1988 nahm der Arzt erneut eine Korrektur vor. Es gelang, den Scheidenschaft aufzuweiten, der Scheideneingang blieb zu eng. 1989 habe ich mit meinem Rentenpaß die Gelegenheit genutzt und mich um Hilfe an die Universitätsklinik Gießen gewandt.

In den fast fünf Jahren seit der Operation hatten mein Mann und ich uns so sehr entfremdet, das es unmöglich war, den sexuellen Kontakt mit der nötigen Geduld und Liebe wieder aufzubauen. Ich habe im Oktober '89 die Scheidung eingereicht, weil ich nicht länger in dieser entwürdigenden Ehe verbleiben wollte.

Von 1961 bis 1966 habe ich vier Söhne zur Welt gebracht, 1976 eine Tochter geboren, unter unsäglichen Entbehrungen alle Kinder zu sehr ordentlichen Menschen erzogen und bin nun, nach neunundzwanzigjähriger Ehe, mit meiner zur Zeit der Scheidung zwölfjährigen Tochter als Invalide auf der Strecke geblieben.

Wir sind in einer sozial sehr schwierigen Situation, und ich bin mir nicht sicher, ob ich es schaffe, das Kind allein bis zum Abitur zu bringen. Bei uns in den neuen Bundesländern greifen Unterstützungen nicht wie in den alten Ländern. Das größte Problem ist nach wie vor für mich, daß ich total blockiert bin in bezug auf das männliche Geschlecht. Seit Anfang '92 versuche ich, mit Hilfe von Hormonen die völlig zerstörte Scheidenflora künstlich wiederherzustellen. Dabei zeigen sich erste Erfolge.

Ich befürchte aber, daß durch die sehr vielen Narben im gesamten Scheidenbereich für mich die Ausführung von Geschlechtsverkehr nie mehr möglich sein wird. Und erst jetzt wird mir meine Situation richtig bewußt. Ich habe angenommen, daß man nicht noch mehr leiden kann, als ich gelitten habe unter der zunehmenden Kälte und Lieblosigkeit in den letzten Jahren meiner Ehe. Ich habe meinen Mann sehr geliebt und habe mich noch immer nicht von ihm gelöst. Er wußte das immer und begreift bis heute nicht, daß ich mich von ihm trennen mußte, weil ich die Verletzungen durch ihn nicht mehr ertragen konnte. Ich habe so große Probleme, meine Situation zu akzeptieren. Alles, was mir widerfahren ist, wurde mir durch andere zugefügt. Ich bin ein sehr tatkräftiger, optimistischer Mensch, ertrage Situationen, in denen ich mich ausgeliefert fühle, sehr schwer. Seit in unseren Büchereien Sachbücher zu Partnerproblemen zu haben sind, habe ich sehr viel gelesen.

Ich weiß, daß meine Entscheidung, mich von meinem Mann zu trennen, richtig und längst überfällig war. Aber wie ich mit meinem Dilemma jemals auf einen neuen Partner zugehen soll, ist mir heute noch nicht klar. Ich sehne mich nach einem Menschen, der mein Leben mit mir teilt.

Ich möchte endlich Schluß machen mit diesen depressiven Zuständen, denen ich nur mit äußerster Willensanstrengung begegnen kann. Ungeachtet meiner Bemühungen verstärken sich sehr viele psychosomatische Störungen. Obwohl ich in der Lage bin, Wut und Trauer zuzulassen, plagen mich Funktionsstörungen von Kopf bis Fuß.

«Er kennt alle Frauen – ich kenne nur mich»

Unbewußte Konflikte in der Begegnung zwischen Gynäkologen und Patientin

von Dr. Ulrike Körbitz

Warum fühlen sich viele Frauen beim Frauenarzt plötzlich «so klein»? Warum fallen ihnen wichtige Fragen und deutliche Antworten oft erst ein, wenn sie die Praxis verlassen haben? Warum ist gerade der Frauenarztbesuch mit so viel Angst verbunden? Warum lassen sich viele Frauen kritik- und widerspruchslos alle möglichen Eingriffe in ihre Geschlechtsorgane verordnen?

Dr. Ulrike Körbitz, Psychoanalytikerin in Zürich und Mitbegründerin der Sexualberatungsstelle Salzburg, hat mit Hilfe der psychoanalytischen Methode das «Szenario» zwischen Gynäkologen und Patientin untersucht, das die eine zur «unmündigen Tochter», den anderen zum «allmächtigen» Vater macht.

Das Verstehen geht jeweils so weit,
wie das Geschehen in einen hineinreicht…
Heinrichs 1992, 58

Ich habe lange gewartet und morgens um sieben Uhr gerade noch
eine Nummer ergattert, die mir den heutigen Termin beim
Frauenarzt sichert. «Bitte eintreten: Nr. 23», leuchtet es auf der
Anzeigetafel im Wartezimmer. Das bin nun ich. Diffuse Angst und
Aufregung – was soll ich sagen, fragen? Was werden meine leichten
Schmerzen bedeuten? Ich trete ein. Der diskret wirkende, freund-
liche Herr in weißem Mantel und weißen Hosen scheint schon auf
mich gewartet zu haben. Er begrüßt mich mit meinem Namen. Ich
kenne ihn noch nicht. Der Arzt bittet mich, in der Kabine den Un-
terkörper frei zu machen und dann zu ihm zu kommen. Er hat hinter dem Schreibtisch Platz genommen. Halbnackt setze ich mich auf
seine Aufforderung hin ihm gegenüber. Es folgen klare, kurze Fragen nach dem Einsetzen der ersten Regel, Datum der letzten Regel,
Schwangerschaften, Abtreibung(en), Fragen nach dem Sexualver-
kehr und evtl. Problemen, Krankheiten, Medikamenteneinnahme
und dem heutigen Grund des Kommens. Die strikte, abgegrenzte
Form seiner Erhebung und mein Wissen um ein volles Wartezimmer verunmöglichen mir Ausführungen oder Fragen zu den einzelnen Bereichen. Über Abtreibung(en) will ich mit ihm nicht sprechen
– ich übergehe die Frage. Auf einer Karteikarte werden meine Angaben in Kürzeln festgehalten. Der Arzt bittet mich nun, auf dem
Behandlungsstuhl Platz zu nehmen – zwei Stufen sind zu besteigen.
Hände und Füße sind unterdessen kalt geworden. Als ich die Beine
spreize, um sie in die Halterungen zu legen, bemerke ich ein leichtes
Zittern. Der Arzt nimmt mir gegenüber auf einem niedrigeren Stuhl
Platz. Ich kann nur noch seine Haare sehen, mache mir kurzzeitig
Gedanken um meinen Geruch, der hoffentlich nicht unangenehm
auffallen wird. Aber er hat sicherlich schon viele Frauen gerochen.
Was sieht er? Während er den (oder die? mehrere?) Finger in meine
Scheide einführt, fragt er mich nach meiner Arbeit. Ich registriere,

wie sich meine Muskeln verkrampfen, und antworte, ich sei Sozial-wissenschaftlerin. Meine Arbeit als Psychotherapeutin in einer Se-xualberatungsstelle verschweige ich in dieser Situation lieber. Der Arzt tastet den Unterbauch ab – leichte Druckschmerzen. Nun wird das Spekulum eingeführt. Das kalte Metall ist sehr unangenehm, meine Oberschenkel reagieren mit Zittern, was mir peinlich ist. Der Arzt fragt nun nichts, er bewegt seinen Kopf tiefer zwischen meine Oberschenkel, um mehr zu sehen. Nun werde er den Krebsabstrich machen, erläutert er das Einführen eines weiteren, länglichen Instru-ments. Der Vorgang ist mir bereits bekannt, dennoch kann ich die diffuse Angst nicht loswerden. Es sollte nicht weh tun, meint er, Ent-zündung sei äußerlich keine zu erkennen gewesen. Meine Empfind-lichkeit beim Abtasten könnte auf kleine Myome hinweisen; diese wären jedoch erst am Ultraschallgerät nachzuweisen. Für diese Un-tersuchung müßte er mich überweisen. Der Befund über den Krebs-abstrich wird nächste Woche eintreffen. Ich könne mich wieder an-kleiden. Welches Verhütungsmittel ich verwende, fragt er noch, während ich vom Stuhl hinuntersteige. Gleichzeitig ist klar, daß «wir» keine Zeit mehr haben, also antworte ich nur kurz mit «Tem-peraturmethode». Mein Abschied vom Frauenarzt erfolgt bekleidet, diskret im Stehen durch Händeschütteln. Vorläufige Erleichterung beim Verlassen der Praxis – ein Vormittag ist nun vergangen. Nichts Spektakuläres oder Furchtbares ist vorgefallen, und doch habe ich weiche Knie. Interessant erscheint mir im nachhinein, worüber ich *nicht* gesprochen habe [1].

Das gynäkologische Szenario

Der Beziehungsvertrag zwischen Arzt und Patientin könnte allgemein so formuliert werden: «Ich zeige dir meinen Körper – du sagst mir, was ich habe.» Die scheinbar selbstverständliche, abgegrenzte Erhe-bung einer Krankheits- und Gesundheitsgeschichte (Anamnese) kann nicht darüber hinwegtäuschen, daß hier keine Geschichte(n) erzählt

---

1 Zwei selbst erlebte Frauenarztbesuche vor mehr als acht Jahren sind hier in ver-dichteter Form wiedergegeben.

werden soll(en), daß eine bestimmte Art der Geschichte verschwindet.[1]
Nicht die Formulierung eigener Beobachtungen, Gedanken, Hypothesen zu den Erscheinungen des Körpers scheint von der Patientin gefordert zu sein, sondern eine primäre, vertrauensvolle, ungehemmte – und dennoch nicht hemmungslose – Form der körperlichen Begegnung mit dem Gynäkologen. Diese Form der Begegnung hat die Frau zuvor nur mit den Personen erlebt, die sie als kleines Kind gepflegt und dabei ihre Genitalien angeschaut, berührt, gereinigt und untersucht haben. Die Patientin befindet sich in einem Zustand der Regression (des Rückzugs in die Rolle des Kindes), in dem sie auf Ausdrucksformen und Verhaltensweisen ihrer kindlichen Erfahrungen zurückgreift. Die Begegnung zwischen zwei Erwachsenen unterliegt dabei einer klar reglementierten Arbeitsteilung: Der Arzt schaut und ist verhüllt. Die Frau zeigt sich und ist (halb)nackt. Sie legt sich vor ihm auf den gynäkologischen Stuhl.

«Diese medizinische Lagerungsapparatur dient dazu, den Körper der Frau ohne lange Erklärungen in die richtige Lage zu bringen, den Genitalbereich offenzulegen, mögliche Formen der Abwehr zu versachlichen, eine Sprechrichtung herzustellen (...) Dieses Gerät läßt die Frau passiv sein, ihre Gedanken schweifen während der Untersuchung vielleicht ähnlich im Raum herum wie ihre Augen, die sich nirgends festhalten können, vielleicht überlagert vom Gefühl, sich in einem fremden Körper zu befinden. Dieses Gerät läßt den Arzt aktiv sein, es gibt ihm ein klares Konzept für den Vorgang, man kann sogar sagen, dieser Stuhl ist Materialisierung des Vorgangs, er bestimmt die Blickrichtungen und Handlungen des Arztes, läßt ihn sitzen oder stehen (...), in Bewegung setzen kann ihn nur der Eingeweihte; dieser Stuhl ist aber auch von zentraler Bedeutung, da die Bahnen der Diagnostik und Therapie hier ihren Ausgang nehmen.»[2]

1 Bernhard Kathan spricht vom Verschwinden der sozialen Geschichte und spekuliert, was geschehen könnte, wenn der Arzt sich darauf einließe: «Dann drohen enorme Reibungsverluste, Zeitverzögerungen. Eine Tumorerkrankung einer Patientin könnte ihn in tiefe Krisen stürzen, möglicherweise würde sich der Genitaltrakt einer Frau zugunsten der Frau als ansprechbare Frau verschieben, vielleicht würde er eine irreparable Erkrankung nicht länger pseudobehandeln» (Kathan 1987, 125).
2 Kathan 1987, 116

Eine weitere, ungleiche Verteilung von Möglichkeiten besteht im Modus der Kontaktaufnahme, deren gesamtes Zeremoniell, also Regeln, Gebräuche, Einschränkungen und Verbote, einseitig vom Arzt mit Hilfe seiner Sprechstundenhilfe (die im Falle des männlichen Gynäkologen nicht selten seine Ehefrau ist) eingeführt wird. Für den weiteren Verlauf der Untersuchung möchte ich an dieser Stelle festhalten, daß sehr wohl auch eine reale Ebene in der Begegnung zwischen Arzt und Patientin existiert: Letztere sucht Hilfe oder Rat. Als «Käuferin» nimmt sie die Kompetenz des Gynäkologen, der ihr als «Kleinunternehmer» gegenübertritt, in Form einer Dienstleistung in Anspruch.[1]

Hier soll es jedoch um die Recherche unbewußter Zusammenhänge gehen, die der Verdrängung und Verleugnung unterliegen. Wenn ich von «Szenario» oder «Szene» spreche, ist damit das aktuelle Beziehungsgeschehen zwischen dem Gynäkologen und der Patientin auf Basis eines Vergangenen gemeint: Der gegenwärtigen Szene liegen vergessene oder verdrängte kindliche Erfahrungen zugrunde bzw. vom Kind entwickelte Muster der Beziehungsaufnahme. Die Szene hat also auch historischen Charakter; Vergangenes, unbewußt Gewordenes aller Beteiligten wird darin wiederbelebt, es erfährt neuerliche Aktualisierung und wird sozusagen neu inszeniert.[2] Entsprechend einer Realität, in der 90 bis 95 Prozent der Gynäkologen Männer sind, wird die Dynamik zwischen männlichem Gynäkologen und weiblicher Patientin im Zentrum meiner Aufmerksamkeit stehen.

Eine vom Tabu geprägte Übertragungsbeziehung

Wenn Gerhard Amendt meint, es «geschehen in der Gynäkologie Dinge, die mit mächtigen Tabus und angsterregenden Verboten belastet sind», und alle Beteiligten wüßten, daß «nur mit viel Ritual, Rou-

---

1 Wie ökonomische, politische, ideologische Zusammenhänge die Realität der Frauenheilkunde bis hin zu ihren Metaphern bedingen, beleuchtet Emily Martin in einer brisanten, spannenden, sozialhistorischen Untersuchung: Die Frau im Körper (1989). Vgl. hierzu auch das Buch von Marina Schüssler/Kathrin Bode: Geprüfte Mädchen – Ganze Frauen (1992).
2 Lorenzer (1976, 138 ff) faßt das psychoanalytische Verstehen als szenisches Verstehen.

tine und kontrollierter Ängstlichkeit die Untersuchungssituation beherrschbar bleibt»[1] , scheint es mir notwendig, nach dem Inhalt der mächtigen Tabus zu fragen und im Zusammenhang damit die Rituale bzw. das Zeremoniell zu ergründen, das es ermöglichen soll, mit dem Tabuisierten halbwegs versöhnlich auszukommen. Sollte es, wie vielfach angenommen, lediglich die (mögliche) Sexualität zwischen Arzt und Patientin sein, die unter das Banner des Tabus gerät und deshalb abgewehrt werden muß? Die sexuelle Anziehung zwischen sich prinzipiell fremden, erwachsenen Menschen, die «ja» und «nein» sagen können? Hier scheint mir noch einiges im dunkeln zu liegen. Deshalb frage ich weiter: Wer oder was steckt in oder hinter den beteiligten Personen? Wodurch wird das Feld ihrer Begegnung so gefährlich aufgeladen?

In seinem völkerkundlichen Untersuchungen faßt Freud das Tabu als «heilige Scheu»[2], als eine Reihe von Einschränkungen und Verboten, die unhinterfragt blieben und jeder vernünftigen Begründung entbehrten. Personen, Orten oder Dingen würden geheimnisvolle Eigenschaften zugeschrieben, die mit Berührungsverbot belegt werden. Bei Übertretung drohten härteste Strafen, die schicksalshaft, wie von selbst über die TabubrecherInnen hereinbrechen würden. «...Tabu heißt endlich seinem Wortsinn nach etwas, was zugleich heilig, über das Gewöhnliche erhaben, wie auch gefährlich, unrein, unheimlich umfaßt.»[3] Sinn und Herkunft des Tabuisierten bleiben nach Freud verdrängt.[4] Um mich an die möglicherweise verdrängten, unbewußt gewordenen Prozesse, die jene «angsterregende Verbote» zwischen dem Gynäkologen und seiner Patientin bedingen, anzunähern, habe ich meine eigenen Einfälle und Phantasien über die Person des Arztes formuliert. Was ist er für ein Wesen? Welche Bedeutung hat er in meinem Leben?

Er weiß und kann etwas, was ich nicht kann, hat Zutritt ‹zum Clan der Weisen›, kann heilen, Schmerzen beseitigen, Mittel verschreiben, komplizierte Apparate bedienen. Er getraut es sich, in meinen Kör-

1 1990, 15
2 1982, 311
3 1982, 315
4 Alexander und Margarete Mitscherlich definieren das Tabu als Denkhemmung: «Wo immer man nicht weiter zu fragen wagt oder nicht einmal auf den Gedanken kommt, es zu tun, hat man es mit einem Tabu zu tun. Die Gefühle, mit denen man ihm begegnet, können also gar nicht anders als zwiespältig sein» (1977, 111).

per hineinzuschauen, hineinzugreifen, sogar hineinzustechen und zu schneiden. Er ist nicht nackt, sondern sauber und gut gekleidet. Ohne Bekleidung sitze oder liege ich vor ihm. Bereits bei meinem Eintritt in diese Welt war einer aus seinem ‹Clan› der Geburtshelfer maßgeblich beteiligt, während meine Mutter vielleicht vor Schmerzen schrie, hier und heute scheint er aufrichtiges Interesse an meinem Sexual- und Innenleben zu besitzen. Will er, daß ich den ‹Verkehr› habe, nach dem er mich fragt? Oder verurteilt er mich deswegen? Soll ich Kinder haben wollen? Will er ein Kind? Erlaubt er eine Abtreibung? Wird er mich verletzen, wenn er mit seinen großen, langen, kalten, scharfen Instrumenten eindringt? Wird er für etwas bestrafen oder helfen, mich unterstützend begleiten? Warum redet er sowenig mit mir, wenn er doch soviel sieht und weiß? So wie er ist mir noch nie jemand begegnet, aber er weiß, was er tut. Auf seinen schweigenden Gesten liegt jahrhundertelange Erfahrung, die Sicherheit von Tradition. Er wird mir sagen können, was ich habe, wenn ich ihm nur alles zeige. Viele Frauen warten draußen noch auf ihn. Er kennt sie alle – ich kenne nur mich.

Dieses Wesen (das mit einer Wahrscheinlichkeit von 1:9 auch weiblich sein könnte) gehört ohne Zweifel in die Welt der Erwachsenen. Eine Welt, der sich mein «Ich» im Zustand der Regression während des gesamten Zeremoniells beim Frauenarzt jedoch nicht zugehörig fühlt. Die Begegnung mit ihm ruft Erfahrungen aus der frühen Zeit des ersten Lebensjahres wach. Vom unbewußten Erinnerungsgehalt her dürften die Handlungen des Arztes am Körper der Frau in Verbindung stehen mit den Pflegehandlungen einer mütterlichen Figur, die das «unwissende», von ihr abhängige Kind an den Genitalien berührt und es dabei in einen von ihr strukturierten geordneten, sinnhaften Zusammenhang einführt. Eine Mutter jedoch bleibt auf dieser Ebene des Kontaktes zur Tochter (auf die ich mich im weiteren beschränken werde) auf das Äußere der Geschlechtsgegend bezogen. Die reale Erfahrung, daß in ihren Körper bzw. ihre Genitalien eingedrungen werden kann, macht das Mädchen/die Frau in unserer Kultur generell erst in oder nach der Adoleszenz.[1] Bei heterosexuell «strukturierten»

---

1 Der Trend zu «eindringenden» gynäkologischen Untersuchungen bereits bei Kindern nimmt allerdings zu (Schüssler/Bode 1992).

Frauen ist es meist ein Mann, der dies tut. Mit dem männlichen Körper, seinen Fähigkeiten, Möglichkeiten, seiner sexuellen Ausstrahlung hat die Frau sich bisher im Rahmen ihrer kindlich-jugendlichen Neugierde auf der Ebene ihrer Phantasie beschäftigt. Mit Phantasien sind bildhafte Vorstellungen, Imaginationen über das (Liebes-)Objekt gemeint, die von eigenen Wünschen mitbestimmt sind. Sie beinhalten immer auch eine «Darstellung der Beziehungssituation».[1] Der «erste Mann» im Leben der Frau ist der Vater bzw. entsprechende Ersatzfiguren. Mit dem Vater hat das Mädchen normalerweise zwar vielleicht körperlichen Kontakt, aber keinen genitalen (sofern im Rahmen innerfamiliärer Grenzüberschreitungen nicht sexuelle Übergriffe/Mißbrauch stattfinden, die für das Mädchen generell traumatisierend sind). Das Mädchen erlebt diesen Mann im Rahmen verschiedener Beziehungskonstellationen. In Korrespondenz mit eigenen Triebwünschen, die sich entlang ihrer körperlichen Reifung formieren und auch verändern, phantasiert die Tochter über das Sexualleben der Eltern, über die Sexualität von Mutter und Vater, von der sie jedoch ausgeschlossen ist – weshalb sie im eigentlichen Sinne unwissend bleibt.

«Jede infantile Phantasie über den Geschlechtsverkehr der Eltern wird heutzutage als Phantasie über die Urszene bezeichnet: *Ur-*, weil diese Phantasie eine der ursprünglichen oder allgegenwärtigen menschlichen Phantasien über Sexualität ist; *-szene*, weil die Phantasie eine dramatische Handlung und als *dramatis personae* zwei Hauptfiguren und eine dritte Person, die von der Handlung ausgeschlossen ist, aufweist. Die Urszene ist eine Phantasie, die den verzerrten Eindruck eines Kindes (oder Erwachsenen) und seine persönlichen Vorstellungen von sexuellen Beziehungen wiedergibt. Die Urszene ist unvertraut. Phantasien dagegen sind alltäglich.»[2] Phantasien scheinen in unserem weiteren Leben als Erwachsene möglicherweise «alltäglich», allgegenwärtig und als eigene Schöpfungen gut vertraut – dennoch sind sie größtenteils unbewußt und der sprachlichen Formulierung nicht ohne weiteres zugänglich, weil wir ihren dramatischen Entstehungszusammenhang «vergessen» haben oder

1 Lorenzer 1976, 142
2 Kaplan 1991, 73

ihn verdrängen mußten. Die kindlichen Phantasien über den Körper der Eltern und ihre sexuellen Handlungen übertragen sich im späteren Leben generell auf andere Personen, zu denen libidinöse Beziehungen aller Art bestehen.

Der Gynäkologe in der «Vaterrolle»

Was soll dieser ganze Komplex nun aber mit der Begegnung zwischen dem Gynäkologen und seiner Patientin zu tun haben, mit ihrer spezifischen Gefährlichkeit, die mittels Zeremoniell in Schach gehalten, sprich: abgewehrt werden muß? Da ich aus der Perspektive des Gynäkologen auf Basis der realen Erfahrung nicht sprechen kann, werde ich mich nochmals der mir vertrauten Lage der Patientin zuwenden: Es sind einesteils unbewußte Vorstellungen über die pflegende, nährende, eindringende, kontrollierende Mutter, die in der gynäkologischen Situation bei der Patientin wachgerufen werden – dominanter jedoch dürften zum anderen Teil die auf den männlichen (wie auch die weibliche) Gynäkologen/in übertragenen Phantasien über den Vater sein. Möglicherweise wird in dieser Situation sogar eine Art Neuauflage des Objektwechsels von der Mutter zum Vater hin aktualisiert. Der Gynäkologe, der als Fremder heilen, helfen, in den Körper schauen kann, der über Wissen, Sprache und Schrift verfügt, weiß gekleidet ist, dessen Blick über alles Emotionale erhaben scheint… dieser Mann erinnert die Frau an den «ersten Mann» in ihrem Leben, mit dem Wissensvorsprung, Gesetzgebung (was er darf, darf die Tochter nicht) und Urszenenphantasien in Verbindung zu bringen sind. Er ist mächtig und «besitzt» überdies noch andere Frauen – neben den anderen Patientinnen vor allem die Sprechstundenhilfe, die den Zugang zu ihm überwacht. In der gynäkologischen Szene werden Phantasien über den Vater aktualisiert, dessen Sexualleben mit der Mutter für die Tochter unbekannt ist bzw. ebenso Gegenstand von Phantasien, die als unbewußte Vorstellungen über die körperliche wie kulturelle Ausprägung von Geschlechtlichkeit wiederum ihren gesamten Reifungsprozeß zur Frau mitgestalten. Kraft seiner Erfahrung repräsentiert der Gynäkologe, unabhängig von seinem realen Alter, die väterliche Generation.

Dieser Mann kann für das Unbewußte der Patientin, die sich ihm ausliefern muß, schwerlich einen partnerschaftlichen, geschwisterlichen oder gar kindlichen Status (als Geliebter, Bruder oder Sohn) einnehmen. In seiner väterlichen Kontrollfunktion – er betreut die Sexual- und Fortpflanzungsorgane der Frau – wird er zum übergeordneten «Dritten» in allen, hetero- wie homosexuellen Sexualbeziehungen der Frau.[1] Es werden durch den Gynäkologen in der Patientin nicht einfach Phantasien über den Vater mobilisiert. Sie überträgt auf ihn vielmehr die dazugehörigen unbewußten Wünsche, Gefühle und Konflikte, die auf positiven, zärtlichen, vertrauensvollen oder negativen, beklemmenden, beängstigenden Erfahrungen mit dem Vater beruhen.[2]

Je weniger der Arzt nun spricht, sich erkundigt, erklärt, nachfragt (und damit den Übertragungsspielraum einschränkt), je ritualisierter, «abstinenter» er der Patientin gegenübertritt, desto zwingender fördert er die Übertragung unbewußter, negativ wie positiv besetzter Vorstellungskomplexe aus der eigenen Lebensgeschichte und desto größer wird das Machtgefälle zwischen den Beteiligten. Folgende Aussagen von Frauen im Rahmen unserer Patientinnenbefragung können die

1 Ausgehend vom auffälligen Desinteresse der Männer am Gynäkologenbesuch ihrer Frauen untersucht Gerhard Amendt die Übertragungsbeziehung des «gemeinen» Mannes auf den «gynäkologischen» Mann:
«Das Bedrohliche an der Gynäkologen-Männer-Beziehung scheint nun gerade darin zu bestehen, daß das Verhältnis des Gynäkologen zur Partnerin die alte Rivalität mit dem eigenen Vater während der frühen Kindheit in der Gefühlswelt des erwachsenen Mannes wieder auferstehen läßt» (1985, 222).

2 Das Wesen der Übertragung faßt R. Greenson folgendermaßen: «Als Übertragung bezeichnen wir eine besondere Art der Beziehung zu einer Person; sie ist ein besonderer Typus von Objektbeziehung. Das Hauptmerkmal ist das Erleben von Gefühlen einer Person gegenüber, die zu dieser Person gar nicht passen und die sich in Wirklichkeit auf eine andere Person beziehen. Im wesentlichen wird auf eine Person in der Gegenwart so reagiert, als sei sie eine Person in der Vergangenheit. Übertragung ist eine Wiederholung, eine Neuauflage einer alten Objektbeziehung. Sie ist ein Anachronismus, ein Irrtum in der Zeit. Eine Verschiebung hat stattgefunden; Triebimpulse, Gefühle und Abwehrhaltungen, die sich auf eine Person in der Vergangenheit beziehen, sind auf eine Person in der Gegenwart verschoben worden. Dies ist in erster Linie ein unbewußtes Phänomen, und die Person, die mit Übertragungsgefühlen reagiert, ist sich weitgehend der Verzerrung nicht bewußt» (1989, 163 f.).

Funktion des ärztlichen Schweigens bzw. Sprechens in der Beziehungsdynamik verdeutlichen:

«Der erste und bis jetzt einzige männliche Frauenarzt, der sich voll-
kommen normal verhält: nicht aufdringlich, ernst, bei der Sache; informiert, was er bei Untersuchungen macht, ist psychisch aufbauend,
redet in einfachem Vokabular, nimmt eigene Meinung und Wissen
über den eigenen Körper ernst, nimmt einen für vollwertig.»[1]

«Ich hatte immer öfter das Gefühl, daß er zuwenig sagt. Beim letzten
Mal: ‹Kommen Sie in zwei Monaten wieder, Sie haben einen Dreier
beim Krebsabstrich. Aber der letzte war in Ordnung, das war ein
Zweier.› Überhaupt kommen sehr oft dann zu Hause die Überlegungen, was die Brocken, die er mir so kurz angebunden hinwirft, eigentlich bedeuten sollen. Auf Fragen und Einwände reagiert er so barsch,
daß ich mich einschüchtern lasse und das Gefühl habe, ihm lästig zu
fallen.»[2]

«Er ist einerseits zuverlässig und – soweit ich das einsehen kann –
medizinisch genau, andererseits sagt er kaum etwas, ich mußte immer
nachbohren, wenn ich etwas wissen wollte. Er erduldet außerdem
schlecht Widerspruch und befindet sich im festen Glauben an die
Segnungen der medizinischen Industrie; er reagierte sehr unwirsch, als
ich mich weigerte, weiterhin chemische Zäpfchen zur Behandlung
einer leichten Entzündung zu nehmen. Vielleicht ist er auch arbeits-
überlastet.»[3]

Die beiden letzten Patientinnen thematisieren ihre Übertragungsge-
fühle gegenüber den jeweiligen Ärzten, die durch ihr schweigsam-
distanziertes, unhinterfragbares, scheinbar allwissendes Verhalten Anlaß zu Phantasietätigkeit und Beziehungsinterpretation gaben. Im Gegensatz dazu steht die Aussage der ersten Patientin, die endlich einen
«normalen» Arzt gefunden zu haben scheint: Sie empfindet ihn ange-
messen distanziert und als einfach sprechenden Menschen präsent. In
seiner Anwesenheit kann sie selbst sich als «vollwertig» erleben.

1 Siehe Katholnigg/Körbitz/Oberauer 1992, S. 77.
2 Siehe ebda., S. 73.
3 Ebda.

Sexuelle Gefühle müssen beherrscht werden

Zurück zu der vorhin aufgeworfenen Frage: Welche unbewußten Zusammenhänge verbergen sich in der Begegnung zwischen dem Gynäkologen und der Patientin und laden das Feld ihrer Beziehung so gefährlich auf? Es zeichnet sich ab, daß es Vater und Tochter sind, die hier, in der Übertragungssituation, aufeinandertreffen. Die von Amendt vermuteten «mächtigen Tabus und angsterregenden Verbote» betreffen demzufolge nicht einfach die Sexualität zwischen sich zuvor fremden Erwachsenen derselben Generation, sondern das sexuelle Begehren innerhalb der Familie, zwischen Vater und Tochter. Aber auch die Mutter ist in dieser Szene präsent. Ich denke, daß in der gynäkologischen Situation bei jeder Frau frühe Identifikationen mit dem Körperbild der eigenen Mutter wachgerufen werden, die als große, erwachsene Frau für die Tochter im begehrten Besitz von Brust, Gebärmutter, Vagina war, also das Gegenüber darstellte, an dem die Tochter ihren eigenen Besitz erahnen und erfahren konnte.[1] Vera King, die sich mit der konflikthaften körperlichen Annäherung zwischen Mutter und Tochter in der Pubertät beschäftigt, spricht von der «Auseinandersetzung des Mädchens mit ihrer ‹inneren Gebär-Mutter› bzw. der psychischen Aneignung der Innergenitalität.»

Die Autorin führt in der Folge aus, daß dieser Auseinandersetzungsprozeß mit den eigenen Geschlechtsorganen für die Tochter in sexuelle Phantasien eingebunden ist. Dabei wird die Rolle der Mutter von ihr konflikthaft und widersprüchlich erlebt: Als Mutter ist sie allmächtig, ihre gesellschaftliche Position aber ist in der Regel eher ohnmächtig. So beinhaltet die «Aneignung der Innergenitalität» für die junge Frau zugleich die Sehnsucht nach der mütterlichen Macht wie auch die gesellschaftliche Entwertung, wie sie durch eine im gesellschaftlich-kulturellen Bereich ohnmächtige Mutter erlebt wird.

Nicht nur für die Vorstellung, die eine Frau von ihren inneren Genitalien entwickelt, spielt das Erleben ihrer Mutter eine Rolle, sondern auch für die Ausbildung ihres Über-Ichs (wie Ich sein soll) und Ich-Ideals (wie Ich sein möchte). Beide Instanzen bilden sich ebenfalls infolge der Identifikation mit der Mutter als Frau des Vaters. Ein «müt-

1 Siehe Poluda-Korte 1992.

terliches» Über-Ich kann, je nach Vorbild, Sauberkeit und scheues, sittsames Auftreten fordern, exhibitionistisches Verhalten ablehnen, die Genitalregion und ihre Lüste als schmutzig (ent-)werten, das Begehren nach dem Vater verbieten usw. Das Ich-Ideal kann Vorstellungen reiner, entsexualisierter Mütterlichkeit zum Inhalt haben, Selbstlosigkeit oder auch betörende erotische Ausstrahlung, Durchsetzungskraft usw. Ohne hier die Dynamik der Mutter-Tochter-Beziehung weiter ausführen zu können, möchte ich folgende, bildhafte Skizze für den weiteren Verlauf der Untersuchung in den Raum stellen: Wenn eine Frau als Patientin auf dem Gynäkologenstuhl ihre Beine spreizt, sind ihr Vater (in Übertragung auf den real anwesenden Gynäkologen) und ihre Mutter (als «mitgenommenes», verinnerlichtes Objekt) heimlich mit anwesend.

Der Übertragungsgehalt der intimen Szene zwischen Gynäkologen und Patientin rührt folglich zentral am Inzesttabu, das aufrechterhalten bleiben muß. Das Tabu im allgemeinen jedoch ist, Freud zufolge, kein einfaches Verbotsgesetz, sondern: «Das Tabu ist ein uraltes Verbot, von außen (von einer Autorität) aufgedrängt und gegen die stärksten Gelüste der Menschen gerichtet. Die Lust, es zu übertreten, besteht in deren Unbewußten fort; die Menschen, die dem Tabu gehorchen, haben eine ambivalente Einstellung gegen das vom Tabu Betroffene» (Freud 1912/13: 326). Gegensätzliche Strebungen, Wunsch und Gegenwunsch, Ambivalenzen zeichnen also das Tabu aus – sie müssen bewältigt und gebannt werden. Zeremonielle (standardisierte, ausdrucksvolle Verhaltensweisen) dienen hierzu und stellen gleichzeitig die ambivalenten Tendenzen zur Schau, machen sie im Prozeß der Verbannung erlebbar und stabilisieren das Individuum in beängstigenden, vom Tabu gezeichneten Situationen.

Innerhalb des gynäkologischen Szenarios herrscht eine besondere Intimität. Ohne nun behaupten zu wollen, daß alle daran Beteiligten bewußt oder unbewußt den Wunsch hegten, miteinander sexuell in Kontakt zu treten, gilt es anzuerkennen, daß es sexuelle Gefühle und Phantasien verschiedenartiger Qualität und Herkunft sind, die in dieser Situation wachgerufen werden bzw. kontrolliert werden müssen. Im Rahmen der spezifischen Übertragungssituation bedeutet Kontrolle die – notwendige – Aufrichtung des Inzesttabus. Es ist der Arzt, der Zeremoniell und «Setting», also die räumliche, finanzielle, vertragliche Anordnung der Begegnung bestimmt – ihm gegenüber befindet sich die

Patientin in einem Zustand der Regression. Ich möchte die einzelnen Inszenierungsmöglichkeiten des Tabus in der gynäkologischen Szene nicht genauer beleuchten – hierzu liegen bereits schlüssige Untersuchungen und Interpretationen vor.[1]

In welcher Weise sowohl das «Ich» der Patientin wie das Zeremoniell beim Gynäkologen sich verschränken, um Barrieren gegen mögliche Erregung aufzubauen, ist auch anhand der von mir eingangs erzählten Geschichte unschwer nachzuvollziehen:

Der Arzt läßt mich halbnackt vor sich Platz nehmen und tut so, als wäre das ganz normal und in keinster Weise eigenartig. Er bestimmt den Ablauf des Geschehens und die Art des Dialoges von der Qualität seines Zuhörens, Sprechens, Schreibens, Interpunktierens... her. Ich spreche nicht über Abtreibung (ein für mich «irgendwie» sexuelles Thema, bei dem verschiedene Varianten der Erregung aufkommen könnten, von Mitleid bis hin zu Empörung), nicht über mein Sexualleben und nicht über meine Arbeit in einer Sexualberatungsstelle, die spezifische Interessen und Neugierden verraten könnte. Der Gynäkologe demonstriert eine Art abgeklärte, kontrolliert-kontrollierende, eindringende, legale Kompetenz. Ich fühle mich ihm gegenüber als entblößtes, naturhaftes Sexualwesen, das jeden Hinweis auf Sexuelles dennoch überwachen und verbergen muß – ich will weder ihn noch mich «unnötig» erregen, beispielsweise in einer Diskussion über Abtreibung oder über meine/seine spezifische Arbeit.

Abschließend zum Thema «Barrieren» noch eine sprachliche Illustration aus unserer Patientinnenbefragung. Die folgende, kurze Sequenz ist der erinnerte Dialog einer 34jährigen Privatpatientin mit einem betagten, angesehenen Salzburger Frauenarzt:

«Arzt: Der Muttermund ist völlig verlötet.
Patientin: Was heißt das?
Arzt: Ach, das brauchen Sie nicht zu beachten, das sind nur Selbstgespräche eines Anfängers.
Patientin: (schweigt).»[2]

Nachdem er gesehen hat, spricht der Arzt-Vater von einem verlöte-

---

1 Vgl. beispielsweise Duerr (1990), eine aufschlußreiche Recherche von Ritualen und Scham-Gesetzen der Frauenheilkunde seit ihren Anfängen.
2 Siehe Katholnigg/Körbitz/Oberauer 1992, S.78.

ten Mutter-Mund und stellt sich der töchterlichen Fragerin als Anfänger dar. Welchen Sinn haben seine für sie deutlich vernehmbaren «Selbstgespräche»? Er trifft eine markante, jedoch unverständliche Aussage über den Zustand ihres Mutter-Mundes und spricht damit die «Mutter in der Frau»[1] an, tritt gleichsam mit ihr in Beziehung, um sich im Moment des dabei Ertappt-Werdens als «Anfänger» zu präsentieren; als ob er sich beim Anblick des Mutter-Mundes plötzlich in die Rolle des kleinen Jungen begibt, der sexuell noch unerfahren ist und verwirrt vor sich hin redet. Es scheint sich bei diesem Manöver jedoch eher um Zynismus und Verkehrung ins Gegenteil zu handeln. Gemeint könnte vielmehr sein: «Ich bin überaus erfahren, und du weißt überhaupt nichts! Sei ruhig, und frag nicht so blöd!» Der Gynäkologe sagt, ihr Mutter-Mund sei verlötet – aber er spreche nur mit sich selbst, nicht mit seiner Patientin als Besitzerin dieses Organs. Hiermit ist sie zum Schweigen gebracht, mundtot gemacht, ist ihr Mund verlötet. In seiner direkten, tatsächlichen Kontaktaufnahme mit den inneren Genitalien scheint er sich dabei mit der «Mutter in der Frau» zu verbünden, jedenfalls ist die Patientin via «Selbstgespräch» deutlich aus einem Beziehungsgeschehen herausgedrängt und zum Kind gemacht worden, mit dem man nicht spricht.[2] Wir sehen, wie in diesem Fall die Sprache (als Teil des Zeremoniells) zur Barriere wird, mit der sich der allwissende Vater die zur Fragerin gewordene Tochter vom Leibe hält und keine Einmischung in seine Händeleien mit der Gebär-Mutter duldet.

Mit der hier skizzierten Lesart ist bereits die Perspektive angedeutet, aus der ich die Inszenierung des Inzesttabus zwischen Gynäkologen und Patientin beleuchten möchte: Ihren Hintergrund bildet die dramatische Beziehungsdynamik zwischen Vater, Mutter und Tochter. Es gilt in diesem Zusammenhang auch zu klären, welche prinzipielle emotionale Bereitschaft die einzelne Frau als Patientin möglicherweise mitbringt, sich bestimmten bevormundenden, entwertenden, autoritären Behandlungsweisen innerhalb der gynäkologischen Situation einzufügen.

1 Zur Erklärung dieser Gleichsetzung der «Gebär-Mutter» mit «Mutter in der Frau» siehe Seite 39.
2 Diesen Gedankengang übernehme ich aus einer Diskussion mit Ulrike Hutter.

«Darf die Tochter zur Frau werden?»

«Wissen ist Macht!», so kann die Devise charakterisiert werden, die Teile der Frauenbewegung in den kapitalistischen Ländern des Westens ausgerufen haben, um den von mir einleitend charakterisierten Beziehungsvertrag zwischen Arzt und Patientin «Ich zeige dir meinen Körper – du sagst mir, was ich habe» zu unterwandern. Aufgeklärtes Wissen allein jedoch genügt meines Erachtens nicht zur grundlegenden Infragestellung und Befreiung aus einem emotional wirksamen, durch viele Interessen abgesicherten Unterdrückungszusammenhang.[1] Als Frauen haben wir uns mit dem eigenen Unbewußten, mit dem Verhältnis zwischen (Trieb-)Wunsch und Abwehr im Rahmen der Inszenierungen des Patriarchats auseinanderzusetzen, wollen wir die Erschütterung seiner Fundamente auch in uns selbst bewirken.

Die väterliche Definitionsmacht wird durch die bewußte Rückbesinnung der Frauen auf eine weibliche Kultur und Heilkunst zwar in Frage gestellt. Doch bleibt es in unseren Ländern einer privilegierten Minderheit von Frauen vorbehalten, sich Freiräume außerhalb der herrschenden Gynäkologie zu schaffen und in Anspruch zu nehmen. Darüber hinaus scheint es so, daß die herrschende «Vernunft» sowie ein repressives Beziehungsgefüge in der Beziehung zwischen Arzt und Patientin nicht wirklich ins Wanken geraten ist.

Wodurch wird die Vater-Tochter-Dimension in der Gynäkologie hier und heute stabilisiert? Darf und kann die Tochter zur Frau werden?

---

1 An anderen Orten habe ich die Fundamente für ein feministisches Bewußtsein im Erleben einer ‹radikalen Empfindung› über die gesellschaftliche Entwertung und Ausgrenzung der Frau angesiedelt: «Etwas bisher Unbewußt-Gebliebenes wird auf eine Weise bewußt, die es mit dem konkreten Erleben des repressiven Charakters der Zweigeschlechtlichkeit in einer Kultur verbinden kann (...), wobei es auf das dialektische Wechselspiel zwischen einem begehrenden, triebhaften weiblichen Körper und der rationalen Erkenntnis einer beschneidenden, reglementierenden Kultur ankommt. Wo Unbewußtes bewußt wird, entsteht Bewegung. Die Folge dieses Prozesses ist ein sich-bewegendes Wahrnehmen der inneren und äußeren Realität (...). Auf dieser Form der Wahrnehmung gründet ein Bewußtsein, das Emotionen bewältigt, offen ist für Empfindungen, Vorstellungen, Erinnerungsbilder, Irrationales – es ist ein poetischer Prozeß der Wahrnehmung, der auf das Weitertreiben erkannter Widersprüche abzielt» (Körbitz 1990, 196).

Thesenartig möchte ich hierzu folgende Vermutung in den Raum stellen: Die moderne Gynäkologie schafft für Frauen generell ein Regressionsangebot auf die Ebenen der Oralität (des Einnehmens) und der Analität (des Ausscheidens). Verboten und tabuisiert ist die Ausbildung einer phallisch-klitoridalen Dimension, die der sprachfähigen Tochter Unabhängigkeit und stolze Inbesitznahme des eigenen (Sexual-) Körpers ermöglicht. Folglich wird auch die Entwicklung der Genitalität verhindert. Ich meine damit, daß nahezu alle Problembereiche, mit denen die Gynäkologen am Körper der Frau befaßt sind, von ihnen auf der Ebene der Befriedigungsform mit Füttern, Einpflanzen (dies ermöglicht die eher passive orale Aufnahme durch Einverleibung, z. B. durch Medikamente) oder mit Herausnehmen (das sich auf anale Qualitäten des Ausscheidens und Hergebens von Körperprodukten bezieht) beantwortet werden. Dieser Modus scheint von Patientinnen traditionellerweise in der Regel auch gewünscht und beruhigt aufgenommen zu werden.

Die Regression in der gynäkologischen Situation erlaubt keine Weiterentwicklung in die Erfahrungswelt der «Phallizität», die das aktive Sich-Zeigen und Gesehen-Werden umfaßt sowie den Empfindungsreichtum und die Ausdruckskraft des «eigenen Körpers als Garant von Luststoff und als expandierendes, machtvolles, Anspannung und Entspannung gewährendes Zentrum»[1]. Auch das Hantieren, Betasten, gegenseitige Beschauen, Bewundern[2] gehört dazu, das Experimentieren mit der Sprache und vor allem die durch Bestätigung wie Abgrenzung von Liebesobjekten gemachte Erfahrung: Da bin ich. «Auf der Ebene der Objektbeziehungen könnte man von einer Verschiebung der phallischen Lust auf Initiative bei der Kontaktaufnahme, auf die Herstellung von Beziehungen über Blick, Sprache, Stimme usw. sprechen»[3].

Es zeichnet sich ab, daß diese Entwicklung der weiblichen Selbstpräsentation durch das Zeremoniell innerhalb der gynäkologischen Szene verhindert wird.

Was geschieht dort auf der Ebene der Behandlungsweise? Der Arzt verabreicht der Patientin einzunehmende Medikamente oder aufzutra-

1 Heigl-Evers/Weidenhammer 1988, 77
2 ebda., 79
3 ebda., 82

gende Salben. Er überprüft ihre inneren und äußeren Geschlechtsorgane, operiert sie, pflanzt etwas in sie ein oder schneidet etwas heraus. Er nimmt die «Produkte» ihrer Gebär-Mutter in Empfang, wenn sie gebiert. Er hat mit dem Blut der Frau zu tun, aber ihr Menstruationsblut ist tabu (es gilt häufig die Übereinkunft, daß Frauen nicht während der Menstruation zum Gynäkologen gehen). Er hat mit ihren Geschlechtsorganen zu tun, aber er kann es nicht sehen, wenn sie selbst diese angreift. Er muß Körpererscheinungen begrifflich fassen und in Sprache übersetzen, aber er will keine Eigendiagnosen hören, es soll ihm schon gar nicht widersprochen werden. Er betreut die Geschlechtsorgane der Frau, ihre Sexualität jedoch ist möglichst kein Thema.

Das Regressions(an-)gebot auf die orale und anale Ebene der Erfahrungswelt der Patientin ist meines Erachtens zentraler Mechanismus und Inhalt des Infantilisierungsprozesses innerhalb der gynäkologischen Szene; es trägt wesentlich zur Stabilisierung der Vater-Tochter-Dynamik (mit gleichzeitig abwesend-anwesender Mutter) bei. Solange es wirksam ist, kann sich die Patientin dem Arzt gegenüber nicht als erwachsenes, wissendes, sexuelles Wesen behaupten. Die erfolgte Regression wirkt in diesem Fall als Abwehrmechanismus, als Vermeidungsstrategie bezüglich der Anerkennung der weiblichen Sexualität. Ich erinnere in diesem Zusammenhang an die eingangs erzählte Geschichte. Worüber ich mit dem Gynäkologen im Zustand der Regression − auf dem Stuhl liegend bzw. halbnackt vor ihm sitzend − nicht sprechen wollte, nein: konnte, waren die Abtreibung und mein wirklicher Beruf, der «zufälligerweise» etwas mit Sexualität zu tun hat. Es sind dies zwei Themenkomplexe, die in den Zuständigkeitsbereich des erwachsenen «Ich» fallen und die auf verschiedenen Ebenen die Realität der eigenen sexuellen Betätigung verraten würden. Hier setzte bei mir selbst die Abwehr ein und verhinderte Weiterentwicklung innerhalb der Begegnung mit dem Gynäkologen.

Anhand des Beispiels eines spezifischen Problembereichs der Gynäkologie möchte ich die These vom Regressions(an-)gebot nun weiterverfolgen und genauer erläutern: die Verschreibung von Verhütungsmitteln.

Verhütungsmittel:
Verordnet, einverleibt, eingepflanzt

Welche Verhütungsmethoden erfreuen sich innerhalb der modernen Gynäkologie größter Beliebtheit und werden quasi als einzig seriöse, zuverlässige gehandelt? Pille und Spirale. Diese technologischen Varianten der Verhütung lassen sich «ohne vieles Gerede reibungslos in den Praxisbetrieb eingliedern»[1], sie sind eingebunden in große Forschungsprojekte der pharmazeutischen Industrie und erfordern regelmäßige medizinische Kontrolle. Pille und Spirale schalten die Notwendigkeit bewußten, planvollen Handelns durch die Anwenderinnen aus: Sie stellen jeweils starke Eingriffe in die grundlegenden Lebensprozesse des weiblichen Körpers dar, setzen jedoch für die einzelne Frau nicht die Kenntnis bzw. Beachtung der eigenen Geschlechtsorgane und ihres Funktionierens voraus.

Die *Pille* wird zunächst vom Arzt verschrieben, dann eingenommen, über den Mund einverleibt, jeden Tag zur selben Zeit. Sie wirkt dann «irgendwie», für das Bewußtsein diffus im Inneren des Körpers. Sie wirkt den möglichen Folgen der Sexualität mit einem Mann entgegen. Der Schutz ist lediglich an die regelmäßige, orale Aktivität der Frau geknüpft.

Über den unbewußten, symbolischen Bedeutungsgehalt der «Pillennahrung» wissen wir wenig. Ich vermute, daß dieser eine frühe Form der Objektbeziehung tangiert, die sich an Befriedigungserlebnisse durch die orale Nahrungsaufnahme anlehnt und Teile des Liebesobjekts durch Einverleibung verinnerlicht. Auf der Beziehungsebene ist die Wirkung der Pille auf eine noch näher zu erforschende Weise mit ihrem «Verschreiber», dem Gynäkologen, verkettet – manche Frauen scheinen sie gut zu vertragen, andere klagen über Libidoverlust und Depressionen.

Anders die *Spirale*. Sie wird vom Arzt direkt in die Gebär-Mutter eingepflanzt und wirkt von dort aus durch Erzeugung einer permanenten leichten Entzündung der Einnistung einer befruchteten Eizelle entgegen. Dieser Fremdkörper wird von der Gebär-Mutter entweder aufgenommen, angeeignet oder aber wieder ausgestoßen, ausgeschieden.

1 Amendt 1985, 143

Die Patientin hat keinerlei Einblick oder bewußten Zugang zu den hier stattfindenden Ereignissen (etwa, ob und wann eine Befruchtung stattgefunden haben könnte). Wenn diese Methode «klappt», dann nahezu hundertprozentig.

Nachdem für die Aneigung dieser Verhütungsmittel primär der Analität zuordenbare Prozesse (rund um Ausscheiden, Abstoßen, Aneignen) eine Rolle spielen, die in der kindlichen Entwicklung im Zusammenhang mit der Herausbildung ambivalenter, zärtlicher wie feindseliger Gefühle stehen, ist der Ausgang (betreffend der Verträglichkeit und Akzeptanz dieser Verhütungsmethode) eher ungewiß – schließlich werden durch sie auch anale Ängste mobilisiert, die sich auf Manipulationen, wie Zerstören oder Herausreißen der Eingeweide, beziehen. Was nun die Verschreibung und Verordnung dieser beiden Verhütungsmethoden in der gynäkologischen Szene betrifft, sind die Patientinnen mit ihrem Einverständnis auf eine passive, häufig sprachlose Form der Aneignung festgelegt.[1] Ihre Sicherheit ist nur in Verbindung mit der medizinischen Kontrolle durch den Arzt gewährleistet. Es ist, als würden sich tief im Inneren des weiblichen Körpers Gebär-Mutter (verinnerlichte Mutterrepräsentanz) und Arzt-Vater (als partielles Objekt in Form der Spirale präsent) vereinigen, um die Folgen der töchterlichen Sexualität abzuwenden.

Im Gegensatz dazu steht die Anwendung des *Diaphragmas*, das sich – zumindest in Österreich – eines weitaus geringeren Beliebtheits- und Bekanntheitsgrades erfreut. Ein hiesiger Gynäkologe meinte zu seiner Patientin, die danach verlangte: «Sie können es schon haben, aber es ist eine Riesenpatzerei!»[2]

Die Zuverlässigkeit dieser Verhütungsmethode hängt vom richtigen Sitz der Gummikappe ab, die über den Mutter-Mund gestülpt wird. Die Frau (oder ihr Sexualpartner) muß es selbst einführen und hierzu ihr Genital berühren bzw. mit dem Finger in die Scheide eindringen. Wir nähern uns dem Erlebnisbereich der phallisch-klitoridalen Stufe mit ihrem Charakteristikum des aktiven Sich-Zeigens und Gesehen-Werdens, die für beide, Arzt und Patientin, von unbestimmter Gefährlichkeit durchdrungen zu sein scheint. Für viele Ärzte ist es undenkbar,

---

1 Die diesbezüglichen Rituale untersucht Gerhard Amendt (1985, 142 ff)
2 Siehe ebda., S. 38

obszön, schmutzig, gilt als «Manipulation» oder «Riesenpatzerei», wenn sich die Patientin vor ihren Augen selbst angreift (oder gar dabei noch in den Spiegel schaut), um das Diaphragma einzulegen und herauszunehmen. Im bewußt spekulativen Sinne würde ich die innerpsychische Dynamik der Wirkungsweise dieses Verhütungsmittels folgendermaßen skizzieren: Vater-Arzt gibt Tochter-Patientin ein Instrument (Gummikappe) in die Hand, mit dem sie ihren Sexual-Körper zugleich kennen und kontrollieren lernt. Sinnvoll ist diese Verhütungsmethode übrigens im Zusammenhang mit dem Feststellen des Eisprungs durch Temperaturkontrolle.

Die Funktionsweise des Diaphragmas ist primär eine mechanische. Sie ist einfach und leicht nachvollziehbar: Der Mutter-Mund wird abgedeckt, so daß keine Samenzellen durch ihn in die Gebär-Mutter gelangen können. Dieser Vorgang kann von der Anwenderin bildhaft und rational angeeignet werden – die Bedeutung des Arztes als Vater wird minimiert, tritt in den Hintergrund. Die Frau berührt und erforscht ihre Genitalien. Als Tochter kann sie hierbei ständig mit der «Mutter in sich»[1] in Beziehung treten, sich annähern und auch von ihr abgrenzen.

Die Beschäftigung mit Sexualität und Mutterschaft bekommt bei dieser Verhütungsmethode einen auf symbolischer, bildhafter Ebene nachvollziehbaren Ausdruck: Die Frau selbst entscheidet über Verschließen und Öffnen ihres Mutter-Mundes. Im Rahmen des Verhütungsvorganges wie auch in der gynäkologischen Szene muß die Erfahrungswelt der «Phallizität» nicht abgewehrt werden. Folglich ist die Anerkennung der genitalen Ebene möglich: Aus der Tochter kann die Frau werden. (Diese Möglichkeit ist nur ein Element eines Gesamtprozesses, der sicherlich nicht allein an der Wahl einer bestimmten Verhütungsmethode aufzuhängen ist. Anleitung zur Selbstuntersuchung, Umgang mit Menstruation, Handhabung der Brustuntersuchung, Anordnung des Blickkontakts während der Untersuchung wären weitere Indikatoren im Hinblick auf die Anerkennung der Patientin als mündiges Sexualwesen.)

1 Zur Erklärung siehe Seite 182

Gebärmutter – das «Generationsorgan»

Als totale Form der Verhütung verschiedenartiger «Unannehmlichkeiten» des weiblichen Geschlechtskörpers (unter anderem Schwangerschaften) wird von vielen Gynäkologen als «saubere», endgültige Lösung die operative Herausnahme der Gebär-Mutter propagiert. Deren häufige, allzu bedenkenlose Entfernung und ihre schwerwiegenden Folgeerscheinungen gaben Anlaß zu diesem Buch.

Was bedeutet die Gebär-Mutter (griech.: *Hystera*), deren Erkrankung in der Vorstellungswelt der antiken Medizin die Grundlage der *hysterischen* Frauenleiden bilden sollte? In der frühen psychoanalytischen Theoriebildung, speziell der Neurosenlehre, wurde diesem inneren weiblichen Körperteil und seinen direkten, bzw. indirekt von ihm ausgehenden Erkrankungen mehr Aufmerksamkeit zuteil, als dies heute der Fall ist. Die biologische Funktion der Gebär-Mutter wurde im Zuge dessen «in naher Beziehung zu den Äußerungen des Affektlebens»[1], interpretiert, die von «unbewußten psychischen Kräften lenkbar geblieben»[2] ist.

Die eigentümlich wirkende Bezeichnung «Generationsorgan»[3] leistet möglicherweise gute Dienste, um sich nochmals dem psychischen Bedeutungsgehalt dieses Organs anzunähern. In der Gebär-Mutter steckt die Verbindung zu anderen Generationen: Wir kommen aus der Gebär-Mutter unserer Mutter in die Welt und können – als Frau – selbst Mutter werden, indem in ihr, der Gebär-Mutter, ein Kind heranwächst, das die nächste Generation darstellt. Es gibt in uns jedoch keine Erinnerung, keine deutlich erfahrene, bildhafte Vorstellung (Repräsentanz) von diesem Organ, das uns in der Vorzeit mit der eigenen Mutter verbunden hat und dessen Besitz uns als Tochter der Mutter weiterhin ähnlich macht. Die Phantasien über die Gebär-Mutter entwickeln sich entlang der Wahrnehmung der realen Mutter, sie sind geprägt von der Konfliktdynamik mit ihr. Die «Aneignung der Innergenitalität»[4], das Verhältnis der Frau zu ihren inneren Geschlechtsorganen, ist also charakterisiert durch die Beziehungsgeschichte mit ihrer Mutter.

Aus diesem Grunde setze ich die Gebär-Mutter gleich mit «Mutter in der Frau». In vielen ihrer Krankheiten, Symptome und spezifischen

1 Eissler 1923, 267   3 Abraham 1982, 353
2 Ebda.   4 King 1992, 112

Erscheinungen manifestiert bzw. symbolisiert sich die unbewußte, konflikthafte Auseinandersetzung der Frau mit ihrem mütterlichen Introjekt, der ein köperlicher Ausdruck verliehen wird. Dieser Ausdruck kann bis hin zur Existenzgefährdung so bedrohliche Formen annehmen, daß chirurgische Eingriffe in das vermeintliche Eigenleben der Gebär-Mutter als einzig wirksame (Er-)Lösung herbeigewünscht werden. Die manchmal schnelle, bereitwillige bis «hörige» Zustimmung von Patientinnen zu Operationen am eigenen, inneren Sexual-Körper, die bis zur Entfernung der Gebär-Mutter reichen, erkläre ich mir auf psychischer Ebene als unbewußten Behauptungs- und Beherrschungsversuch gegenüber der verinnerlichten mütterlichen Figur mit Hilfe des Arztes.

In schweren Fällen kann dieser Versuch den Charakter der Selbstverstümmelung annehmen. Die Entfernung der Gebär-Mutter stellt damit innerpsychisch das Äquivalent einer Trennung von der «Mutter in der Frau» unter väterlicher Autorität dar. Diese Trennung kann bewußt gewollt oder gefürchtet werden, sie kann als Erleichterung, Befreiung von etwas verarbeitet oder Beschneidung und Verstümmelung des weiblichen Geschlechtsorgans erlebt werden. Sie kann einen dem «Ich» nicht zugänglichen Verlust eines Liebesobjekts darstellen, dem die Melancholie folgt.[1]

Was in der gynäkologischen Praxis mit wenigen Ausnahmen generell konsequent «übersehen» wird, ist der Zusammenhang von körperlichen Symptomen (Blutungen, Entzündungen, Verwachsungen, Krämpfe, Myome, Tumore usw.) mit dem Sexual- und Beziehungsleben der Frau. Die Gynäkologie hat keine Idee von verdrängten sexuellen Wunschphantasien entwickelt, die an der Realität scheitern und sich über körperliche Symptome ausdrücken können.[2] Folgen dieses fehlenden Bewußtseins sind Pseudobehandlungen und Skepsis gegenüber der Notwendigkeit psychotherapeutischer Aufarbeitung. Die Mißachtung der weiblichen Sexualität, die sich im Körpergeschehen ausdrückt, verweist wiederum auf die Infantilisierung der Frau, durch die sie zur Tochter, zum asexuellen, kindlichen Wesen gemacht wird.

1 Zur Differenzierung zwischen Trauer und Melancholie vgl. Freud 1975.
2 Um diesbezügliche Aufklärung der Gynäkologenschaft war, wenn auch in einem sehr ideologisch gefärbten Sinn in punkto ‹Weiblichkeitskonstruktion›, 1925 Karl Abraham bemüht. (1982)

Nicht Vater und Tochter,
sondern Mann und Frau

Folgende, abschließende Überlegungen beziehen sich zwar ausschließlich auf die durch Bewußtmachung veränderbare Beziehungsdynamik zwischen dem Gynäkologen und der Patientin. Als Grundlage jedoch setzen sie ein Verständnis der Medizin voraus, das deren Eingebundenheit in ökonomisch-politische, patriarchale Herrschaftsstrukturen[1] reflektiert und sich ihrer Instrumentalisierung zur Profitmaximierung (durch optimale Ausnutzung technologischer Errungenschaften) widersetzt. Insofern gehe ich davon aus, das letztlich das «Sein» nicht nur das Bewußtsein bestimmt, sondern auch dessen Verhältnis zum Unbewußten.

Thesenartig ließe sich der Gehalt der notwendigen Veränderung folgendermaßen formulieren: Nicht Vater und Tochter begegnen sich in einer spannungsgeladenen, von Tabus und Ritualen geprägten, dennoch von Verbot und Lust gelenkten Übertragungssituation, sondern Mann und Frau bzw. Frau und Frau als reife, geschichtsbezogene, kulturelle und sexuelle Wesen: Wird die Tochter zur erwachsenen Patientin, der Vater zum erwachsenen Gynäkologen, braucht kein Inzesttabu die Szene zwischen beiden regieren. Das Sexuelle in der Begegnung muß nicht verleugnet, tabuiert und entwertet gegen die Frau gerichtet werden – es kann als selbstverständlich angesehen und in Beziehung zur eigenen Neugierde, aber auch den eigenen Schamgrenzen gesetzt werden. Die Patientin muß nicht «töchterlich», keusch, unwissend, sprachlos agieren. Der Arzt muß sich nicht allmächtig, wissend, unerreichbar, gesetzgebend präsentieren. Es treffen in der gynäkologischen Situation zwei Sexualwesen aufeinander, die kindliche Wünsche und Befriedigungserfahrungen in die spezifische Art ihrer Begegnung integrieren können.[2] Hierzu gehört die Anerkennung ihrer Intimität

1 ... die in unserem Fall der Gynäkologie mit bevölkerungspolitischem Kalkül und Kontrolle über den Gebärwillen der Frau in Zusammenhang stehen. Vgl. hierzu Trallori Lisbeth: Vom Lieben und vom Töten. Zur Geschichte patriarchaler Fortpflanzungskontrolle (1983) und Katharina Riese: In wessen Garten wächst die Leibesfrucht? (1983).
2 Voraussetzung hierfür wären auf seiten der Patientin das Zulassen ihrer forschenden Neugierde am eigenen Körper, ihre Lust am Wissen. Auf seiten des Gynäkolo-

ebenso wie die ihrer Begrenztheit sowohl im genital-sexuellen Sinn wie im Hinblick auf Macht und Erzeugung von Abhängigkeit. Prinzipiell gilt dieselbe Utopie für das Verhältnis zwischen Patientin und Gynäkologin, sie wird sich jedoch auch hier, zwischen Frau und Frau, nicht automatisch entwickeln.

Klarerweise plädiere ich für die (Wieder-)Aneignung gynäkologischer Kompetenz durch *alle* Frauen (nicht nur ausgebildete Fachärztinnen). Das Fundament für die grundlegende Veränderung des gynäkologischen Szenarios liegt einerseits im aufgeklärten, medizin- und patriarchatskritischen Bewußtsein der Beteiligten. Andererseits braucht es ein dadurch bedingtes, offenes, neugieriges Verhältnis zum jeweils eigenen und «fremden» Unbewußten, also zu jenen verdrängten, lebensgeschichtlichen Prozessen, die allen körperlichen und psychischen Manifestationen zugrundeliegen.

Frau und Mann bzw. Frau und Frau begegnen einander in der gynäkologischen Szene nicht, um sich sexuell in Erregung zu versetzen, sondern um etwas in Erfahrung zu bringen, das auf das Verstehen des weiblichen Geschlechts-Körpers zwischen Gesundheit und Krankheit auf dem Hintergrund seiner Sexual- und Sozialgeschichte zentriert ist; die sprachliche Verständigungsform hierüber ist jeweils von *beiden* Beteiligten zu suchen und zu erfinden.

Der *andere* Beziehungsvertrag könnte dann lauten: «Ich zeige dir meinen Körper und sage dir, was ich habe – du sagst mir, was du sehen kannst und was du darüber denkst. Wir besprechen, was zu tun wäre.»

Literatur:

Abraham, Karl: Psychoanalyse und Gynäkologie. (orig.: 1925) In: Ders. Gesammelte Schriften, Band 1. Frankfurt/M. 1982 (Fischer TB)

Amendt, Gerhard: Die bevormundete Frau oder Die Macht der Frauenärzte. Frankfurt/M. 1985 (Fischer TB)

Dürr, Hans Peter: Intimität oder Der Mythos vom Zivilisationsprozeß. Frankfurt/M. 1990 (Suhrkamp)

gen wäre die Auseinandersetzung mit biographischen und trieblichen Anteilen seines Berufswunsches vonnöten (ein Thema übrigens, über dem eine Decke des Schweigens lastet).

Eissler, Josef: Über hysterische Erscheinungen am Uterus. Internationale Zeitschrift für Psychoanalyse, IX. Jahrgang 1923, S. 266–277.

Flaake, Karin/King, Vera (Hg.): Weibliche Adoleszenz. Zur Sozialisation junger Frauen. Frankfurt/New York 1992 (Campus)

Freud, Sigmund: Totem und Tabu. (orig. 1912–13) In: Studienausgabe Band IX., Frankfurt/M. 1982 (S. Fischer)

Freud, Sigmund: Trauer und Melancholie. (orig. 1917) In: Studienausgabe Band III. Frankfurt/M. 1975 (S. Fischer)

Greenson, Ralph R.: Technik und Praxis der Psychoanalyse. Stuttgart 1989 (Klett-Cotta)

Heigl-Evers, Anneliese/Weidenhammer, Brigitte: Der Körper als Bedeutungslandschaft. Die unbewußte Organisation der weiblichen Geschlechtsidentität. Bern/Stuttgart/Toronto 1988 (Hans Huber)

Heinrichs, Hans-Jürgen: Ein Leben als Künstler und Ethnologe. Über Michel Leiris. Frankfurt/M. 1992 (Fischer TB)

Kaplan, Louise J.: Weibliche Perversionen. Von befleckter Unschuld und verweigerter Unterwerfung. Hamburg 1991 (Hoffmann und Campe)

Kathan, Bernhard: Geschichtsentzug in der Verwaltung: Zu einem Mechanismus der Herrschaftstechnologie. Innsbruck 1987 (Unveröffentlichtes Manuskript)

Katholnigg, Susanne/Körbitz, Ulrike/Oberauer, Claudia: Zwischen den Stühlen – Frauen beim Frauenarzt. Ein Handbuch. Salzburg 1992 (Eigenverlag)

King, Vera: Geburtswehen der Weiblichkeit – Verkehrte Entbindungen: Zur Konflikthaftigkeit der psychischen Aneignung der Innergenitalität in der Adoleszenz. In: Flaake/King 1992

Körbitz, Ulrike: Feminismus als Erkenntnis, Bewegung, Institutionskritik. In: Bachinger, Katrina u.a. (Hg.): Feministische Wissenschaft. Methoden und Perspektiven. Stuttgart 1990 (Heinz)

Lorenzer, Alfred: Sprachzerstörung und Rekonstruktion. Frankfurt/M. 1976 (Suhrkamp)

Martin, Emily: Die Frau im Körper. Weibliches Bewußtsein, Gynäkologie und die Reproduktion des Lebens. Frankfurt/M. 1989 (Campus)

Mitscherlich, Alexander und Margarete: Die Unfähigkeit zu trauern. München 1977 (Piper)

Poluda-Korte, Eva S.: Identität im Fluß. Zur Psychoanalyse weiblicher Adoleszenz im Spiegel des Menstruationserlebens. In: Flaake/King 1992

Riese, Katharina: In wessen Garten wächst die Leibesfrucht? Das Abtreibungsverbot und andere Bevormundungen – Gedanken über die Widersprüche im Zeugungsgeschäft. Wien 1983 (Wiener Frauenverlag)

Schüssler, Marina/Bode, Kathrin: Geprüfte Mädchen – Ganze Frauen. Zur Normierung der Mädchen in der Kindergynäkologie. Zürich/Dortmund 1992 (eFeF)

Trallori, Lisbeth: Vom Lieben und vom Töten. Zur Geschichte patriarchaler Fortpflanzungskontrolle. Wien 1983 (Verlag für Gesellschaftskritik)

Das Recht auf Aufklärung

Juristische Fragen
bei gynäkologischen Operationen

von Karin Richter

Vor einer Operation muß der Arzt die Patientin aufklären, welche Diagnose dem Eingriff zugrunde liegt, welchen Umfang die Operation haben wird und mit welchen Risiken und Folgewirkungen gerechnet werden muß. Wenn eine Frau vermutet, Opfer einer Fehlbehandlung geworden zu sein, sollte sie diesen Verdacht von einer Patienteninitiative oder Frauenberatungsstelle anhand ihrer Krankenunterlagen prüfen lassen, bevor sie rechtliche Schritte gegen den operierenden Arzt einleitet. Die freie Journalistin und Dipl.- Volkswirtin Karin Richter erläutert juristische Fragen und Rechte von Patientinnen bei gynäkologischen Operationen.

Wer schon einmal ein Formular für den Abschluß einer Lebensversicherung in der Hand gehabt hat, der weiß, wie umfangreich der Fragenkatalog ist, den die Versicherungsgesellschaft beantwortet haben möchte, bevor der Vertrag gültig werden kann. Ganz klar: Die Gesellschaft möchte einschätzen, welches Risiko sie mit dem neuen Mitglied eingeht. Alter, Beruf, Familienstand, gesundheitliche Verfassung, durchgemachte Operationen – alles wird penibel abgefragt und muß wahrheitsgetreu beantwortet werden, denn sonst riskiert der Versicherte, daß die Versicherung den Vertrag nicht zu erfüllen braucht.

Gelten gleich strenge Maßstäbe auch, wenn Sie vor der Entscheidung stehen, ob Sie einen Vertrag mit einem Arzt eingehen sollen, der Ihnen zur Operation rät oder der die Operation selbst vornimmt? Welche Fragen muß der Arzt beantworten, welche Informationen liefern, damit Sie beurteilen können, worauf Sie sich einlassen? Schließlich geht es bei einem solchen Entschluß um eine Weichenstellung, die Ihr gesamtes Leben beeinflussen kann.

Am Anfang steht das Recht auf Aufklärung. Diesem Recht ist ganz sicher nicht Genüge getan, wenn Patientinnen abgespeist werden mit Äußerungen wie «Risiken und Komplikationen hat der Gynäkologe ausdrücklich ausgeschlossen» oder «Mir hat der Arzt versichert, daß es keine negativen Folgen der Operation gibt» oder «Nach ihren eigenen Erfahrungen, hat meine Ärztin mir gesagt, würde ich mich nachher besser fühlen». Diese Sätze sind Zitate aus einem Fragebogen, den der *Arbeitskreis Frauenselbsthilfe* verschickt hatte. Sie zeigen, daß Patientinnen tagtäglich mit solcher Art «Aufklärung» ihres Frauenarztes im Hinterkopf den Gang in eine Klinik antreten, um eine gynäkologische Operation vornehmen zu lassen. Noch schlimmer: Vielfach erfahren die Frauen nicht einmal, wie der Eingriff genau aussehen wird, zu dem sie ihre Einwilligung geben sollen: «Ich war wegen einer Blasensenkung vom Hausarzt in die gynäkologische Abteilung des Kreiskrankenhauses A zur Untersuchung und zur Festlegung eines eventuellen Operationstermins bestellt worden. Nur durch ein nachträgliches Gespräch mit der Sprechstundenhilfe über die Dauer des Krankenhausaufenthaltes erfuhr ich, daß bei mir eine Hysterektomie gemacht werden sollte. Davon war bei meinem vorhergegangenen Gespräch mit dem Professor der Abteilung kein Wort gefallen» (Brief an den *Arbeitskreis Frauenselbsthilfe*).

Diese Beispiele werfen ein Licht darauf, daß häufig die Folgen der Operation heruntergespielt werden oder der Umfang des Eingriffs nicht präzise eingegrenzt wird. Patientenschutz-Organisationen schätzen, daß in der Bundesrepublik jährlich 100 000 ärztliche Kunstfehler begangen werden. Wie viele dieser Fehlbehandlungen den Bereich der Gynäkologie betreffen, ist nicht bekannt.

Das Recht auf umfassende Aufklärung

Sie haben als Patientin einen juristischen Anspruch auf umfassende Aufklärung, denn rechtlich gesehen schließen Sie mit dem Operateur tatsächlich einen Vertrag ab. Es ist nicht der «väterlichen Güte» des operierenden Arztes oder seiner persönlichen Bereitschaft überlassen, ob er Sie über die Schwere des Eingriffs und die Art der Belastungen informiert, die während oder nach der Operation entstehen können. Erfüllt er diese Pflicht nicht, die ihm gesetzlich vorgeschrieben ist, dann verletzt er das Selbstbestimmungsrecht der Patientin über ihren Körper und dessen Funktionen. Eine Operation ohne «informierte Einwilligung» erfüllt den Tatbestand der Körperverletzung. Nur wenn ein Notfall vorliegt, durch den die Patientin nicht ansprechbar oder bewußtlos ist, darf ein Eingriff ohne Einwilligung vorgenommen werden, weil er dem höherwertigen Recht auf «Schutz des Lebens» dient.

«Beschämt erinnerte ich mich an unsere sogenannten Aufklärungsgespräche, die meist am Abend vor der OP stattfanden», schreibt Dr. Barbara Ehret-Wagener selbstkritisch über ihre ersten Jahre als operierende Gynäkologin (siehe Seite 51). «In einem Zeitpunkt also, an dem die ängstliche Aufmerksamkeit der Frauen auf die OP des folgenden Tages konzentriert war. In diesem Zustand unterschrieben sie alles.»

Diese Erfahrung bestätigt auch der Bericht von Annerose Conrad (siehe Seite 157): «Ich war voller Vertrauen, daß der Chirurg ‹nur soviel Gewebe entfernt…, wie unbedingt nötig ist›» (Zitat aus dem Aufklärungsbogen, siehe Seite 211). Erst ein Jahr nach der Operation nahm sie die Kopie der Einverständniserklärung wieder in die Hand und sah, daß sie ein *Merkblatt zum Aufklärungsgespräch mit dem Arzt über die Entfernung der Gebärmutter* unterschrieben hatte, obwohl sie doch eigentlich nur wegen der Entfernung eines Myoms in die Klinik gegangen war.

Der Bundesgerichtshof hat entschieden, daß sich ein Arzt bei der Aufklärung nicht allein auf Formulare und Merkblätter zurückziehen darf, die er der Patientin zur Unterschrift vorlegt. Allein entscheidend ist das vertrauensvolle Gespräch, in dem über Inhalt, Schwere und Tragweite des Eingriffs informiert werden muß. Dabei sind auch Behandlungsalternativen aufzuzeigen, wie man dem folgenden Urteil des OLG Düsseldorf (12.11.87) entnehmen kann:

«Stehen unterschiedliche Verfahren der Behandlung zur Verfügung, so muß auch über diese Dinge belehrt werden, jedenfalls wenn es sich um echte Alternativen mit gleichwertigen Therapiechancen, aber mit andersartigen, eventuell geringeren Risiken handelt. Das folgt aus dem Selbstbestimmungsrecht des Patienten. Er hat letztlich zu entscheiden, ob er die Heilbehandlung und deren Risiken und Nachteile hinnehmen will. Diese Entscheidung und Abwägung kann der Patient verantwortlich nur treffen, wenn er die wesentlichen Auswirkungen der Krankheit, der Behandlungsmöglichkeiten und insbesondere auch der Komplikationen kennt.»

Vor der Operation die Weichen stellen

Folgende Fragen muß der Operateur also beantworten, bevor er eine rechtswirksame Einwilligung der Patientin erwirken kann:

– Die *Diagnoseaufklärung* beinhaltet die Ausnutzung der Diagnosemöglichkeiten sowie die Aufklärung über das Krankheitsbild.
– Die *Risikoaufklärung* muß die «typischen Gefahren» darstellen, also mögliche dauernde oder vorübergehende Nebenfolgen der Operation, die auch bei größter Sorgfalt nicht immer vermieden werden können.

– Die *nachwirkende Aufklärung* betrifft die Folgewirkungen einer Operation, z. B. den hormonellen Ausfall nach der Entfernung der Eierstöcke.

In dem Informationsblatt «Wie notwendig ist eine Entfernung Ihrer Gebärmutter oder Ihrer Eierstöcke?» gibt der *Arbeitskreis Frauenselbsthilfe* (Adresse siehe Anhang) Empfehlungen, welche Fragen die Frauen vor der Einwilligung in die Operation stellen sollten:
– Stellen Sie schon zu Hause einen Fragenkatalog zusammen.
– Notieren Sie sich die Antworten des Arztes, denn in der Aufregung vergessen Sie wichtige Dinge leicht, oder Sie können sich am Ende nicht mehr genau erinnern.
– Nehmen Sie, wenn es irgend geht, eine Vertrauensperson als Unterstützung mit zu den Besprechungen.
– Lesen Sie die Ihnen vorgelegten Aufklärungsbescheinigungen sorgfältig durch, bevor Sie sie unterschreiben.
– Fragen Sie bei allen Unsicherheiten, lassen Sie sich eventuelle Gefahren sowie andere Behandlungsmöglichkeiten erläutern.
– Lassen Sie sich von den unterschriebenen Aufklärungsbescheinigungen Kopien geben.
– Besprechen Sie auf jeden Fall vorher mit dem Arzt genau, was operativ entfernt werden soll und was nicht.

Im *Merkblatt zum Aufklärungsgespräch mit dem Arzt* (siehe Seite 212) findet sich die Formulierung: «Besondere Umstände, die wir erst während eines Eingriffes feststellen, können zu einer Änderung oder Erweiterung zwingen.»

Es ist ratsam, den Arzt genau zu befragen, wie diese «besonderen Umstände» aussehen könnten, wie das Beispiel einer 61jährigen Patientin zeigt: «Ich hatte wegen eines Myoms eine Totaloperation mit Gelegenheits-Blinddarmentfernung. Dabei bekam ich am Blinddarmstumpf einen massiven Abszeß mit Dünndarmileus [Darmverschluß, d. Verf.], der während eines 16tägigen Krankenhausaufenthalts trotz großer Schmerzen nicht ernst genommen und nicht erkannt wurde.

Erst Wochen später kam es zu einer Notoperation, bei der große Teile von Dünn- und Dickdarm entfernt werden mußten. Ich erhielt keinerlei Aufklärung über die Risiken der Blinddarmoperation» (aus: Brief an den *Arbeitskreis Frauenselbsthilfe*). Während der Operation hatte der Chirurg also entschieden, nicht nur die Gebärmutter, sondern «bei Gelegenheit» auch gleich noch den Blinddarm herauszunehmen. Die Entfernung der Gebärmutter hat die Patientin einigermaßen überstanden, unter den Folgen der «Gelegenheits-Blinddarmentfernung» leidet sie heute noch. Aus den Krankenunterlagen geht keineswegs hervor, daß diese «Operationserweiterung» notwendig war.

Während des Aufklärungsgesprächs können Sie verlangen, daß zusätzliche Eintragungen in das Merkblatt aufgenommen werden. Wenn Sie z. B. einer Entfernung von Myomen zustimmen wollen, nicht jedoch einer Hysterektomie, so sollten Sie das ausdrücklich vermerken lassen. Häufig fragen die Ärzte, ob Sie noch einen Kinderwunsch haben. Es ist auf jeden Fall ratsam, diese Frage mit «ja» zu beantworten. Denn viele Gynäkologen halten die Gebärmutter noch immer für ein überflüssiges Organ, sobald die «Familienplanung» abgeschlossen ist. Auch die Frage, ob weiterhin der Wunsch nach sexuellem Verkehr mit Ihrem Partner besteht, sollten Sie bejahen. Es kann Sie davor schützen, daß Ihre Scheide während der Operation zu eng zugenäht wird.

Nicht jeder Operateur kennt neue Forschungsergebnisse

Nur wenn Sie darauf bestehen, vor dem Eingriff genau informiert zu werden, wird sich auch das Verhalten der Ärzte verändern. Verlassen Sie sich nicht darauf, daß der Operateur neue Forschungsergebnisse kennt. Der Aufsatz eines Erlanger Gynäkologie-Professors zeigt, wie viele Ärzte es selbst nötig hätten, sich mit den Folgen ihres Tuns zu beschäftigen. Er betont, daß immer mehr Frauen wegen mangelhafter Aufklärung vor Gericht ziehen: «Für den Arzt ist es wichtig, beim präoperativen Aufklärungsgespräch die Komplikationsdichte des geplanten Eingriffs zu kennen. In den letzten Jahren sind in der Literatur relativ wenig Publikationen zu finden, die über die intra- und postoperative Komplikationsrate nach bestimmten gynäkologischen Operationen, z. B. bei und nach Hysterektomie, an einem großen Operations-gut berichten.»[1]

An einem Beispiel soll deutlich gemacht werden, wie das ungenü-gende Wissen oder mangelnde Interesse von Operateuren an den Fol-gen von gynäkologischen Operationen bis in die Rechtsprechung hin-einreicht. Seit einigen Jahren bereits liegen Studien vor, die belegen, daß nach einer Hysterektomie auch ohne Entfernung der Eierstöcke hormonelle Veränderungen eintreten können, die u. a. zu einem frühe-ren Eintritt der Wechseljahre führen können (vgl. Seite 143).

Wenn nicht einmal die Mehrzahl der operierenden Gynäkologen dies bis heute zur Kenntnis genommen hat, kann es nicht überraschen, daß diese Erkenntnis auch nicht bis zu den Gerichten vorgedrungen ist. «Zur ordnungsgemäßen ärztlichen Aufklärung vor der Entfernung der Gebärmutter mit Adnexen gehört auch ein Hinweis auf die bei vielen Patienten auftretenden psychischen Beschwerden infolge des Ausfalls der Hormonproduktion. Wird die hormonelle Funktion durch die Operation jedoch nicht beeinträchtigt, weil die beiden Eierstöcke er-halten bleiben, braucht auf mögliche psychische Fehlverarbeitung durch den Verlust eines Körperorgans nicht hingewiesen werden. Denn bei einer psychisch gesunden und realitätsausgerichteten Frau ruft der Verlust der Gebärmutter zwar ein Bedauern, aber keine psychische Stö-rung hervor.»[2]

Kunstfehlerprozesse – langer Weg durch die Institutionen

Wenn Sie nach der Operation Einschränkungen Ihrer Lebensqualität oder dauerhaften Behinderungen ausgesetzt sind, haben Sie sich viel-leicht schon einmal die Frage gestellt, ob Sie gegen den Operateur pro-zessieren sollen. Ein solcher Schritt kann bewirken, daß Sie aus der Opferrolle heraustreten und beginnen, sich zur Wehr zu setzen.

1 Prof. E. Strobel: Komplikationen bei und nach Hysterektomien. In: *Fortschritte der Medizin*, 10. Jg. 1992, Nr. 35–36
2 Bundesgerichtshof, 3.12.91. Aus: *Arztrecht* 9/88

Es ist jedoch ratsam, sich zuvor über die hohen psychischen und finanziellen Belastungen klarzuwerden, die ein solcher Prozeß mit sich bringen kann. Wie groß ist meine Wut auf den Arzt? Wie sicher bin ich, daß eine ungenügende Aufklärung und/oder Fehlbehandlung vorliegt? Kann ich auch mit dem Gedanken leben, daß der Ausgang eines solchen Verfahrens ungewiß ist? Möchte ich meine Kraft statt in eine juristische Auseinandersetzung doch lieber in die Verbesserung meiner gesundheitlichen und persönlichen Situation investieren? Diese Fragen sollte sich jede Frau stellen, bevor sie den Weg zum Gericht antritt.

Alle Erfahrungen zeigen, daß Patientinnen in einem Strafprozeß weniger gute Chancen haben als in einem Zivilrechtsverfahren. Die Verurteilung eines Arztes in einem Strafprozeß hat, über das Strafmaß hinaus, weitreichende Konsequenzen für den Mediziner: Nach der Verurteilung folgt ein Verfahren vor dem ärztlichen Standesgericht, seine Approbation ist in Frage gestellt. Die Gerichte legen deshalb wesentlich strengere Maßstäbe an die von der Patientin vorgebrachten Ausführungen und Beweise. Kommt es dennoch zu einer Verurteilung des Arztes, muß die Frau damit rechnen, daß das von ihr eingeklagte Schmerzensgeld relativ gering ausfällt, weil ihr durch den Schuldspruch bereits ein Teil der Genugtuung gewährt wurde.

Mehr Aussicht auf Erfolg hat eine Klage auf Schmerzensgeld/Schadensersatz/Verdienstausfall vor einem Zivilgericht. In jedem Fall muß man die Verjährungsfristen im Kopf haben. Auf Zahlung von Schmerzensgeld kann eine betroffene Frau bis zu drei Jahren nach dem Zeitpunkt klagen, an dem sie zum ersten Mal von einer möglichen Fehlbehandlung erfahren hat. Der Anspruch auf Ersatz aller zukünftigen Schäden in Form von Verdienstausfall und Schadensersatz muß ebenfalls spätestens drei Jahre nach Kenntnisnahme erhoben werden.

Unterlagen besorgen

Um sich zunächst zu erinnern, was vor, während und nach der Operation geschehen ist, sollten Sie ein Gedächtnisprotokoll anfertigen und Ihre Krankenunterlagen zusammentragen. Die Akten erhalten Sie bei Ihrem niedergelassenen Gynäkologen, der Sie ins Krankenhaus überwiesen hat, sowie im Krankenhaus selbst. Es passiert immer wieder, daß Frauen die Herausgabe der Unterlagen verweigert wird. «Ich habe unerträgliche Schmerzen bei der Untersuchung verspürt, und mir war ein geschlechtlicher Verkehr mit meinem Mann unmöglich seit der Operation. Ein Gynäkologe bestätigte meinen Verdacht, daß die Wunde zu weit zugenäht wurde. Die Ärztin verweigert bis heute die vollständige Herausgabe der Unterlagen», schrieb eine ratsuchende Frau an den *Arbeitskreis Frauenselbsthilfe*.

Das Verhalten dieser Ärztin ist vom Gesetz nicht gedeckt. Die Akten *müssen* Ihnen ausgehändigt werden, wenn Sie den Wunsch äußern und die Niederschriften des Arztes sich auf objektive Daten beziehen. Das geht aus dem Grundrecht der Patientin auf freie Entfaltung ihrer Persönlichkeit hervor, und in diesem Sinne haben auch letztinstanzliche Gerichte entschieden. Sie haben das Recht, die Unterlagen ohne Anwesenheit des Arztes einzusehen oder sich Kopien anfertigen zu lassen. Diese Kopien müssen Sie jedoch bezahlen.

Folgende Unterlagen gehören dazu:
– Karteikarten des einweisenden Arztes
– Karteikarten des gegenwärtig behandelnden Arztes
– Aufklärungsbogen
– Röntgen/Ultraschallunterlagen
– Protokolle des Operateurs und des Anästhesisten, die unmittelbar nach dem Eingriff verfaßt werden müssen
– Pathologischer Befund des Schnellschnitts während der OP sowie der späteren makroskopischen und mikroskopischen Untersuchung des entnommenen Gewebes
– Krankenhausblätter, in denen Laborwerte und Medikamente vermerkt sind

Beweispflicht liegt beim Patienten

In der Bundesrepublik muß der Nachweis, daß ein überflüssiger Eingriff oder eine Fehlbehandlung vorliegt, von den Patienten erbracht werden. Der Arzt muß dagegen zunächst nur nachweisen, daß die Aufklärung korrekt verlaufen ist. Je fragwürdiger eine Indikation erscheint, weil eine sinnvolle Alternative in Betracht gekommen wäre, desto strenger sind die Maßstäbe, die an die Informationspflicht gelegt werden. Erst wenn dem Gynäkologen mangelnde Aufklärung nachgewiesen werden kann, kehrt sich die Beweislast um.

Es ist deshalb ratsam, mit den Krankenunterlagen zunächst zu einer Frauenberatungsstelle, der Pro Familia oder einer Patienteninitiative (Adressen siehe Anhang) zu gehen. Hier können die Beraterinnen Ihnen helfen, einen ersten groben Überblick zu bekommen, welche Diagnose Ihr niedergelassener Frauenarzt gestellt hat, ob dieser Befund durch die Untersuchung im Krankenhaus bestätigt wurde, wie sorgfältig das Aufklärungsgespräch war, ob Ihnen zum Therapievorschlag «Operation» Alternativen vorgeschlagen wurden und ob vielleicht ein dringender Operationsbedarf bestanden hat. Wenn Sie nach Beantwortung dieser Fragen überzeugt sind, daß Sie Opfer eines ärztlichen Kunstfehlers geworden sind, sollten Sie sich eine Rechtsanwältin suchen, die sich mit Medizinschadensfällen auskennt. Auch hierbei können Patienteninitiativen oder Frauenberatungsstellen behilflich sein.

Falls Ihnen der Ausgang eines Prozesses zu ungewiß ist, können Sie sich an eine Schlichtungsstelle der Ärztekammer wenden (Adressen am Ende des Kapitels) und ein Schiedsverfahren beantragen. Allerdings müssen Sie dabei bedenken, daß der betroffene Arzt einverstanden sein muß, daß diese Schlichtungsstellen nicht unabhängig sind und Sie persönlich auch nicht gehört werden müssen. Diese Erfahrung müssen leider viele Patientinnen machen.

«Ich hatte bereits ein Gutachterverfahren bei der Schiedsstelle, das negativ ausfiel», berichtet die Patientin, bei der es zu der «Gelegenheits-Blinddarmentfernung» gekommen war. «Allerdings hatten ich und meine Zeugen keine Gelegenheit der Mitwirkung. Außerdem ist der Chefarzt der gynäkologischen Abteilung, in der ich operiert wurde, selbst Gutachter der Schiedsstelle.» Solche Strukturen dienen sicher nicht der Wahrheitsfindung. Dennoch kann man das Risiko eingehen, denn ein späteres Gerichtsverfahren ist durch das Verfahren vor der Schlichtungsstelle nicht ausgeschlossen.

Wenn Sie sich nach reiflichem Überlegen für den Klageweg entschieden haben, sollten Sie mit Ihrer Rechtsanwältin klären, welche Vorwürfe vor Gericht Aussicht auf Bestand haben. Versuchen Sie sich zu erinnern und anhand des Aufklärungsbogens festzustellen, was Ihnen über die voraussichtlichen Komplikationen und die Dringlichkeit des Eingriffs gesagt worden ist, ob und welche Behandlungsalternativen Ihnen vorgeschlagen wurden und ob Sie eine Einwilligung in eine Operationserweiterung gegeben haben. Ein Urteil des Landgerichts Karlsruhe vom 15.1.1980 macht deutlich, daß häufig von Gerichten nicht der eigentliche Eingriff und seine Folgen gerügt werden, sondern die unzureichende Aufklärung und nicht erteilte Einwilligung:

Eine 33jährige Frau hatte sich nach mehreren vorhergegangenen Unterleibsoperationen die Gebärmutter entfernen lassen und in diesen Eingriff auch eingewilligt. Während der Operation entfernte der Chirurg zusätzlich Eileiter und Eierstöcke. Das Gericht verurteilte den behandelnden Arzt zu 12 000 DM Schmerzensgeld, weil «er seiner Aufklärungspflicht nicht genügt hat». In den Urteilsgründen heißt es: «Der vorgenommene Eingriff mit Entfernung auch der Adnexen war durch die Einwilligung der Klägerin nicht gedeckt und damit nicht gerechtfertigt. Denn die Beklagten haben nicht bewiesen, daß die Klägerin über das Risiko dieser Operation bzw. die möglichen Folgen so unterrichtet war, daß sie in Kenntnis der maßgeblichen Umstände ihre Entscheidung getroffen hat... Der Sachverständige hat erklärt, bei 60 bis 70 Prozent der Patientinnen führe die auch bei der Klägerin vorgenommene Totaloperation zu sehr starken Beschwerden infolge des Ausfalls der Hormonproduktion; bei nicht ganz zehn Prozent der Patientinnen könnten diese Beschwerden weder beseitigt noch gebessert werden.» Die Entfernung der Adnexen sei dagegen «medizinisch geboten» gewesen. Der Abbruch der Operation hätte zu einem erheblich höheren Risiko bei einem späteren nochmaligen Eingriff geführt, argumentierte das Gericht.

Ein Prozeß, auch ein gewonnener, kann niemals die Verletzungen, die durch eine überflüssige oder fehlgeschlagene Operation hervorgerufen wurden, beseitigen. Auch die Höhe des Schmerzensgeldes erweist sich häufig eher als eine Art Trostpflaster. Die Summen schwanken zwischen 3000 DM (Eierstockentfernung ohne Einverständnis) und 40 000 DM (Gebärmutterentfernung ohne Indikation und Einwilligung). In Ausnahmefällen kann die Höhe des Schmerzensgeldes auch einmal höher liegen, wie z. B. im Fall einer jungen Frau, die 70 000 DM zugesprochen bekam.

Wenn Sie entschieden haben, Ihre Kräfte in einen unter Umständen langwierigen Prozeß zu investieren, und ganz sicher sind, eine berechtigte Klage erheben zu können, dann kann ein solcher Schritt auch der Verarbeitung des Geschehens dienen.

(Fachliche Beratung: Dr. *Jürgen Schacht*, Hamburg)

Schlichtungsstellen der Ärztekammern

Schlichtungsstelle der *Sächsischen Landesärztekammer*
Pohlandstr. 19
01309 Dresden
Tel.: 03 51/3 36 81 39

Schlichtungsstelle für Arzthaftpflichtfragen
der *Norddeutschen Ärztekammer*
Berliner Allee 20
30175 Hannover
Tel.: 05 11/38 02 41-5 und -6.
(Diese Schlichtungsstelle ist zuständig für die Bundesländer Berlin, Bremen, Hamburg, Niedersachsen, Schleswig-Holstein, Brandenburg, Mecklenburg-Vorpommern, Sachsen-Anhalt und Thüringen)

Gutachterkommission für ärztliche Haftpflicht
bei der Ärztekammer *Nordrhein-Westfalen*
Tersteegenstr. 31
40401 Düsseldorf
Tel.: 02 11/4 30 22-14 und -50

Gutachterkommission für ärztliche Haftpflichtfragen
bei der *Ärztekammer Westfalen-Lippe*
Kaiser-Wilhelm-Ring 6/4
48022 Münster
Tel.: 02 51/37 50 35-6 und -7

Gutachter- und Schlichtungsstelle für ärztliche Behandlungsfehler
bei der *Landesärztekammer Rheinland-Pfalz*
Deutschhausplatz 3
55116 Mainz
Tel.: 0 61 31/88 22 25

Gutachter- und Schlichtungsstelle für ärztliche Behandlung
bei der *Landesärztekammer Hessen*
Broßstr. 6
60487 Frankfurt/M.
Tel.: 0 69/52 45-60 und -70

Gutachterkommission für Fragen ärztlicher Haftpflicht
bei der *Ärztekammer des Saarlandes*
Faktoreistr. 4
66111 Saarbrücken
Tel.: 06 81/4 00 30

Gutachterkommission für Fragen ärztlicher Haftpflicht
bei der *Landesärztekammer Baden-Württemberg:*
Nordwürttemberg:
Jahnstr. 32
70597 Stuttgart
Tel.: 07 11/76 98 10

Südwürttemberg:
Wächterstr. 76
72074 Tübingen
Tel.: 0 70 71/20 80

Nordbaden:
Keßlerstr. 1
76185 Karlsruhe
Tel.: 07 21/5 96 10

Südbaden:
Sundgauallee 27
79039 Freiburg
Tel.: 07 61/88 40

Schlichtungsstelle der *Bayerischen Landesärztekammer*
Eisenheimerstr. 37
80687 München
Tel.: 0 89/57 27 33

Merkblatt* zum Aufklärungsgespräch mit dem Arzt über die

Entfernung der
Gebärmutter (Hysterektomie)

☐ durch Bauchschnitt
☐ von der Scheide aus
☐ Mitentfernung der Eileiter und Eierstöcke
☐ Mitentfernung der erkrankten Organe
☐ ....

Patientenadresse

Bitte informieren Sie sich!

Sehr geehrte Patientin,

der Eingriff, zu dem wir Ihnen raten, bedarf Ihrer Einwilligung. Damit Sie sich entscheiden können, unterrichten wir Sie in diesem **Merkblatt** und in einem **Aufklärungsgespräch**

● über die Erkrankung sowie
● über Art, Bedeutung, etwaige nachteilige Folgen und Risiken
   des vorgeschlagenen Eingriffs.

Nur für Patienten, die keine nähere Aufklärung wünschen:

Wenn Sie mit dem Eingriff einverstanden sind, aber aus persönlichen Gründen keine nähere Aufklärung wünschen, bitten wir Sie, die unmittelbar anschließende Erklärung zu unterschreiben und das Merkblatt zurückzugeben.

Einwilligung und Aufklärungsverzicht:

Ich willige in den vorgeschlagenen Eingriff einschließlich der Schmerzbetäubung sowie der erforderlichen Untersuchungen und Nebeneingriffe ein und verzichte ausdrücklich auf eine weitere Aufklärung. Ich bin mit Änderungen und Erweiterungen des Eingriffes einverstanden, die sich während der Operation als erforderlich erweisen.

_____   _____

Datum   Unterschrift der Patientin

---

* empfohlen vom Berufsverband der Frauenärzte e. V. Im System der Stufenaufklärung nach WEISSAUER – März 1985 – Autoren: H. Koester, E. Koschade, J. Rathenberg, H. Schmidt-Matthiesen, W. Weißauer. Illustrationen: A. Hufnagel-Gäbelein. **Copyright** und Urheberrecht by perimed Compliance Verlag Dr. Straube GmbH, D-8520 Erlangen. Nachdruck, auch auszugsweise, verboten. Fotokopieren verboten!
Best.-Nr. 607-061 **Best.-Adresse** perimed Compliance Verlag, Postfach 3740, 8520 Erlangen, Telefon (09131) 609202

Vorgehen gilt im übrigen der Grundsatz, daß nur so viel Gewebe entfernt wird, wie unbedingt nötig.

Wegen der nach der Operation häufig auftretenden, aber vorübergehenden Blasenfunktionsstörung kann es notwendig werden, für einige Zeit einen Katheder zur Ableitung des Urins einzulegen.

Unvermeidbare Folgen der Operation

Bei jüngeren Frauen ist mit dem vorzeitigen Auftreten von Wechseljahrsbeschwerden nur zu rechnen, wenn beide Eierstöcke entfernt werden. Die dann manchmal auftretenden Beschwerden lassen sich durch Medikamente (z. B. Hormone) weitgehend ausgleichen.

Mögliche Komplikationen

Den Erfolg seiner Behandlung und ihre absolute Risikofreiheit kann kein Arzt garantieren.

Die allgemeinen Gefahren ärztlicher Eingriffe, wie Thrombosen (Bildung von Blutgerinnseln), Embolien (Blutgefäßverschlüsse, z. B. durch verschleppte Gerinnsel), Blutungen während oder nach der Operation, Darmlähmung, Infektionen und Verwachsungen, sind dank der Fortschritte der Medizin aber viel seltener geworden. Wir können auch mehr als früher dagegen tun. Dies gilt auch für die im Zusammenhang mit der Operation nicht seltene Blasenentzündung.

In der Regel wird der Eingriff komplikationslos überstanden. Trotz größter Sorgfalt des Operateurs lassen sich Verletzungen an den umliegenden Organen, wie Harnblase, Harnleiter und Darm, sowie Schädigungen dieser Organe durch Ernährungsstörungen nicht immer vermeiden. Selbst dann sind Komplikationen, die weitere Eingriffe erforderlich machen, z. B. eine Fistelbildung (d. h. eine durchgängige Verbindung, z. B. zwischen Harnleiter und Scheide), selten.

Das Aufklärungsgespräch

Wir können Ihnen in diesem Merkblatt nur einen allgemeinen Überblick geben. Auf die näheren Umstände des Leidens und auf die Bedeutung, die Vor- und Begleitkrankheiten sowie das Lebensalter für die Behandlung haben, gehen wir im Aufklärungsgespräch ein.

Die praktisch bedeutsamen Komplikationen haben wir im Merkblatt aufgeführt. Es gibt daneben eine Reihe seltener und seltenster sowie geringfügiger Risiken. Auch Voruntersuchungen, eine Vorbehandlung (z. B. Herz/Kreislauf), Nebeneingriffe (z. B. Einspritzungen oder Bluttransfusionen) und die Nachbehandlung können mit Risiken verbunden sein. Insbesondere können eventuell notwendige Maßnahmen zur Beeinflussung der Blutgerinnung zu vermehrten Nachblutungen führen.

Bitte fragen Sie uns nach allem, was Ihnen wichtig erscheint.

Wir werden Sie nach dem Aufklärungsgespräch fragen, ob Ihnen die Aufklärung genügt. Wenn Sie dann keine Fragen mehr stellen, dürfen wir annehmen, daß Sie die Aufklärung verstanden und alles erfahren haben, was Sie wissen wollen.

Bitte helfen Sie uns

bei unseren Untersuchungen und bei der Behandlung

– durch die sorgfältige Beantwortung der Fragen, die wir Ihnen stellen.

– durch Hinweise auf die besondere Bedeutung etwaiger Komplikationen, die sich z. B. aus Ihrer Berufstätigkeit ergeben kann.

– durch die gewissenhafte Beachtung unserer Hinweise für das Verhalten vor, bei und nach der Behandlung.

Gyn 5

**Wir bitten um
Ihre Entscheidung**

Bitte entscheiden Sie sich in der nachfolgenden Erklärung, ob Sie in den vorgeschlagenen Eingriff und die erforderlichen Nebeneingriffe einwilligen oder ob Sie Ihre Einwilligung versagen.

Besondere Umstände, die wir erst während eines Eingriffes feststellen, können zu einer Änderung oder Erweiterung zwingen. Bitte geben Sie Ihre Einwilligung auch dazu. Es würde für Sie eine zusätzliche Belastung bedeuten, wenn der Eingriff abgebrochen und später, nach Tagen, wiederholt werden muß. Es wäre dazu auch ein erneutes Betäubungsverfahren erforderlich.

**Vermerk des Arztes
zum Aufklärungsgespräch**
(z. B. individuelle Risiken,
zusätzl. Informationswünsche)

_____

_____

_____

_____

_____

_____

_____

**1. Erklärung der Patientin
nach dem Aufklärungs-
gespräch mit dem Arzt**

Herr/Frau Dr. _____
hat mit mir heute anhand der Hinweise im Merkblatt und der Ergebnisse der Voruntersuchungen ein abschließendes Aufklärungsgespräch geführt. Ich habe die Aufklärung verstanden und konnte alle mich interessierenden Fragen stellen.

☐ Ich habe keine weiteren Fragen.

2. Einwilligungserklärung

☐ Ich **willige** hiermit in die _____

Bitte Zutreffendes
ankreuzen

(geplanter Eingriff)

einschließlich der Schmerzbetäubung sowie der erforderlichen Untersuchungen und Nebeneingriffe **ein.** Ich bin mit Änderungen und Erweiterungen des Eingriffes einverstanden, die sich während der Operation als erforderlich erweisen.

☐ Ich **versage meine Einwilligung** in den Eingriff. Über die möglichen Nachteile meiner Ablehnung wurde ich informiert.

Vermerk des Arztes über etwaige Beschränkungen der Einwilligung (z. B. hinsichtlich Bluttransfusion):

_____

_____

Datum: _____

_____   _____
Unterschrift des Arztes   Unterschrift der Patientin
                                     bzw. der Sorgeberechtigten

Gyn 5

Krankheit und Operationsnotwendigkeit

Bei den Untersuchungen wurde eine Erkrankung der Gebärmutter festgestellt. Solche Erkrankungen können gutartig sein, z. B. Muskelknoten (Myome); sie können aber auch auf ernsten Zellveränderungen beruhen.

Soweit Sie nicht schon aufgrund der Vorgespräche über den Befund und die Operationsnotwendigkeit unterrichtet sind, werden wir Sie im Aufklärungsgespräch näher informieren.

Operationsverfahren

Je nach Krankheit und Ihren körperlichen Verhältnissen wird der Zugang zur Gebärmutter entweder

- durch einen **Bauchschnitt** geschaffen, mit dem die Bauchdecke eröffnet wird oder
- von der **Scheide** aus mit der Durchtrennung der Scheidenhaut am Scheidenende.

Eingriffe, die von der Scheide aus begonnen wurden, lassen sich manchmal wegen unvorhersehbarer Schwierigkeiten nur von einem zusätzlichen Bauchschnitt aus fortsetzen.

Bei beiden Operationsverfahren wird die Gebärmutter aus dem sie umgebenden Gewebe gelöst und meist vollständig (d. h. einschließlich des Gebärmutterhalses) entfernt, um späteren Erkrankungen, wie Gebärmutterhalskrebs, vorzubeugen.

Falls Eileiter oder Eierstöcke ebenfalls erkrankt sind, so kann es notwendig werden, sie gleichzeitig zu entfernen. Solche Erkrankungen lassen sich auch bei gründlicher Voruntersuchung mitunter erst während der Operation erkennen.

Sind die Eierstöcke nach den Wechseljahren funktionslos geworden, kann man sie, falls Sie dies wünschen, auch ohne krankhaften Befund entfernen, um späteren Eierstockserkrankungen vorzubeugen. Für das operative

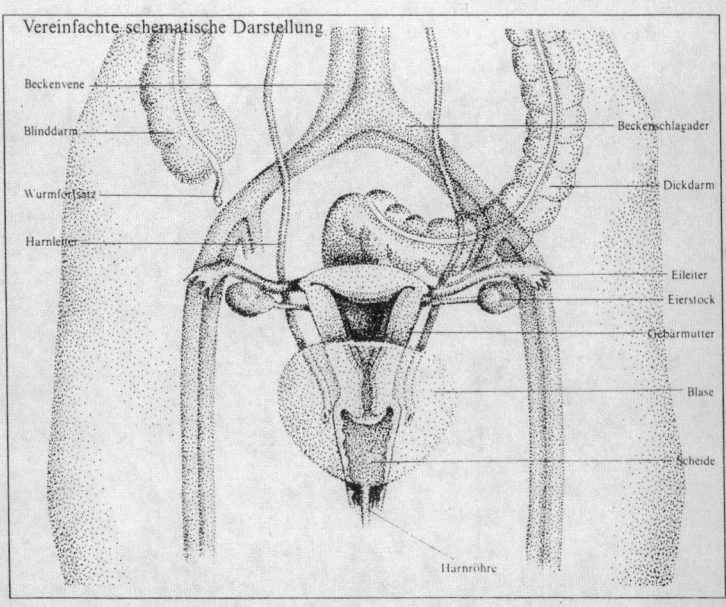

Vereinfachte schematische Darstellung

Beckenvene

Blinddarm

Wurmfortsatz

Harnleiter

Beckenschlagader

Dickdarm

Eileiter

Eierstock

Gebärmutter

Blase

Scheide

Harnröhre

Mut zur Öffentlichkeit

Erfahrungen der ersten Selbsthilfegruppe von Frauen nach gynäkologischen Operationen

von Maria Krieger

Auf eine Anzeige hin trafen sich im Frühjahr 1990 sechs Frauen in Hamburg, um eine Selbsthilfegruppe zu gründen. Sie alle hatten eine gynäkologische Operation hinter sich, in deren Folge schwere gesundheitliche Beeinträchtigungen entstanden waren.

Initiatorin dieses Treffens war Maria Krieger. 14 Jahre lang hatte die damals 57jährige Frau mit der Angst gelebt, an Krebs erkrankt zu sein, nachdem ein Gynäkologe einen «riesengroßen, schnell wachsenden Tumor in der Gebärmutter» festgestellt und Gebärmutter und beide Eierstöcke entfernt hatte. Erst Jahre später erfuhr sie aus den Krankenunterlagen, daß die Operation völlig überflüssig gewesen war. Die Auseinandersetzung mit ihrer persönlichen Leidensgeschichte und die Erkenntnis, daß Tausende von Frauen mit den Folgen überflüssiger gynäkologischer Eingriffe leben müssen, führte schließlich zur Gründung der ersten Selbsthilfegruppe betroffener Frauen in Deutschland

Marias Geschichte

Eine Odyssee durch Krankenhäuser und Facharztpraxen lag hinter mir. 13 Jahre nach einer radikalen gynäkologischen Operation war mein Gesundheitszustand auf dem Tiefpunkt angelangt, als im Mai 1989 schließlich ein extremer Östrogenmangel festgestellt und als Ursache für den körperlichen Verfall erkannt wurde. Es war ein schwerer Behandlungsfehler, sagte mir der Arzt, daß Sie nach der Entfernung der Gebärmutter und beider Eierstöcke keine Hormonersatztherapie erhalten haben. Als ich den Gynäkologen, der mich operiert hatte, auf diese langjährige Nicht-Behandlung ansprach, verweigerte er mir jede Auskunft.

Da wurde ich zum ersten Mal mißtrauisch: Was war denn nun wirklich dran an diesem Gerede von der gefährlichen Situation vor der Operation und noch Jahre danach? Acht Jahre lang wurde ich zur «Tumor-Nachsorge» bestellt. Alle Vierteljahr saß ich zwischen Krebspatientinnen, die mich zuweilen fragten, wie viele Bestrahlungen ich schon hinter mir hätte, und auf meine Antwort, daß ich keine Bestrahlung bekäme, mit «Ach ja? Vielleicht hat man ja alles rausbekommen, das soll es auch geben» reagierten. Hatte mir der Gynäkologe nicht gesagt, daß eine Hormonbehandlung nach bösartigen Erkrankungen zu einem erneuten Wachstum eines Tumors führen könne? Alle diese Dinge fielen mir plötzlich wieder ein.

Eine Ärztin der Pro-Familia-Beratungsstelle in Hamburg ist schließlich bereit, die Unterlagen über die Operation zu besorgen. Schritt für Schritt versucht sie mir zu erklären, daß ich völlig gesund gewesen sei, daß keinerlei Indikation für eine solche radikale Operation vorgelegen habe – im Gegenteil.

Als ich gehe, begleitet sie mich bis zum Fahrstuhl im Treppenhaus. Ich drehe mich noch einmal um und sehe ihr besorgtes Gesicht. Dann schließt sich die Tür. Merkwürdig, auch nachdem ich aus dem Fahrstuhl raus bin, hört das Dröhnen in meinem Kopf nicht auf. Warum haben die mich vorhin so besorgt angeguckt? Als ich im Auto sitze, gehen mir Kälteschauer über den ganzen Körper, meine Hände sind taub und eiskalt. Ich überlege, was die Ärztin mir eigentlich erzählt hat.

«Eine medizinische Notwendigkeit für diese Operation bestand nicht», hatte sie gesagt. «Und dann gibt es da noch Hinweise auf eine Schwangerschaft...» In mir steigt Trauer auf. Ein Kind? Die Operation nicht lebensnotwendig? Würde mein Kind heute leben, wenn ich nicht operiert worden wäre? Wieso habe ich nichts davon gewußt?

Ich versuche mich an die Tage vor der Operation zu erinnern. Meine Frauengruppe hatte mich zu Hause besucht, bevor ich ins Krankenhaus kam. Ich war so schwach geworden und hatte Angst, vielleicht nicht mehr lange am Leben zu sein. Was sollte aus meinen Kindern werden? Wie ein Blitz kommt mir eine Situation in Erinnerung: Der Frauenarzt hatte mich in die Praxis bestellt, weil eine besondere Untersuchung durchgeführt werden müsse. Sie sei wichtig wegen der Operationstechnik. Und weil sie schmerzhaft sei, würde ich eine Narkose bekommen. Und dann stand ich in der Praxis im OP-Raum neben dem gynäkologischen Stuhl und sagte zu dem Frauenarzt: «Und wenn es nicht sicher ist, daß ich wirklich einen Tumor habe, würde ich sagen, ich habe Kindsbewegungen!» Der Gynäkologe hat mich freundlich angeschaut und gesagt: «Aber damit dürfen Sie sich doch jetzt nicht quälen, das hat ja keinen Zweck!» – «Ja», sagte ich, «heftige Darmbewegungen sind ja ähnlich» und stieg auf den Stuhl. Als ich aufwachte und mich aufsetzte, sah ich Blut am Rand der Schublade unter dem Stuhl. Auf meine Frage, was das sei, schob er die Schublade zu mit den Worten «Ach, das sollten Sie gar nicht sehen».

Am anderen Morgen gehe ich mit den Unterlagen zu meiner Hausärztin. Die Sprechstundenhilfe sieht mich und sagt: «Kommen Sie mal gleich mit durch, es ist gerade frei geworden.» Drinnen reiche ich stumm die Befunde über den Schreibtisch, die Ärztin beginnt zu lesen, schüttelt den Kopf. «O Gott», sagt sie und hat Tränen in den Augen. Und weiter: «Aber da hätte doch schon der Pathologe nachfragen müssen, das ist doch nicht zu glauben. Die Schnittpräparate will ich mir mal ansehen, die müssen wir anfordern.» Ich zittere am ganzen Körper und habe Mühe, das Aufeinanderschlagen der Zähne zu vermeiden. Die Ärztin gibt mir ein homöopathisches Beruhigungsmittel. Ich bekomme ihre private Telefonnummer. «Rufen Sie sofort an, wenn irgend etwas ist», sagt sie.

Mit Unterstützung meiner Hausärztin und einer erfahrenen Psychotherapeutin überstehe ich die nächsten Monate. Monate, in denen ich mich mit vielen Fragen herumquäle: Wieso konnte mir das mit der Operation passieren, ich bin doch eine aufgeschlossene, kritische und selbstbewußte Frau? Was ist mit mir, daß ein Frauenarzt es wagt, mir so etwas Schlimmes anzutun, mich so zu demütigen, so verächtlich mit mir umzugehen? Zwischendurch auch mal Gedanken wie: So etwas Furchtbares tut kein Mensch, das sind nur Wahnvorstellungen, und morgen gehst du zu einem Arzt, bekommst ein paar Pillen, und alles ist überstanden. Doch in den Krankenakten steht es schwarz auf weiß. Ich muß das Geschehene zur Kenntnis nehmen, ich kann nicht davonlaufen!

«Betroffene Frau sucht andere...»

In der folgenden Zeit ändert sich meine Wahrnehmung. Ich stoße auf Informationen über solche und ähnliche Vorgänge, bekomme Hinweise z. B. auf die «Tessiner Studie» (vgl. Beitrag Seite 33 f) und andere Veröffentlichungen. Mir gehen die Augen auf bei diesen mit Zahlen und Statistiken belegten Berichten über die steigende Anzahl gynäkologischer Operationen und Entfernungen von Organen. Ich lese von der «notwendigen» Bettenauslastung in den Kliniken. Die Ausbildungsverordnung für angehende Frauenärzte fällt mir in die Hände, die den Gynäkologen vorschreibt, einen langen Operations-Katalog abzuarbeiten. Und ich finde Studien über die Folgen von Operationen – dem «Posthysterektomie-Syndrom» –, lese von dem stummen und verschwiegenen Leid der Frauen. Ich muß diese anderen Frauen finden, muß mit ihnen reden, wir müssen uns zusammensetzen. Das kann man doch nicht so einfach hinnehmen!

Wo finde ich die anderen Frauen? Ich entschließe mich, eine Annonce aufzugeben: «Eine betroffene Frau sucht andere Frauen, die sich durch überflüssige gynäkologische Operationen oder Kunstfehler geschädigt fühlen, zur Gründung einer Selbsthilfegruppe.»

Zunächst bekomme ich von der Kontakt- und Informationsstelle für Selbsthilfegruppen in Hamburg (KISS) die Anschrift einer anderen betroffenen Frau, die ebenfalls eine Gruppe gründen möchte. Wir verabreden ein erstes Treffen.

Schließlich stehe ich an einem Maiabend vor einem Lokal und warte.

Fünf weitere Frauen hatten sich auf die Annonce gemeldet. Werden sie kommen? Wie belastend das Thema für uns ist, haben wir schon bei den vorangegangenen Telefongesprächen festgestellt. Da kommt eine kleine, blonde Frau und schaut mich fragend an: «Wir waren hier verabredet?» Vier weitere Frauen treffen ein. Im Lokal fragt die Bedienung, was wir bestellen möchten. Ingrid meldet sich als erste und sagt: «Ich muß vorsichtig sein, ich vertrage so viele Sachen nicht mehr.» Wir sehen uns an, nicken zustimmend – allen scheint es ähnlich zu gehen. Namen werden genannt, wann und warum operiert. «Und jetzt geht es mir schlechter als vorher. Vorher hatte ich vier Tage im Monat schlimme Schmerzen», sagt eine Frau, «jetzt möchte ich gerne wieder nur vier Tage im Monat Schmerzen haben, denn nun habe ich nämlich vier Wochen im Monat Schmerzen und die ganzen anderen Geschichten dazu.» Eine andere Frau fragt: «Sagt mal, seid ihr seit der Operation auch so erschöpft, ständig müde, alles ist einem zuviel?» Wieder eine andere fragt, wie es denn mit der Verdauung sei. «Das ist ja eigentlich so peinlich, aber es klappt überhaupt nicht mehr richtig, immer dieser Blähbauch und diese Schmerzen beim Stuhlgang. Habt ihr seitdem auch so einen Bauch?» Zögernd wird von weiteren Beschwerden berichtet. Dabei beobachtet die erzählende Frau aufmerksam die Gesichter der anderen Frauen, so, als hätte sie Angst, daß ihr nicht geglaubt wird. Rundum wird bei den einzelnen Berichten zustimmend genickt. «Sagt mal, habt ihr das schon mal eurem Gynäkologen erzählt?» «Das will ich dir sagen, was der mir gesagt hat», antwortet Ingrid. «Der hört mir erst gar nicht zu. Und als ich nicht aufhörte nachzufragen, ob er mir nicht helfen könne, meinte er nur, ich solle mich doch ein bißchen zusammenreißen, etwas mehr Sport treiben. Und das mit meinem Bauch und den Schmerzen darin!»

H. erzählt, daß bei ihr nur ein Myom entfernt werden sollte, doch während der Operation entschied der Arzt, die Gebärmutter herauszunehmen. «Mein Gynäkologe meinte, ich solle mit dem Arzt, der mich operiert hat, nicht so streng umgehen. Der sei auch bereit, die häßliche Bauchnarbe ohne Kosten für mich zu korrigieren. Aber wenn ich jetzt so viel lamentiere, würde da wohl nichts draus.» «Mein Frauenarzt», berichet A., «meinte, ich sei ja wohl die einzige, die ihm etwas von Problemen nach der Operation erzählen würde. Ob ich vielleicht Probleme mit meiner Familie oder am Arbeitsplatz hätte, hat er mich gefragt. Natürlich habe ich da Probleme. Meine Familie kann einfach nicht begreifen, warum es mir immer noch so schlecht geht. Und am Arbeitsplatz muß ich auch so oft fehlen. Was glaubt ihr, was da die Kollegen sagen?»

Wir haben uns noch so vieles zu erzählen, und so treffen wir uns in den folgenden Monaten alle zwei Wochen in diesem Lokal. Wir sind überzeugt, daß es außer uns noch viele andere Frauen gibt, die betroffen sind oder denen ein ähnliches Schicksal droht. Wir müssen diese Frauen erreichen, sie informieren, und wenn wir glaubhaft sein wollen, müssen wir über uns selbst berichten. Als wir soweit sind, stockt uns erst einmal der Atem. Das bedeutet, an die Öffentlichkeit zu gehen. Ich erkläre mich bereit, und Ingrid sagt: «Ja, ich auch, und wenn es uns nur gelingt, eine einzige Frau vor diesem Schicksal zu bewahren, dann lohnt es sich.» Andere Frauen schweigen beklommen.

Öffentlich über unsere Sexualität sprechen?

Bald nach unseren ersten Aktivitäten meldet sich ein Rundfunksender und fragt an, ob wir bereit seien, bei einer Sendung und in einer anschließenden Telefonberatung als Expertinnen mitzuwirken. Zu zweit marschieren wir los und sind erstaunt, daß es so gut klappt. Eine Stunde sollte die Telefonberatung dauern, nach zwei Stunden müssen wir abbrechen, erschöpft, aber sehr zufrieden.

Als zwei Journalistinnen uns fragen, ob wir bereit seien, an einer Fernsehdokumentation mitzuarbeiten, müssen wir endgültig entscheiden, ob wir aus der Anonymität heraustreten, das eigene Gesicht hinhalten, öffentlich über das Thema Unterleibsoperation und die Folgen z. B. für die Sexualität sprechen wollen. Wir sagen zu. Während der Dreharbeiten merken wir, wie belastend es für uns ist, mit diesem Thema und unserer eigenen Geschichte immer wieder konfrontiert zu werden. Gegenseitig aber können wir uns unterstützen. «Komm, wir halten durch, wir haben uns das doch vorgenommen.»

Betroffene Frauen oder ihre Partner finden immer wieder über alle möglichen Kanäle unsere Anschriften und privaten Telefonnummern heraus, bitten uns sogar aus dem süddeutschen Raum um Hilfe und

Beratung. Gleichzeitig wächst unsere Gruppe immer stärker zusammen. Wir brauchen einen Raum für unsere Gespräche und für unsere Beratungsarbeit. Bei der Patienteninitiative e. V. finden wir schließlich Unterschlupf. Wir geben unserer Gruppe einen Namen: «Frauenselbsthilfe nach gynäkologischen Operationen» und entwerfen einen Handzettel mit kurzen Angaben über unsere Arbeit. Mit den ersten 200 Handzetteln ziehen wir los und verteilen sie in Bücherhallen, Frauentreffpunkten oder schicken sie an Frauenberatungsstellen.

Nach mehreren Rundfunkbeiträgen und der Sendung der Fernsehdokumentation erreicht uns eine Flut von Anfragen. Die Arbeit der Gruppe verändert sich. Es kommt zu Diskussionen darüber, wie offensiv wir in der Öffentlichkeit auftreten sollen. Wir tauschen Erfahrungen untereinander aus, wie sich die einzelnen Frauen selbst weitergeholfen haben. Einige Frauen bleiben nur eine Zeitlang in der Gruppe und erscheinen dann nicht mehr. Wir überlegen, die Gruppe als «offenes Angebot» weiterzuführen, um auch denen die Möglichkeit zu kurzen Kontakten zu geben, die bei uns zunächst nur Rat und Hilfe suchen. Diese Idee erweist sich als richtig, denn viele Frauen brauchen erst einmal ein bißchen Abstand, wenn durch die Gespräche in der Gruppe ihre schlimmen Erfahrungen wieder hochgekommen sind. In der Auseinandersetzung mit dem, was passiert ist, taucht bei manchen Frauen auch die Frage auf, wie sie bisher mit sich selbst umgegangen sind, was sie alles mit sich haben machen lassen. Sie beginnen dann, in ihrem Leben Dinge neu zu sehen und zu verändern, und sie erleben, daß die befürchteten Widerstände in der Familie und am Arbeitsplatz gar nicht so groß sind. Sie entdecken Freiräume für sich und fragen sich dann: «Warum habe ich das nicht früher geschafft?»

Belastet mit den Nöten anderer Frauen

Für uns, die Gründerinnen der Gruppe, ist es oft nicht so einfach, all die Sorgen, Nöte und Probleme der Frauen anzuhören, denn wir sind doch selber betroffen. Besonders schlecht ertragen wir die Berichte der Frauen über die Art und Weise, wie in der Gynäkologie mit ihnen umgegangen wird. Mit welchen Methoden, mit welchen dramatisierenden

Diagnosen sie unter Druck gesetzt und zu Eingriffen überredet werden, wie ihnen Aufklärung über die möglichen Folgen der Operation vorenthalten wird. Sie werden nach den Eingriffen mit den Beschwerden nicht nur alleine gelassen, sondern auch noch zusätzlich gedemütigt. Einige immer wiederkehrende Standardsätze, die wir aus den Berichten von Frauen über Gespräche mit dem Gynäkologen kennen, lauten: «Andere Frauen jammern auch nicht»; «Wo nichts mehr ist, kann auch nichts mehr weh tun»; «Intelligente und aufgeklärte Frauen haben damit keine Probleme. Frauen mit niedrigem Schulabschluß neigen eher zu psychosomatischer Fehlverarbeitung» usw. usw. Sollte eine Frau es wagen, wegen der Probleme mit der Sexualität nach der Operation den Gynäkologen zu belästigen, bekommt sie zu hören, daß es doch noch so viele andere schöne Dinge auf der Welt gibt, und ob sie nicht doch auf die Gebärfähigkeit der Schwiegertochter eifersüchtig sei. Einige Frauen mußten sich auch anhören, daß sie wohl schon vorher frigide gewesen seien, und nun hätten sie endlich einen guten Grund gefunden, ihren Mann von der Bettkante zu schubsen. Wir erfahren von drei Frauen, denen in Hannover vom gleichen Arzt die kleinen Schamlippen zugenäht wurden.

«Warum machen Männer so was mit Frauen», fragen wir uns in der Gruppe. P. bringt es auf den Punkt: «Stellt euch doch mal vor, ihr steht Tag für Tag, jahrelang, im OP-Saal und schneidet ab, an Männern meine ich, schneidet Hoden und Penisse ab, ratsch, weg damit. Wie würde es euch dabei gehen? Das muß doch was mit Aggressionen zu tun haben, sonst kann man doch so etwas nicht tun.»

Wir haben innerhalb der Gruppe unsere Telefonnummern ausgetauscht für den Fall, daß die eine oder andere Hilfe oder Zuspruch braucht und damit nicht bis zum nächsten Gruppenabend warten kann. Das hat zur Folge, daß wir abends immer häufiger von Frauen angerufen werden. Manchmal sitzen wir eine Stunde oder länger am Telefon und hören zu – und müssen doch selber sehen, wie wir mit unseren Kräften haushalten. So beschließen wir, dieses Angebot einzuschränken, und bitten die Frauen, mit ihren Problemen in die Gruppe zu kommen. Daraufhin verlassen einige Frauen, die unsere Freizeit am meisten in Anspruch genommen haben, die Gruppe.

Ein relativ großer Teil der Frauen nimmt ein Jahr oder länger an den Gruppenabenden teil, macht in diesem Jahr für sich positive Erfahrungen, verändert einiges in der Familie und am Arbeitsplatz und kann sich darüber weiter stabilisieren. Einige Frauen entdecken in den neu entstandenen Freiräumen ihre bisher verschütteten kreativen Neigungen. Wenn sie sich dann aus der Gruppe verabschieden, sind wir ein bißchen traurig, aber auch stolz darüber, daß unser Einsatz sich gelohnt hat.

Unterstützung von Fachleuten

Immer häufiger kam es in der Folgezeit dazu, daß ich mich mit Vorträgen an Informationsabenden beteiligte oder den Aufbau von Selbsthilfegruppen unterstützte. Oft sitzen Gynäkologen unter den Zuhörern, die Aufklärungsarbeit für wichtig halten.

Eine Frau aus dem Schwarzwald meldete sich. Es ging ihr sehr schlecht, und trotzdem möchte sie aktiv werden. Über 30 Frauen kamen zu den Gründungstreffen, bei dem ich ein Referat hielt. Einige brachten ihre Partner mit, die aus ihrer Sicht über die Probleme berichteten. «Meine Frau war immer gesund, jetzt habe ich eine kranke Frau, die nichts mehr schafft», oder «Ich weiß doch auch nicht, was ich machen soll; ich komme abends heim, und da sitzt meine Frau und weint nur noch», oder «Ich kann meine Frau doch gar nicht mehr anfassen, es tut ihr jetzt immer alles nur noch weh, was soll ich da machen?» Nach dem Abend sprechen mich zwei alte Frauen an. Eine von ihnen ist über 80 Jahre alt, die andere 78. Sie erzählten von ihren Nöten: «30 Jahre lang mußten wir mit diesem Elend leben, und kein Mensch hat uns ernst genommen.»

Die Gründerin der Gruppe bekommt von der Caritas des Ortes einen Raum für Gruppentreffen. Um jede weitere Unterstützung muß sie zunächst sehr kämpfen. Sie wendet sich an verschiedene Stellen, die jedoch mit Ablehnung oder Desinteresse reagieren. So etwas laufe sich bald tot, wird ihr gesagt. Doch sie läßt sich nicht entmutigen, organisiert Vorträge und bekommt schließlich von einigen Fachleuten Unterstützung. Den Professor, der sie operiert hatte, verklagt sie. Daraufhin droht er ihr für den Fall, daß sie die Klagebegründung aufrechthalte, mit «werde ich veranlassen, daß Sie einer psychiatrischen Untersuchung zugeführt werden». Schließlich bietet er ihr für den Fall, daß sie die Klage zurückzieht, eine Entschädigung von 15 000 DM an. Nachdem E. wegen Zystenbildung weitere Operationen hinter sich gebracht hat, hat sie keine Kraft mehr zum Kämpfen und nimmt gegen den Rat ihres Anwaltes den Vergleich an. Nun steckt sie ihre Energie in die Gruppenarbeit.

Unsere Arbeit in der Hamburger Gruppe verlagerte sich immer mehr auf die präventive Beratung vor der Operation. Damit war die Selbsthilfegruppe aber überfordert. So nahmen wir Kontakt zu verschiedenen Fachfrauen, z. B. Gynäkologinnen, Psychologinnen und -therapeutinnen, Pathologinnen und Rechtsanwältinnen auf. Gleichzeitig beschlossen wir, einen «Arbeitskreis Frauenselbsthilfe bei gynäkologischen Operationen» zu gründen, der für Beratung, Information, Organisation von Veranstaltungen sowie Publikationen und Außenkontakte zuständig sein sollte.

Wir nahmen Kontakt auf zu Ärzten und Ärztinnen und machten uns in Gesprächen einen Eindruck über die Umgangsweise der Mediziner mit den Beschwerden der Frauen. Zum Teil haben wir Ärzte auch selber angetestet. In der Beurteilung war für uns neben dem sorgfältigen diagnostischen Vorgehen sehr wichtig, wie umfassend Frauen über verschiedene therapeutische Möglichkeiten und deren Wirkungen informiert werden. Ein weiteres Qualifikationsmerkmal neben einem partnerschaftlichen und respektvollen Umgang war für uns, wie die Frauen mit den Ergebnissen dieser Behandlungen leben. Wir lernten immer mehr Ärzte und Ärztinnen kennen, die dies beachten und fachliche und persönliche Kompetenz miteinander verbinden.

Frauenberatungsstellen in mehreren Städten boten und bieten uns Gelegenheit, mit Referaten oder in Seminarveranstaltungen über die Situation in der Frauenheilkunde und unsere Arbeit zu berichten. Veranstaltungen bei Volkshochschulen und Frauen- oder Mädchenwochen folgten. Durch Rundfunk, Fernsehen und Presse wurde unser Engagement weit über die Grenzen der Bundesrepublik bekannt. Wir erhielten sogar eine Anfrage aus Tasmanien und mußten erst mal überlegen, wo das liegt!

Eine Flut von Anfragen

Nachdem zwei große Frauenzeitschriften mit unserer Unterstützung Berichte über die oft so überflüssigen gynäkologischen Operationen veröffentlicht hatten, brach eine Flut von Briefen und telefonischen Anfragen über uns her. Viele wollten wissen, wie sie verhindern könnten, daß bei der Operation einfach mehr gemacht würde, als vorher besprochen (vgl. Beitrag «Das Recht auf Aufklärung», Seite 197). Um die vielen Anfragen beantworten zu können, mußten wir unser Informationsmaterial erneuern und erweitern. Zu der Checkliste vor der OP erstellten wir eine Literaturliste, eine kurze Zusammenstellung der möglichen Anlauf- und Beratungsstellen in der Bundesrepublik sowie einen Forderungskatalog an die etablierte Medizin, in dem Maßnahmen zur Diagnose- und Qualitätssicherung und zur qualifizierten Weiterbildung im Bereich Frauenheilkunde verlangt werden.

Und wenn alles schon gelaufen ist, eine Frau sich auf Versprechungen der Schulmedizin eingelassen hat und nun erlebt, daß alles nur noch schlimmer geworden ist? Und wenn sie dann mit ihren Beschwerden und Schmerzen nicht ernst genommen wird? Als Betroffene haben wir für uns selber herausfinden müssen, wie und womit wir uns helfen können. Wir haben diese Erfahrungen mit der Selbsthilfe zusammengetragen und können sie an andere Frauen weitergeben. Manchmal, wenn auch wir keine alternativen Möglichkeiten kennen, z. B. bei Krebs, können wir im Gespräch erreichen, daß die Frau gelassen und mit mehr Vertrauen in die Operation geht.

In anderen Fällen konnten wir auch schon einmal sagen, daß nach der Beurteilung unserer Pathologin durch diese Operation das Leben der Frau gerettet wurde. Gleichzeitig können wir unsere Erfahrungen mit der OP-Nachsorge weitergeben und dadurch helfen, mit den Folgen besser zu leben.

Wir haben festgestellt, daß es auch Ärzte und Ärztinnen gibt, die entweder selber seit vielen Jahren versuchen, auf die Folgen der Operationen aufmerksam zu machen oder aber diese Folgen nach und nach erkennen. Immer häufiger kommen Frauen auf uns zu, die von Hausärzten oder Gynäkologen auf uns aufmerksam gemacht wurden.

Gesundheitspolitische Aktivitäten

In unserem Archiv haben wir eine Reihe von Studien aus dem In- und Ausland zusammengetragen. Wir haben manchmal Mühe zu begreifen, mit welcher Arroganz von einigen Autoren den Frauen die Verantwortung für die Folgen der Operation zugeschoben werden. So, als sei nicht die Operation das Problem, sondern die Frau, die einfach nicht begreifen will, wie überflüssig ihre Sexualorgane sind, wenn sie die Familienplanung abgeschlossen hat.

Wir sind auch immer wieder erstaunt darüber, daß die Studien, die die hormonelle Bedeutung z. B. der Gebärmutter belegen und den Einbruch im gesamten Stoffwechselgeschehen nach der Hysterektomie beschreiben, so wenig zur Kenntnis genommen werden. Aus der Tessiner Studie (siehe Seite 33) haben wir erfahren, wie sich die Operationspraxis auf die Kostenexplosion im Gesundheitswesen auswirkt. Wir haben uns die Arbeit gemacht, die Zahlen und Daten der verschiedenen Stellen zusammenzutragen und diese Berichte an Ministerien für Frauen und Gesundheit verschickt. Eine Gruppe von Politikerinnen der CDU/CSU-Bundestagsfraktion ließ sich unsere Unterlagen zusenden und lud uns zu einem Gespräch nach Bonn ein. Inzwischen werden wir sogar über Aktivitäten einzelner Ministerien unterrichtet. Zum Beispiel hat die hessische Ministerin für Frauen und Gesundheit im Landtag eine Anfrage zur Situation der Frauen in den Wechseljahren gestellt. Verschiedene Ministerien fordern jetzt von den Ärztekammern und Fachverbänden eine Stellungnahme zu unseren Berichten. Lehrstuhlinhaber nehmen Konakt zu uns auf oder machen ihre Doktoranden auf unsere Arbeit aufmerksam. Einladungen zu Fachtagungen als Referentin haben mir die Möglichkeit gegeben, unsere Arbeit und unsere Erfahrungen weiteren Kreisen vorzustellen.

Die Reaktionen darauf sind überwiegend positiv. Diese Entwicklung zeigt uns nicht nur, daß wir zunehmend ernst genommen werden, unsere Arbeit nicht mehr totgeschwiegen werden kann, sondern daß unsere Entscheidung, mit diesem Problem an die Öffentlichkeit zu gehen und gleichzeitig Kontakte und Zusammenarbeit mit Fachleuten zu suchen, richtig war.

Inzwischen ist in Hamburg eine Verbindung und inhaltliche Zusammenarbeit mit anderen im Gesundheitswesen aktiven Gruppen entstanden. Der «Gesundheitsladen Hamburg» (er wurde 1981 überwiegend von Ärzten und Ärztinnen gegründet) unterstützt unsere Arbeit. Hier konnten wir unsere Beratungszeiten auf zweimal wöchentlich erweitern und haben einen Seminarraum und einen großen Gruppenraum zur Verfügung. Die Selbsthilfegruppe trifft sich einmal monatlich. Doch wir haben festgestellt, daß die Frauen erhebliche Schwellenängste zu überwinden haben.

Deshalb bieten wir seit Herbst 1992 einmal im Monat themenorientierte Informationsveranstaltungen an, die den Frauen auch Gelegenheit geben, Fragen zu stellen oder einen Termin für eine Einzelberatung zu vereinbaren. An diesen Abenden nehmen häufig Frauen teil, die das Bedürfnis haben, erst einmal anonym zu bleiben. «Ich kann was sagen oder fragen; in der Gruppe geht das nicht so gut, und so spezielle Fragen stelle ich auch lieber bei der telefonischen Beratung oder beim Einzelgespräch», hören wir oft.

Neue Möglichkeiten, uns selbst zu helfen

Für die Informationsveranstaltungen konnten wir Fachfrauen als Referentinnen gewinnen. Einen Teil der Abende haben wir auch selbst gestaltet, zum Beispiel mit Vorträgen über die Sexualität und die Nachsorge nach gynäkologischen Operationen. Wir haben festgestellt, daß Frauen insbesondere mit Veränderungen in ihrem sexuellen Erlebnisbereich allein gelassen und nicht ernst genommen werden. Es erfordert sehr viel Mut und Vertrauen in der Partnerschaft, diese Einschränkungen anzusprechen. Der Partner hat in der Regel längst gemerkt, daß sich «da was verändert» hat und es vielleicht auf sich bezogen und vermutet, die Partnerin wolle sich ihm entziehen. Wie soll er auch wissen, daß die Einschränkungen eine Folge der Operation sind, wenn selbst die Operateure dies abstreiten oder eine nicht funktionierende Psyche der Frau als Ursache angeben?

Es hat auch uns in der Gruppe viel Mut gekostet, Fragen der Sexualität nach gynäkologischen Operationen anzugehen und uns zunächst einmal selbst diese Veränderungen einzugestehen. «Hoffentlich merkt es keiner», das war ein Gedanke, von dem wir uns lösen mußten. Doch schließlich hat diese Auseinandersetzung uns selbst Entlastung von Versagensängsten und Schuldgefühlen gebracht. Gleichzeitig wurde auch ein Weg frei, um noch verbliebene Möglichkeiten sexuellen Erlebens zu entdecken, sie anzunehmen und zu entwickeln. Als wir von Beratungsstellen aus dem Ausland Anfragen nach dem Text des Referats zur Sexualität bekamen, entschlossen wir uns, aus dem Referat eine Broschüre zu erstellen. Erst als das Heft gedruckt vor uns lag, wußten wir, wie viele Arbeitsstunden wir in den Text, in die Auswahl der Graphiken und das Layout investiert hatten

Eine vorläufige Bilanz

Es ist an der Zeit, Bilanz zu ziehen. 1990 haben Ingrid und ich mit der Selbsthilfearbeit begonnen. Wo stehen wir jetzt? Damals gab es schon die Idee, aus dieser Art von Selbsthilfe eines Tages so etwas wie ein Netzwerk zu bilden, das von engagierten Frauen getragen wird und anderen Frauen Mut machen kann, die eigene Kompetenz, das Wissen von sich und dem eigenen Körper zu entdecken und einzusetzen. Dann würde es nicht mehr so leicht möglich sein, Frauen gegen ihre innere Stimme zu Eingriffen zu überreden, deren Folgen ihre Lebensqualität so dramatisch beeinträchtigen können. Dann finden vielleicht auch Frauen, die mit der Vorstellung in die Operation gegangen sind, daß da «was Böses» weggeschnitten wird, sie danach «clean» sind oder daß sie «etwas opfern» müssen, einen Weg, um mit dem, was sie im Lauf ihres Frauenlebens erfahren mußten, anders umzugehen. Inzwischen sind in der Bundesrepublik weitere Selbsthilfegruppen und Beratungsstellen entstanden oder in Vorbereitung (Adressen siehe Anhang).

Wir Frauen, die in diesen Teams arbeiten, investieren sehr viel Kraft, Energie und Mut und erleben gleichzeitig einen enormen Zuwachs an Stärke und Selbstbewußtsein. Mit dieser Arbeit haben wir nicht nur anderen Frauen geholfen, sondern auch uns selbst.

Das trifft auch auf meine ganz persönliche Geschichte zu. Die Arbeit hat mir Kraft gegeben, meine eigenen Erfahrungen nicht als ein individuelles Schicksal zu sehen. Nachdem ich den schlimmsten Schock überwunden und mich wieder etwas stabilisiert hatte, suchte ich eine Rechtsanwältin auf und beauftragte sie, eine Klage einzureichen. Es erwies sich in der folgenden Zeit als mühsam, die dafür benötigten Unterlagen zu bekommen. Ein Arzt (und er war nicht von der Klage betroffen) rückte die Kopien der Karteikarten erst heraus, nachdem das Amtsgericht den Streitwert festgesetzt hatte. Bei der ersten Verhandlung versuchte der beklagte Frauenarzt mich als «aus bedrückenden sozialen Verhältnissen kommend, in einer belastenden Situation lebend und psychisch instabil» zu beschreiben. Meine Unterlagen landeten zu meinem Erstaunen nicht beim auch von mir akzeptierten Gutachter, sondern bei einem Psychosomatiker. Der wollte vorrangig meine damalige «psychosomatische/psychosoziale gynäkologische Situation» in einer längeren und umfangreichen Untersuchungen erkunden.

Nicht ein Wort wurde zum pathologischen Befund geäußert. Meine Hausärztin, die als Pathologin aus einer längeren Zeit als Oberärztin bzw. als Chefärztin Erfahrungen hatte, hatte meine Schnittpräparate von der Operation angefordert. Solche Schnittpräparate werden von den herausoperierten Organen angefertigt und müssen 30 Jahre aufgehoben werden. Die Untersuchung dieser Präparate bestätigte erneut, daß ich nicht nur schwanger gewesen war, sondern es keinen Grund für die Operation gegeben hatte. Nachdem ich den Psychosomatiker als Gutachter abgelehnt hatte, sieht es zur Zeit so aus, als ob es schwierig werden wird, einen Gutachter zu finden, der den Mut hat, zu dem, was ihm in den Befunden vorgelegt wird, eine eindeutige Aussage zu machen. Der Prozeß wird also noch eine Weile dauern.

Meine gesundheitliche Situation hat sich vor allem durch eine homöopathische Konstitutionsbehandlung gebessert. In dieser klassischen Form der Homöopathie wird für jeden Patienten ein individueller Behandlungsplan erstellt, der die gesamte Persönlichkeit berücksichtigt. Die Schäden am Skelettsystem, z. B. Osteoporose, die Haltungsschäden durch Muskelverkürzungen usw. werden von einer erfahrenen Krankengymnastin u. a. nach der «Brügger-Therapie» behandelt, und inzwischen kann ich wieder ohne Gehhilfe gehen. Auf eine Hormonbehandlung kann ich nicht verzichten, da sonst Schleimhäute und Augen zu sehr austrocknen. Doch daß diese Hormonbehandlung nicht so harmlos ist wie oft dargestellt, zeigen mir die inzwischen veränderten Blutwerte, z. B. der Blutgerinnungsstoffe. Diese Hormonbehandlung bleibt eine Gratwanderung zwischen dem, was erträglich und noch vertretbar ist. Sehr viel konnte ich für mich selber tun, indem ich darauf achtete, was mir guttat, Belastungen auch ablehnte, nein sagte, wenn mir nach «nein» war. Ich habe gelernt, auf meinen Körper zu achten, seine Signale ernst zu nehmen, auch was die Ernährung betrifft. Ich lernte, mit den verbliebenen Ressourcen umzugehen, und entdeckte dabei für mich Freiräume, die außerhalb dessen lagen, was vorher für mich wahrnehmbar war. Und ich begann, meinen Körper wieder zu akzeptieren.

Es wird sehr oft darüber diskutiert, ob nicht ein Gefühl von «Verlust der Weiblichkeit» als Ursache für viele gesundheitliche Beeinträchtigungen nach einer gynäkologischen Operation zu betrachten sind. Damit wird aber nicht nur die Bedeutung der Gebärmutter für den gesamten Stoffwechsel geleugnet, sondern auch, daß jede Amputation, sei es Bein, Arm oder Gebärmutter, das Körperbild und Körperempfinden verändern. Ich selber hatte nie das Gefühl, meine Weiblichkeit verloren zu haben, wohl aber ein Gefühl von Bedrohung meiner weiblichen Integrität. Es bedurfte einer intensiven Auseinandersetzung mit diesem Gefühl, um meinen Körper mit seinen Einschränkungen wieder als etwas Ganzes zu erleben.

Die schon vor Jahren begonnene Weiterbildung zur Therapeutin für «Konzentrative Bewegungstherapie», eine ganzheitliche Psychotherapie-Methode, hat mir bei der Bewältigung dieses fürchterlichen Einbruchs in mein Leben geholfen. Ich hatte mein Kind verloren, auf das ich mich damals gefreut hatte. Meine Ehe zerbrach. Gesundheitliche Einschränkungen und häufige Krankentage machten berufliche Pläne zunichte, schwere Depressionen verdunkelten mein Leben. Meine eigenen Erfahrungen in der Auseinandersetzung und der Bewältigung dessen, was ich erlebt habe, sind Grundlage und auch Antrieb für meine Arbeit. Darüber hinaus arbeite ich therapeutisch in der Selbsterfahrung mit Frauen, insbesondere bei Frauenleiden.

Meine Erfahrungen und Erlebnisse haben mich aufmerksam und wach gemacht für das Leid anderer Frauen. Ich bekomme inzwischen viel Zustimmung für meine Proteste und Warnungen, Fachleute, Wissenschaftler und Lehrstuhlinhaber sind am Erfahrungs- und Informationsaustausch interessiert, Ärzte unterstützen die Forderungen des Arbeitskreises. Aber noch wichtiger scheint mir, daß Frauen immer mehr beginnen, sich selbst und ihren Wahrnehmungen zu vertrauen. So stelle ich mir heute manchmal die Frage: Habe ich nicht aus all dem, was mir an Schlimmem widerfahren ist, in der Bewältigung des Entsetzens, letztlich einen Gewinn gezogen – für mich und andere Frauen?

«Ihre Gebärmutter ist viel zu groß»

Ergebnisse einer Patientinnen-Befragung

von Hannelore Davids

Die Ausarbeitung des Fragebogens (siehe Seite 236ff) sowie die Auswertungen der Antworten erfolgte von *Hannelore Davids* im Rahmen ihrer Ausbildung zur Gesundheitsberaterin bei einem Praktikum im Arbeitskreis Frauenselbsthilfe.

Tausende von Frauen wandten sich nach verschiedenen Medienberichten mit Anrufen und Anschreiben an den *Arbeitskreis Frauenselbsthilfe*. Warum suchten diese Frauen Rat und Information über das Gespräch mit ihrem Arzt oder ihrer Ärztin hinaus? Um dies herauszufinden, verschickte der *Arbeitskreis Frauenselbsthilfe* einen Fragebogen an 200 dieser ratsuchenden Frauen. 113 Fragebögen kamen ausgefüllt zurück, zum Teil mit Randbemerkungen, zusätzlichen Schreiben und kleinen Spenden. Unter den Antwortenden waren 46 Frauen, die eine Hysterektomie hinter sich hatten; 64 der Befragten hatten sich bis zum Zeitpunkt der Befragung gegen eine Operation entschieden, 3 Fragebögen waren nicht auswertbar.

Das ärztliche Beratungsgespräch

«Nahm Ihre Ärztin oder Ihr Arzt sich Zeit für Sie, und wurden Ihre Fragen verständlich beantwortet?» Auf diese Frage antworteten unter den Frauen, die sich nicht hatten hysterektomieren lassen, 75 Prozent mit Ja, unter den hysterektomierten Frauen waren es 57 Prozent. Dennoch fühlte sich nur rund ein Drittel der Patientinnen aus beiden Gruppen *«gut und eingehend beraten»*. Unter den Frauen, die ihre Gebärmutter noch hatten, gaben 64 Prozent an, daß sie seelisch bedingte und soziale Zusammenhänge in Verbindung mit ihren Beschwerden ansprechen konnten, in der Gruppe der hysterektomierten Frauen waren dies nur 33 Prozent. Insgesamt zeigte sich, daß sich die hysterektomierten Frauen weniger gut beraten fühlten als diejenigen, die sich gegen eine Gebärmutterentfernung entschieden hatten.

Diagnosen und Indikationen

Bei den Diagnosen, die den Frauen als Indikation für eine Hysterektomie genannt wurden, gab es kaum Unterschiede zwischen den beiden Gruppen. Jeweils zu etwa 50 Prozent wurden «Myome» genannt, gefolgt von Krebs oder Krebsverdacht (bzw. Zellveränderungen), Zysten, Gebärmuttersenkung und starken oder unerklärlichen Blutungen. Zwei Drittel der Befragten aus beiden Gruppen gaben an, daß sie sich zur Operation gedrängt fühlten. Die Frage, ob ihnen als Alternative zur Hysterektomie andere Therapievorschläge gemacht worden seien, verneinten 80 Prozent der nicht operierten Frauen und sogar 93 Prozent derjenigen, denen die Gebärmutter entfernt worden war!

Selten wurde den Patientinnen eine medizinisch sinnvolle oder nachvollziehbare Begründung für die Operation gegeben. Zitiert wurde eine Reihe von Äußerungen von der Art: «Mit 45 braucht man keine Gebärmutter mehr.» Zusätzlich wurde die Krebsangst der Frauen geschürt: «Krebs könnte aus einem Myom entstehen», «Gefahr der Verschlimmerung», «Gefahr von gutartig in bösartig» und weitere, ähnliche Äußerungen notierten die Befragten als ärztliche Begründungen für eine Operation. Hinzu kamen dramatische Wendungen wie:
«Das Myom kann nekrotisch werden und anfangen zu jauchen.»
«Die Gebärmutter ist viermal größer als normal.»
«Sie haben eine Zeitbombe im Bauch.»

Negative Folgen der Hysterektomie

Über eventuelle negative Folgen der Operation wurden 60 Prozent der operierten Frauen nach eigenen Angaben überhaupt nicht aufgeklärt. 29 Prozent der Befragten fühlten sich *teilweise*, 7 Prozent *ausreichend* und 4 Prozent *sehr gut* informiert.

Um so tragischer erscheint es, daß 87 Prozent der Betroffenen angaben, daß sie nach dem Eingriff Beschwerden hatten, die sie über Monate und Jahre begleiteten. Die Hälfte der Befragten gab an, unter Schmerzen (unter anderem «Verwachsungsschmerzen», «Kreuzschmerzen», «Narbenschmerzen», «Schmerzen beim Verkehr», «Dauerschmerzen») zu leiden.

Außerdem nannten knapp zwei Drittel der Frauen Erschöpfungszustände und Depressionen, gut die Hälfte Verwachsungsbeschwerden, sexuelle Probleme, Verdauungsbeschwerden, Hitzewallungen, Schlaflosigkeit und Inkontinenz als negative Folge der Hysterektomie. Hierbei ist zu berücksichtigen, daß die Ergebnisse sicher nicht repräsentativ sind, da nur Frauen befragt wurden, die sich an den *Arbeitskreis Frauenselbsthilfe* gewandt hatten, weil sie nach der Hysterektomie ein Bedürfnis nach Beratung hatten.

In diesem Sinne ist *ein* Ergebnis der Befragung als ausgesprochen erfreulich zu bewerten: Aus der Gruppe der nicht hysterektomierten Frauen gaben 40 Befragte an, daß sie sich aufgrund der Beratung durch den *Arbeitskreis Frauenselbsthilfe* gegen einen operativen Eingriff entschieden haben.

Der Fragebogen (Auszüge)

Wie erlebten Sie die Beratung und Untersuchung Ihrer Frauenärztin / Ihres Frauenarztes?

Nahm sie/er sich Zeit für Sie?	ja ☐	nein ☐
Fand erst ein Gespräch statt und dann die Untersuchung?	ja ☐	nein ☐
Wie empfanden Sie die Untersuchung?		
behutsam ☐ angemessen ☐		grob ☐
Fühlten Sie sich im Gespräch ernst genommen?	ja ☐	nein ☐
Wurden Ihre Fragen verständlich beantwortet?	ja ☐	nein ☐
War sie/er offen für Ihre Probleme?	ja ☐	nein ☐
Für Ihre Vorstellung?	ja ☐	nein ☐
Fühlten Sie sich gut und eingehend beraten?	ja ☐	nein ☐
Konnten Sie auch seelisch und soziale Zusammenhänge (z.B. Familie, Arbeitsplatz) ansprechen?	ja ☐	nein ☐
Ging sie/er darauf ein?	ja ☐	nein ☐

Welche Diagnose und welche Therapie folgten?

Wie lautete die Diagnose! _____

_____

In welcher Weise hat die Frauenärztin/der Frauenarzt Ihre Erkrankung
dargestellt?

sachlich ☐   beängstigend ☐   dramatisch ☐

Welche Therapie hat sie/er vorgeschlagen?

Alternative Heilmethoden (z. B. Naturheilmittel, Homöopathie,
Yoga, Abwarten)   ☐

Schulmedizinische Methoden (z. B. Hormone,
operativer Eingriff, chemische Medikamente)   ☐

Physikalische Therapie (z. B. Krankengymnastik, Massage)   ☐

Wenn ein operativer Eingriff empfohlen wurde,

welcher? _____

Mit welcher Begründung wurde die OP empfohlen? _____

_____

Welche Operationstechnik wurde vorgeschlagen? _____

_____

Wurden Alternativen zur Operation genannt?   ja ☐   nein ☐

Wurden Sie über mögliche negative Folgen der OP
aufgeklärt?   ja ☐   nein ☐

Fühlten Sie sich von der Frauenärztin/dem Frauenarzt
zur Operation gedrängt?   ja ☐   nein ☐

Haben Sie sich ein Zweit- oder Drittgutachten eingeholt? ja ☐   nein ☐

Wurden Ihnen Hormone verordnet?   ja ☐   nein ☐

Welche Hormone wurden Ihnen verordnet? _____

Wurde vorher ein Hormonspiegel erstellt?   ja ☐   nein ☐

Wurden Sie über die möglichen negativen Folgen der
Hormonbehandlung aufgeklärt?   ja ☐   nein ☐

Hatten Sie das Gefühl, sich Zeit nehmen zu können
für die Entscheidungsfindung der Therapie?   ja ☐   nein ☐

Wurden Sie operiert? Wenn ja, bitte die folgenden Fragen beantworten:

Wer hat Sie operiert?

Frauenarzt ☐   Frauenärztin ☐   wann? _____ . _____ 19 _____

Welche Beschwerden hatten Sie vor der Operation? _____

_____

Wie lautete die Diagnose der Frauenärztin / des Frauenarztes? _____

_____

Haben Sie sich ein weiteres Gutachten von einer anderen Frauenärztin / einem

anderen Frauenarzt geben lassen?   ja ☐   nein ☐

Mit welcher Begründung wurde die Operation durchgeführt? _____

Wie wurden Sie über ebentuelle negative Folgen der Operation aufgeklärt?

gar nicht ☐   teilweise ☐   ausreichend ☐   sehr gut ☐

Welcher operative Eingriff wurde an Ihnen vorgenommen _____

_____

Welche Operationstechnik wurde angewandt?

Bauchschnitt   ☐   Schlüsselloch (Laparoskopie)   ☐

vaginal   ☐   _____

Hatten Sie nach der OP
Beschwerden?   ☐   nein ☐

Verdauungsbeschwerden
(z. B. Blähbauch)   ☐   Verwachsungsbeschwerden   ☐

Inkontinenz / Blasenschwäche   ☐   Erschöpfungszustände   ☐

Schlaflosigkeit   ☐   Hitzewallungen   ☐

Kreuz- und Gliederschmerzen   ☐   Sexuelle Probleme   ☐

Depressionen   ☐   Sonstige Beschwerden _____

Wie lange waren Sie nach der OP krank geschrieben?

_____ Tage

_____ Wochen

_____ Monate

Sind Sie langfristig arbeitsunfähig?   ja ☐   nein ☐

Welche Beschwerden haben Sie zur Zeit?

Anhang

Das Glossar soll nur erste Übersetzungshilfen medizinischer Fachausdrücke bieten. Im Register dieses Buches ist angegeben, wo sich genauere Ausführungen zu den jeweiligen Stichworten finden.

Abdominale Hysterektomie: Gebärmutterentfernung, wobei die Operation mit einem Bauchschnitt durchgeführt wird

Ablation: Entfernung

Abrasio: Ausschabung der Gebärmutterschleimhaut mit Hilfe einer Kürette (rund gebogenes Messer mit einem langen Stil)

Adenomatöse Hyperplasie: geschwulstähnliche, übermäßige Verdickung der Gebärmutterschleimhaut

Adenomyosis uteri: Endometriose der Gebärmuttermuskulatur

Adnexe: Eileiter und Eierstöcke

Ambulante Therapie: Behandlung beim Arzt oder im Krankenhaus, bei der die Patientin nicht stationär aufgenommen werden muß, sondern nach den einzelnen Behandlungsschritten nach Hause gehen kann

Amniozentese: Fruchtwasserpunktion

Anal: am After, durch das After

Analgetikum: Schmerzmittel

Anamnese: Vorgeschichte einer Erkrankung aus der Sicht des Arztes

Carcinom s. Karzinom

Carcinoma in situ: Vorstufe einer Krebsgeschwulst

Corpuscarcinom: Gebärmutterkörperkrebs

Curettage s. Abrasio

Endometriose: Erkrankung, bei der Gebärmutterschleimhaut an verschiedenen Stellen im Unterleib anwächst

Faszie: Bindegewebige Platte

Fibrom: Bindegewebsgeschwulst

Fistel: Krankhafte, röhrenförmige Verbindung zwischen den Organen

Genital: Geschlechtsorgan

Gestagen: Hormon, das in den Eierstöcken gebildet wird und für die Umwandlung und Abstoßung der Gebärmutterschleimhaut sorgt, wenn keine Schwangerschaft besteht. Liegt eine Schwangerschaft vor, dient das Gestagen als Schwangerschaftsschutzhormon

G-Punkt (Gräfenberg-Punkt): Kleine Fläche großer sexueller Erregbarkeit nahe der Harnröhrenöffnung

GnRH: Gonadotropin-Releasing-Hormon

GnRH-Analoga: GnRH-ähnliche Stoffe

Granulationspolypen: «Wildes Fleisch» im Bereich von Schleimhautwunden

Harninkontinenz: Schwäche oder Unfähigkeit, den Harn in der Blase zu halten, unkontrollierter Abgang von Urin

Histologischer Befund: Ergebnis einer Gewebsuntersuchung, die u. a. Aufschluß über krankhafte Zellveränderung geben kann

Hormone: Körpereigene Botenstoffe, die durch Drüsen produziert werden und die biologischen Abläufe im Körper steuern

Hyperplasie: Verdickung der Gebärmutterschleimhaut

Hysterektomie: Gebärmutterentfernung

Hysterektomie mit Adnexe: Gebärmutterentfernung unter Mitnahme der Eierstöcke

Hysteroskop: Stabförmiges Gerät zum Betrachten der Gebärmutter

Indikation: Anlaß für eine medizinische Behandlung

Inkontinenz: s. *Harninkontinenz*

intramurales Myom: Gutartige Muskelgeschwulst in der Gebärmutterwand

Karzinom: Krebsgeschwulst

Klimakterium: «Wechseljahre»: die lebensgeschichtliche Phase, in der die Regel zunächst unregelmäßig wird und dann aufhört

Konisation: Operation, bei der ein Teil des äußeren Muttermundes und des Gebärmutterhalses kegelförmig abgetragen wird

Konservative Therapie: Organerhaltende, nicht operative Behandlungsmethoden

Kontrazeptiva: Empfängnisverhütungsmittel

Kürretage: s. Abrasio

Laparoskopie: Bauchspiegelung, Untersuchung innerer Organe mit Hilfe optischer Geräte, die durch ein Rohr in den Bauchraum geführt werden

Laparoskopische Operation: Operationsmethode, bei der die Instrumente durch dünne Rohre in den Bauchraum eingeführt werden

Menarche: Erste Menstruationsblutungen bei jungen Mädchen

Menopause: Zeitspanne von ca. einem Jahr nach der letzten Menstruationsblutung. Danach: Postmenopause

Myom: Gutartige Geschwulst an oder in der Gebärmutter

Östrogen: Hormon, das in den Eierstöcken gebildet wird und den Aufbau der Gebärmutterschleimhaut bewirkt. Östrogene haben viele Funktionen in vielen anderen Organen (z. B. Knochen)

Osteoporose: Abbau von Knochensubstanz, der zu erhöhter Knochenbrüchigkeit führt, zumeist infolge eines Östrogenmangels, fehlerhafter Lebensweise oder erblicher Belastung

Ovarien: Eierstöcke

Pap I bis V: (Abkürzung f. Papanicolao) Untersuchungsmethode, nach der Zellveränderungen am Gebärmutterhals eingeordnet werden

Pelviskopie: s. Laparoskopie

Plastik: Plastische Operation (Wiederherstellungsoperation) zur Behandlung einer Blasen-Scheiden-Darmsenkung (hat nichts mit Plastikmaterial zu tun)

Plastische OP: s. Plastik

Post-Hysterektomie-Syndrom: Oberbegriff für eine Reihe von Beschwerden, die nach einer Hysterektomie auftreten können, z. B. Unterleibsbeschwerden, Rücken- und Kopfschmerzen, depressive Verstimmungen und Störungen der sexuellen Erlebnisfähigkeit

Postmenopause s. *Menopause*

postoperativ: nach der Operation

prämenstruell: in der Zeitspanne unmittelbar vor der Regelblutung

präoperativ: vor der Operation

psychosomatisch: Körperliche Erkrankungen oder Symptome, die einen Bezug zu seelischen Belastungen haben

Rektozele: Vorwölbung des Mastdarmes in die Scheide hinein

Sarkom: Bösartige Geschwulst des Bindegewebes

Senkungsoperation: Operative Korrektur der Scheide, Blasen- und Darmhebung, Raffung des Beckenbodens

Sonographie: s. Ultraschalluntersuchung

stationäre Behandlung: Behandlung, zu der die Patientin in eine Klinik aufgenommen wird

Totaloperation: Vollständige Entfernung der Gebärmutter

Tuben: Eileiter

Ultraschalluntersuchung: Untersuchung mit Hilfe von Hochfrequenz-Schallwellen, mit denen innere Organe auf einem Bildschirm sichtbar gemacht werden

Uterus: Gebärmutter

Uterus myomatosus: Gebärmutter mit gutartigen Muskelgeschwulsten

Vagina: Scheide

Vaginale Hysterektomie: Gebärmutterentfernung, wobei die Operation durch die Scheide durchgeführt wird

Wertheimoperation: Operation zur Behandlung des Gebärmutterhalskrebs (Siehe Seite 108)

Zervix: Gebärmutterhals

Zyste: Mit Flüssigkeit gefülltes Gewebssäckchen

Bücher zum Weiterlesen

Amendt, Gerhard: Die Macht der Frauenärzte. Frankfurt/M. 1985 (Fischer Tb)

Arbeitskreis Frauenselbsthilfe bei gynäkologischen Problemen: Ist dieses Organ überflüssig? Faltblatt im Selbstverlag. Bezugsadresse siehe Seite 245.

ders.: Sexualität nach gynäkologischen Operationen. Broschüre im Selbstverlag. s. o.

ders.: OP-Nachsorge. Was hilft Frauen nach einer gynäkologischen Operation? Broschüre im Selbstverlag. s. o.

Arditti, Rita, Klein, Renate D., Minden, Shelley: Retortenmütter. Frauen in den Labors der Menschenzüchter. Reinbek 1975 (Rowohlt Tb)

Biermann, Hans: Die Gesundheitsfalle. Der medizinisch-industrielle Komplex. Hamburg 1992 (Hoffmann und Campe)

Blume, Angelika, Schneider, Sylvia: Die Regel – eine herbeigeredete Krankheit. München 1984 (Mosaik, vergriffen)

Cutler, Winnifred B., Minker, Margret: Die fragwürdige Operation. Zürich 1988 (Kreuz)

Duden, Barbara: Der Frauenleib als öffentlicher Ort. Vom Mißbrauch des Begriffes Leben. Zürich 1991 (Luchterhand)

Ernst, Andrea, Füller, Ingrid: Schlucken und Schweigen. Wie Arzneimittel Frauen zerstören können. München 1990 (Knaur)

Fischer-Homberger, Esther: Krankheit Frau. Bern, Stuttgart, Wien 1979 (Hans Huber)

Gotved, Helle: Harninkontinenz ist überwindbar. Übungen für den Beckenboden. Stuttgart 1983 (Hippokrates)

Klein, Renate (Hg.): Das Geschäft mit der Hoffnung. Erfahrungen mit der Fortpflanzungsmedizin. Berlin 1989 (Orlanda-Frauenbuchverlag)

Olbricht, Ingrid: Die Brust. Reinbek 1989 (Rowohlt Tb)

dies.: Was Frauen krank macht. Der Einfluß der Seele auf die Gesundheit der Frau. München 1993 (Kösel)

Schindele, Eva: Gläserne GebärMütter – vorgeburtliche Diagnostik, Fluch oder Segen? Frankfurt/M. 1990 (Fischer Tb) dies.: Pfusch an der Frau. Die Gynäkologie als lukratives Geschäft. Hamburg 1993 (Rasch und Röhring)

Schneider, Sylvia: Wechseljahre. Die andere Fruchtbarkeit. München 1987 (Mosaik)

Schüssler, Marina, Bode, Kathrin: Geprüfte Mädchen – ganze Frauen. Zürich, Dortmund 1992 (eFeF)

Shorter, Edwin: Der weibliche Körper als Schicksal. Zur Sozialgeschichte der Frau. München 1982 (Piper)

Unser Körper – unser Leben. Über das Älterwerden. Reinbek 1991 (Rowohlt Tb)

Voss, Jutta: Das Schwarzmondtabu. Die kulturelle Bedeutung des weiblichen Zyklus. Stuttgart 1988 (Kreuz)

Adressen

Selbsthilfe

Arbeitskreis Frauenselbsthilfe bei gynäkologischen Operationen
Nernstweg 32
22765 Hamburg 32
Tel.: 040/3902190

Selbsthilfegruppen für chronisch schmerzkranke Frauen nach Bauchspiegelungen
c/o DPWV
Beselerallee 57
24105 Kiel
Tel.: 0431/523649 (Christel Lange)

Selbsthilfegruppe Leipzig
(Frauen nach gynäkologischen Operationen)
Grünauer Allee 49
(Ärztehaus)
04209 Leipzig
Tel.: 0341/4225547

Selbsthilfegruppe Villingen
(Frauen nach gynäkologischen Operationen)
c/o Helga Nather
Neißestr. 4
78052 Villingen
Tel.: 07721/62515

Frauen nach Operationen an der Klitoris
c/o Frauentherapiezentrum
Güllstr. 3
80336 München

Bundesweite Adressendatei von Selbsthilfegruppen

Nationale Kontaktstelle zur Anregung und Unterstützung von Selbsthilfegruppen
NAKOS
Albrecht-Achilles-Str. 65
10709 Berlin
Tel.: 030/8914019

Kontakt- und Informationsstelle für Selbsthilfegruppen
KISS
Gaußstr. 21
22765 Hamburg
Tel.: 040/39 57 67
Fuhlsbüttler Str. 401
22309 Hamburg
Tel.: 040/6 31 11 10

Patientenberatung

Patientenberatungsstelle der Patienteninitiative e. V.
Heidberg 42
22301 Hamburg
Tel.: 040/2 79 64 65

Arbeitskreis Kunstfehler in der Geburtshilfe e. V.
Rosental 23–25
44135 Dortmund
Tel.: 02 31/52 58 72 oder 57 48 46

Schweiz:
Patientenstelle Basel
Hebelstr. 53
CH-4051 Basel
Tel.: 00 41 61/25 42 21

Patientenstelle Luzern
St. Karli-Quai 12
CH-6000 Luzern
Tel.: 00 41 41/51 10 41

Patientenstelle Tessin
casa postale 1077
CH-6500 Bellinzona
Tel.: 00 41 92/26 11 28

Patientenstelle Zürich
Hofwiesenstr. 3
CH-8042 Zürich
Tel.: 00 41 11/3 61 92 56

Feministische Frauengesundheitszentren

Feministisches Frauengesundheitszentrum Berlin
Bamberger Str. 51
10777 Berlin
Tel.: 0 30/2 31 95 97

Frauenselbsthilfeladen
Marktstr. 27
20357 Hamburg
Tel.: 0 40/4 39 53 89

Feministisches Frauengesundheitszentrum Bremen
Hohenlohestr. 40
28279 Bremen
Tel.: 04 21/34 00 90

Frauengesundheitszentrum HAGAZUSSA e. V.
Roonstr. 92
50674 Köln
Tel.: 02 21/23 40 47

Feministisches Frauengesundheitszentrum Frankfurt
Hamburger Allee 45
60486 Frankfurt/M.
Tel.: 0 69/70 12 18

Feministisches Frauengesundheitszentrum Stuttgart
Kernerstr. 31
70182 Stuttgart
Tel.: 07 11/29 63 56

Feministisches Frauengesundheitszentrum München
Güllstr. 3
80336 München
Tel.: 0 89/7 25 02 03

Feministisches Frauengesundheitszentrum Nürnberg
Fürther Str. 154
90419 Nürnberg
Tel.: 09 11/32 82 62

Feministisches Frauengesundheitszentrum Regensburg
Schwarze Bärenstr. 1
93047 Regensburg
Tel.: 09 41/5 43 76

Sonstige Beratung

Frauenberatungsstellen unterschiedlichster Träger finden sich in vielen Städten. Adressen sind über die Stadtverwaltung zu erfragen oder finden sich im Telefonbuch. Beratungsstellen mit dem Schwerpunkt sexueller Mißbrauch oder Vergewaltigung (z. B. Notruf) können oft bei der Suche nach einer feministisch orientierten Psychotherapeutin behilflich sein.

Beratung zu Gesundheits- und Sexualfragen bietet auch Pro Familia e. V. in vielen Beratungsstellen an. Anschriften sind gegebenenfalls über die Bundeszentralen zu erfragen.

Pro Familia e. V.
Auf der Körnerwiese 5
60322 Frankfurt/M.
Tel.: 069/599286

Sexualberatungsstelle Salzburg
Auerspergstr. 10
A-5020 Salzburg
Tel.: 004362/870870

Arbeitskreis Frauengesundheit e. V. in Medizin,
Psychotherapie und Gesellschaft
32257 Bünde
Hinderburgstr. 1a
Tel.: 05223/188320

Register

Angelika Blume
Verhüten oder Schwangerwerden
Natürliche und gefahrlose Wege zur selbstbestimmten Fruchtbarkeit
(rororo sachbuch 8369)
Immer mehr Frauen suchen nach Informationen, wie sie ihre fruchtbaren Tage präzise herausfinden können, entweder weil sie sich ein Kind wünschen oder aber weil sie sicher verhüten wollen. Dabei möchten sie auf hormonelle Eingriffe (etwa durch Ovulationshemmer wie die Pille) und mechanische Methoden (Spirale, Präservativ, Diaphragma) möglichst verzichten. Die Medizinpublizistin Angelika Blume gibt grundlegende Informationen zu Verhütung und Empfängnis und stellt die verschiedenen Methoden und ihre sichere und praktische Anwendung vor.
Sterilisation *Entscheidungshilfen für Männer und Frauen*
(rororo sachbuch 8865)
PMS – Das Prämensturelle Syndrom
(rororo sachbuch 9129)

Ingrid Olbricht
Die Brust *Organ und Symbol weiblicher Identität*
(rororo sachbuch 8525)
Die Bedeutung der Brust für die Frau ist Thema dieser einzigartigen Arbeit.
Dr. med. Ingrid Olbricht, Chefärztin einer psychosomatischen Klinik, verdeutlicht weit über den medizinischen und psychotherapeutischen Bereich hinausgehend, in welch ausgeprägtem Maße das weibliche Selbstverständnis mit diesem Organ verknüpft sein kann.

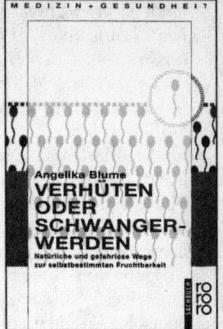

John Guillebaud
Die Pille
Vollständig überarbeitete und erweiterte Neuausgabe
(rororo sachbuch 9127)

Sherman J. Silber
Endlich schwanger *Medizinische Ursachen und Therapien bei Unfruchtbarkeit.*
Überarbeitete und erweiterte Neuausgabe
(rororo sachbuch 8869)

Barbara Sommerhoff
Fehl- und Frühgeburten
Ursachen, Vorbeugung, Hilfen
(rororo saschbuch 9501

Frédérick Leboyer
Yoga für Schwangere *Übungen, Texte und Bilder*
(rororo sachbuch 8870)

Unser Körper – Unser Leben

Ein Handbuch von Frauen für Frauen. Überarbeitete und erweiterte Neuausgabe (2 Bände: rororo sachbuch 8408 und 8409)
Ein Standardwerk der weiblichen Gesundheit, das in dem Bücherschrank keiner Frau fehlen sollte. Entsprechend der neuen amerikanischen Ausgabe von "Our bodies, Ourselves" wurde auch die deutsche Ausgabe vollständig aktualisiert.
Aus dem Inhalt: Körperbild · Ernährung · Frauen in Bewegung · Gesundheit und Umwelt · Liebesbeziehungen · Frauenliebe · Sexualität · Neue Fortpflanzungstechniken · Schwangerschaft · Geburt und Geburtsvorbereitung · Die Zeit nach der Geburt · Frauen werden älter · Frauenspezifische Krankheiten und Beschwerden · Frauen im Gesundheitswesen

Ruth Bell (Hg.)
Wie wir werden - Was wir fühlen

Ein Handbuch für Jugendliche über Körper, Sexualität, Beziehungen. Überarbeitete und erweiterte Neuausgabe (rororo sachbuch 8823)
Fakten, Berichte, Bekenntnisse und Informationen zu allen Themen, die das Leben zwischen 12 und 20 so aufregend, irritierend, schwierig und schön machen.
Aus dem Inhalt: Mein Körper verändert sich · Meine Beziehung zu meinen Eltern und Freunden verändern sich · Ich fühle mich gut, ich fühle mich schlecht · Alkohol und andere Drogen · Ich gehe zum Arzt · Abtreibung · Sexuell übertragbare Krankheiten

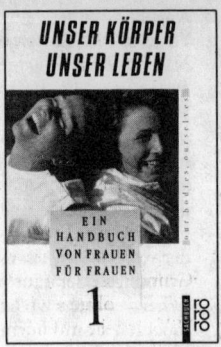

Unser Körper – Unser Leben
Über das Älterwerden *Ein Handbuch für Frauen*
(rororo sachbuch 8841)
Wie *Unser Körper – Unser Leben* ist dieses Buch ein Gemeinschaftsprojekt und beruht auf den Erfahrungen vieler Frauen. Es richtet sich an alle, die ihr Leben und ihr Älterwerden selbst in die Hand nehmen wollen. Denn: Niemand wacht auf und ist plötzlich siebzig, und unser Wohlbefinden hängt weniger von den Jahren ab, die wir schon gelebt haben, als davon, wie wir mit uns selbst umgegangen sind.

Sämtliche Bücher und Taschenbücher zum Thema finden Sie in der *Rowohlt Revue*. Jedes Vierteljahr neu. Kostenlos in Ihrer Buchhandlung.

rororo sachbuch

Kuan Hin
Chinesische Massage und Akupressur *Eine Anleitung zur Selbsthilfe*
(rororo sachbuch 9346)
Massage und Akupressur sind zwei Gebiete der traditionellen chinesischen Medizin, die sich ideal für eine Anleitung zur Selbsthilfe eignen, da sie lediglich rudimentäres Grundwissen voraussetzen und sich ohne jegliche Hilfsmittel anwenden lassen. Die besonders sanften Methoden eignen sich sowohl zur Vorbeugung und Gesunderhaltung von Körper und Geist als auch zur Linderung und Heilung von akuten Beschwerden, deren Eigenbehandlung ausführlich angeleitet wird.

Shitsuto Masunaga /
Wataru Ohashi
Shiatsu *Theorie und Praxis der japanischen Heilmassage*
(rororo sachbuch 8416)

Connie Peck
Schmerz laß nach! *Selbsthilfe bei chronischen Schmerzen*
(rororo sachbuch 8584)
Connie Peck hat in ihrer langjährigen klinischen Praxis ein Selbsthilfeprogramm entwickelt, das Menschen die unter chronischen Schmerzen leiden, in die Lage versetzt, ihre Situation spürbar zu verbessern und Schritt für Schritt wieder mehr Lebensqualität und –freude zu gewinnen.

Paavo Airola
Natürlich gesund *Ein praktisches Handbuch biologischer Heilmethoden*
(rororo sachbuch 8314)

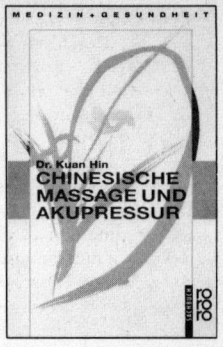

Peter Kensok / Dietrich Ley
Hausmittel *Sanfte Arzneien – einfach und wirksam*
(rororo sachbuch 8811)

Mathias Dorcsi
Homöopathie heute *Ein praktisches Handbuch*
(rororo sachbuch 8562)
Dieses Handbuch ist Lesebuch und Nachschlagewerk zugleich und informiert umfassend über Geschichte, theoretische Grundlagen und praktische Anwendung der Homöopathie.

Ein Gesamtverzeichnis aller lieferbaren Titel der Reihe *rororo medizin und gesundheit* finden Sie in der *Rowohlt Revue*. Jedes Vierteljahr neu. Kostenlos in Ihrer Buchhandlung.